シリーズ編集
野村総一郎 日本うつ病センター・副理事長
中村 純 産業医科大学・名誉教授
青木省三 川崎医科大学精神科学・教授
朝田 隆 東京医科歯科大学医学部・特任教授
水野雅文 東邦大学医学部精神神経医学・教授

精神科臨床エキスパート

精神科薬物治療
こんなときどうするべきか

編集
吉村 玲児
産業医科大学精神医学教室・教授

医学書院

〈精神科臨床エキスパート〉
精神科薬物治療―こんなときどうするべきか

発　行　2015年5月15日　第1版第1刷©

シリーズ編集　野村総一郎・中村　純・青木省三・
　　　　　　　朝田　隆・水野雅文

編　集　吉村玲児
発行者　株式会社　医学書院
　　　　代表取締役　金原　優
　　　　〒113-8719　東京都文京区本郷1-28-23
　　　　電話 03-3817-5600(社内案内)

印刷・製本　三美印刷

本書の複製権・翻訳権・上映権・譲渡権・公衆送信権(送信可能化権を含む)
は(株)医学書院が保有します.

ISBN978-4-260-02114-2

本書を無断で複製する行為(複写, スキャン, デジタルデータ化など)は,「私
的使用のための複製」など著作権法上の限られた例外を除き禁じられています.
大学, 病院, 診療所, 企業などにおいて, 業務上使用する目的(診療, 研究活
動を含む)で上記の行為を行うことは, その使用範囲が内部的であっても, 私的
使用には該当せず, 違法です. また私的使用に該当する場合であっても, 代行
業者等の第三者に依頼して上記の行為を行うことは違法となります.

[JCOPY] 〈出版者著作権管理機構　委託出版物〉
本書の無断複製は著作権法上での例外を除き禁じられています.
複製される場合は, そのつど事前に, 出版者著作権管理機構
(電話 03-3513-6969, FAX 03-3513-6979, info@jcopy.or.jp)
の許諾を得てください.

執筆者一覧

吉村　玲児	産業医科大学精神医学教室・教授
嶽北　佳輝	ボローニャ大学生物医学・神経運動科学教室/関西医科大学精神神経科学教室
加藤　正樹	関西医科大学精神神経科学教室・准教授
高橋　一志	東京女子医科大学精神医学教室・講師
寺尾　岳	大分大学精神神経医学講座・教授
小鳥居　望	久留米大学神経精神医学講座・講師
惠紙　英昭	久留米大学医療センター先進漢方治療センター・教授
尾籠　晃司	福岡大学精神医学教室・准教授
杉田　篤子	産業医科大学精神医学教室・講師
宇田川充隆	宮崎大学臨床神経科学講座精神医学分野
石田　康	宮崎大学臨床神経科学講座精神医学分野・教授
岡田　俊	名古屋大学医学部附属病院親と子どもの心療科・准教授
中西　葉子	奈良県立医科大学精神医学講座
飯田　順三	奈良県立医科大学看護学科・教授
鈴木雄太郎	新潟大学医歯学総合病院精神科・准教授
渡邊　治夫	社会医療法人北斗会さわ病院・診療部長
出口　靖之	社会医療法人北斗会さわ病院
藤平　明広	獨協医科大学精神神経医学講座
大曽根　彰	獨協医科大学精神神経医学講座・講師
下田　和孝	獨協医科大学精神神経医学講座・主任教授
佐藤　靖	弘前大学大学院神経精神医学講座
古郡　規雄	弘前大学大学院神経精神医学講座・准教授
小西　勇輝	産業医科大学精神医学教室
田村　礼華	滋賀医科大学附属病院精神科
山田　尚登	滋賀医科大学精神医学講座・教授

井形　亮平	産業医科大学精神医学教室
岩崎　　弘	東京慈恵会医科大学精神医学講座
鈴木　正利	帝京大学ちば総合医療センターメンタルヘルス科
白山　幸彦	帝京大学精神神経科学講座・教授

（執筆順）

■精神科臨床エキスパートシリーズ
　刊行にあたって

　近年，精神科医療に寄せられる市民の期待や要望がかつてないほどの高まりを見せている．2011年7月，厚生労働省は，精神疾患をがん，脳卒中，心臓病，糖尿病と並ぶ「5大疾患」と位置づけ，重点対策を行うことを決めた．患者数や社会的な影響の大きさを考えると当然な措置ではあるが，「5大疾患」治療の一翼を担うことになった精神科医，精神科医療関係者の責務はこれまで以上に重いと言えよう．一方，2005年より日本精神神経学会においても専門医制度が導入されるなど，精神科医の臨床技能には近時ますます高い水準が求められている．臨床の現場では日々新たな課題や困難な状況が生じており，最善の診療を行うためには常に知識や技能を更新し続けることが必要である．しかし，教科書や診療ガイドラインから得られる知識だけではカバーできない，本当に知りたい臨床上のノウハウや情報を得るのはなかなか容易なことではない．

　このような現状を踏まえ，われわれは《精神科臨床エキスパート》という新シリーズを企画・刊行することになった．本シリーズの編集方針は，単純明快である．現在，精神科臨床の現場で最も知識・情報が必要とされているテーマについて，その道のエキスパートに診療の真髄を惜しみなく披露していただき，未来のエキスパートを目指す読者に供しようというものである．もちろん，エビデンスを踏まえたうえでということになるが，われわれが欲して止まないのは，エビデンスの枠を超えたエキスパートの臨床知である．真摯に臨床に取り組む精神科医療者の多くが感じる疑問へのヒントや，教科書やガイドラインには書ききれない現場でのノウハウがわかりやすく解説され，明日からすぐに臨床の役に立つ書籍シリーズをわれわれは目指したい．また，このような企画趣旨から，本シリーズには必ずしも「正解」が示されるわけではない．執筆者が日々悩み，工夫を重ねていることが，発展途上の「考える素材」として提供されることもあり得よう．読者の方々にも一緒に考えながら，読み進んでいただきたい．

　企画趣旨からすると当然のことではあるが，本シリーズの執筆を担うのは第一線で活躍する"エキスパート"の精神科医である．日々ご多忙ななか，快くご執筆を引き受けていただいた皆様に御礼申し上げたいと思う．

本シリーズがエキスパートを目指す精神科医，精神科医療者にとって何らかの指針となり，目の前の患者さんのために役立てていただければ，シリーズ編者一同，望外の喜びである．

2011年9月

シリーズ編集　野村総一郎
中村　　純
青木　省三
朝田　　隆
水野　雅文

■ 序

　薬物治療は精神科治療の1つの大きな柱であることは間違いない．しかし，目前の患者にどのような薬物治療を行うかを決定する作業は決して容易なことではない．現時点では，残念ながら個別化精神科薬物治療は臨床応用できる水準までには到達しているとはいえない．メタ解析の結果や多くのガイドラインは参考になるが，その内的妥当性や外的妥当性を臨床家はよく吟味する必要がある．

　精神科治療のすべてがそうであるように，薬物治療も主治医と患者との信頼関係に立脚した共同作業であり試行錯誤の積み重ねである．しかし，それらはこれまでわれわれが手にした少ないけれども貴重な知見を十分に知ったうえで実践されるべきであると私は思う．

　本書は日夜精神科臨床を実践し薬物治療の知識に卓越した先生方に執筆を依頼した．そして，ご執筆いただく先生方には一般的で無味乾燥な精神科薬物治療ではなく，具体的な症例を多く挙げてもらい，その症例に対してどのように考えどのような治療アプローチを選択するのか，失敗例なども含めて執筆していただきたいとお願いした．読者の方々がその診療場面をありありとイメージできるような臨場感のある本を作りたいというのが私の希望であった．

　ご執筆いただいた先生方は私のこの我儘なお願いに応えてくださり，私の希望どおりの本をこのたびお届けすることができた．本書は精神科医，心療内科医のみならず，コメディカルの方々にもきっと役立つと確信している．そして，最終的には精神疾患で苦しんでおられる方々が適切な薬物治療の恩恵を被ることができることを心から願っている．

2015年4月

編集　吉村玲児

目次

第1部　精神科薬物治療の原則　（吉村玲児）　1

- 抗精神病薬治療の原則……………………………………………………………2
  1. 単剤投与で少量から開始　2
  2. 減量の難しさ　2
  3. 抗精神病薬の変更について　3
- 抗うつ薬治療の原則………………………………………………………………4
  1. 三環系抗うつ薬　4
  2. SSRI・SNRI　4
  3. 治療抵抗性うつ病への対応　4
- 抗不安薬治療の原則………………………………………………………………5
- 睡眠薬治療の原則…………………………………………………………………5
- 気分安定薬治療の原則……………………………………………………………6
  1. 躁病エピソードの治療　6
  2. うつ病エピソードの治療　6
  3. 維持療法　7
- 向精神薬使用時の原則（まとめ）…………………………………………………7

第2部　向精神薬の使い方のコツと注意点　9

第1章　抗精神病薬　（嶽北佳輝，加藤正樹）　10

- 抗精神病薬治療の効果と問題……………………………………………………10
- 第一世代抗精神病薬（FGA）……………………………………………………14
  1. 種類　14
  2. 副作用　15
  3. 使用上注意すべき点　15

4. まとめ　16
- 第二世代抗精神病薬（SGA）……………………………………………………………… 16
  1. リスペリドン，パリペリドン　16
  2. オランザピン　18
  3. クエチアピン　19
  4. ペロスピロン　20
  5. アリピプラゾール　21
  6. ブロナンセリン　22
  7. クロザピン　23
- 目の前の患者にとってベターな抗精神病薬の選択を……………………………………… 25

第2章　抗うつ薬
（高橋一志）　28

- 抗うつ薬の特徴をとらえるために必要な臨床態度………………………………………… 28
  1. 施設によって異なる「処方の文化」　28
  2. 治験や臨床研究から得られる貴重な経験　29
- 各種抗うつ薬の効果………………………………………………………………………… 30
  1. 選択的セロトニン再取り込み阻害薬（SSRI）　30
  2. セロトニン・ノルアドレナリン再取り込み阻害薬（SNRI）　31
  3. ノルアドレナリン作動性・特異的セロトニン作動性抗うつ薬（NaSSA）　36
  4. 三環系抗うつ薬（TCA）　39
- 緩和医療と抗うつ薬―副作用に焦点をあてて…………………………………………… 40
  1. SSRI　40
  2. SNRI　40
  3. NaSSA　42
  4. TCA　43

第3章　気分安定薬
（寺尾　岳）　45

- 種類と効果…………………………………………………………………………………… 45
- 基本的な考え方……………………………………………………………………………… 45
  1. 「モグラ叩き」的治療から連続性を意識した治療へ　45
  2. 気分の神経基盤を回復させる　46
- 気分エピソードに対する治療……………………………………………………………… 46
  1. 躁病エピソード　46
  2. うつ病エピソード　48
  3. 維持療法（再発予防）　49

- 気分安定薬の使い方のコツ……………………………………………………………… 50
  1. 効果を最大限に，副作用を最小限にするために　50
  2. リチウム　50
  3. バルプロ酸　51
  4. カルバマゼピン　52
  5. ラモトリギン　52
- 双極性うつ病の症例提示………………………………………………………………… 52

第4章　睡眠薬・抗不安薬　　　　　　　　　　　　　　　（小鳥居望，惠紙英昭）　57

- 睡眠薬……………………………………………………………………………………… 58
  1. その不眠には薬が必要か？　58
  2. 見通しを立て，それを必ず患者に伝えること　59
  3. 睡眠薬のチョイス　59
  4. 導入時に患者に周知すべきこと　61
  5. ベンゾジアゼピン系薬物（抗不安薬も含む）の相互作用　62
  6. 適切な薬物中止計画と漸減の際の注意点　62
  7. 漸減の際の睡眠薬以外の薬物の活用法について　64
- 抗不安薬…………………………………………………………………………………… 64
  1. 抗不安薬ではなくSSRIを使えばよいのか？　65
  2. 漫然と使用しないために　65
  3. 抗不安薬のチョイス　65
  4. 適切な中止および漸減計画　67
  5. カタトニアへの使用　68

第5章　抗認知症薬　　　　　　　　　　　　　　　　　　　　　　（尾籠晃司）　70

- 現在の抗認知症薬は根本治療薬ではない………………………………………………… 70
- 各抗認知症薬の特徴……………………………………………………………………… 71
  1. コリンエステラーゼ阻害薬　71
  2. NMDA受容体拮抗薬　73
- 各薬剤の使い分け………………………………………………………………………… 74
  1. 軽度 AD　74
  2. 中等度 AD　74
  3. 高度 AD　75
- 認知症治療における抗認知症薬の役割…………………………………………………… 76

第3部 特殊な状況の患者にどう対応するか　79

第1章　妊娠中の患者　（杉田篤子）80

Case 1 ● 切迫早産をきっかけにうつ病を再発した30歳代女性
妊娠33週, 薬物療法は是か非か？ …………………………………………… 80

Case 2 ● 妊娠で薬の服用を自らやめてしまった双極性障害の30歳代女性
産科との連携をどうするか ………………………………………………… 81

Case 3 ● 統合失調症の寛解期に妊娠した20歳代女性
「再燃するかも」という不安への対応 …………………………………… 82

- 妊娠期・出産後の状態 ……………………………………………………………… 83
- 妊娠・授乳期の患者への投薬のポイント ………………………………………… 84
  1. 妊娠中から授乳期までの各段階の薬物の影響　84
  2. うつ病　85
  3. 双極性障害　87
  4. 統合失調症　89
- 服薬指導のポイント ………………………………………………………………… 90
- 最小限のリスクで最大限の効果を ………………………………………………… 91

第2章　高齢の患者　（宇田川充隆, 石田 康）94

- 高齢者の身体的特性 ………………………………………………………………… 94
- 身体疾患の治療薬と向精神薬との薬物相互作用 ………………………………… 95
  1. 身体疾患と注意事項, 使用禁忌や慎重投与　96
  2. 身体疾患の治療薬との薬物相互作用　96
- 高齢者でより注意が必要な有害事象と対策 ……………………………………… 98
  1. 誤嚥性肺炎　98
  2. 転倒・骨折　98
- 向精神薬の使用状況の実際 ………………………………………………………… 99

Case 1 ● 単身生活中に抑うつ症状を呈した70歳代女性
難治例に対するm-ECTの効果 …………………………………………… 99

Case 2 ● レビー小体型認知症, 夜間せん妄と診断された60歳代男性
夜間せん妄に抗精神病薬をどう使うか ………………………………… 101

Case 3 ● 有害事象が出現したアルツハイマー型認知症の80歳代女性
BPSDに対し薬物療法をどう行っていくか …………………………… 103

- 高齢者の特性を理解して適切な薬物療法を ……………………………………… 105

第3章　児童・思春期の患者　　　　　　　　　　　　　　　　　　　　（岡田　俊）108

- 児童・思春期患者の症状の非定型性 …………………………………………………… 108
- 児童・思春期患者の薬物療法への反応性の非定型性 ………………………………… 110
- 児童・思春期患者の操作的診断が抱える問題 ………………………………………… 112
- 神経発達症との併存をめぐる問題 ……………………………………………………… 113
- 児童・思春期患者に対するインフォームド・アセント ……………………………… 115
  - **Case 1** ●双極性障害へと診断変更された14歳女性
    いらいら，むしゃくしゃ，「何をやるのもうざい」 …………………………… 117

第4章　発達障害のある患者　　　　　　　　　　　　　　　（中西葉子，飯田順三）121

- 発達障害のある患者への薬物療法はどうあるべきか ………………………………… 121
  - **Case 1** ●強迫症状などの周辺症状を呈した10歳代男性
    予測がつきにくい反応性や副作用 ……………………………………………… 121
  - **Case 2** ●成人期になりうつ病を併存した30歳代女性
    ADHDに併存障害がある場合に気をつけるポイントは？ …………………… 123
  - **Case 3** ●思春期になりASD特性が顕在化し，精神病様症状を呈した10歳代男性
    薬物療法そのものが与える影響 ………………………………………………… 125
- 自閉スペクトラム症の薬物治療 ………………………………………………………… 126
  1. 状態像や標的症状の違いによる薬剤選択の工夫　127
  2. 反応性や副作用の違いから工夫すべき投薬のポイント　128
  3. 服薬指導のポイント　129
- 薬物療法をうまく活用するために ……………………………………………………… 130

第5章　糖尿病患者　　　　　　　　　　　　　　　　　　　　　　（鈴木雄太郎）132

- **Case 1** ●抗精神病薬治療により糖尿病発症リスクが高まった20歳代女性
  体重増加とインスリン抵抗性増大 ………………………………………………… 132
- 糖尿病発症を予防するために必要なポイント ………………………………………… 133
- 実際のモニタリング法の工夫 …………………………………………………………… 134
  - **Case 2** ●肥満と清涼飲料水多飲で緊急入院となった統合失調症の30歳代男性
    糖尿病ケトアシドーシス ………………………………………………………… 137
- 高血糖の予防と早期発見 ………………………………………………………………… 139
  1. 高血糖の症状　139
  2. 早期発見に必要な検査と実施時期　140
  3. 治療法　141

第 6 章　肝機能障害患者　　　　　　　　　　　　（渡邊治夫，出口靖之）　142

- 肝機能障害を合併する精神科症例への精神科薬物療法 …………… 142
  - **Case 1** ● C 型肝炎，肝不全，肝性脳症を呈した 60 歳代男性
    肝硬変患者の精神症状が悪化したときどうするか ………… 145
- 使用薬剤による肝機能障害が疑われる症例への対応 …………… 146
  - **Case 2** ● バルプロ酸により肝機能障害を起こした 30 歳代女性
    原因不明の発熱などがみられたとき，どうするか ………… 149

第 7 章　腎機能障害患者　　　　　　（藤平明広，大曽根彰，下田和孝）　151

- 腎機能障害患者は増えている …………………………………… 151
- 肝代謝と腎排泄 ………………………………………………… 151
- 腎機能障害患者で主に気を付けるべき点 ……………………… 152
- 抗精神病薬 ……………………………………………………… 153
  1. 第一世代抗精神病薬　153
  2. 第二世代抗精神病薬　154
- 抗うつ薬 ………………………………………………………… 154
  1. 三環系抗うつ薬，四環系抗うつ薬，ほか　154
  2. 選択的セロトニン再取り込み阻害薬（SSRI）　155
  - **Case 1** ● 膜性腎症発症後に抑うつ症状などをきたした 50 歳代女性
    ステロイド誘発性気分障害 ………………………………… 155
  3. セロトニン・ノルアドレナリン再取り込み阻害薬（SNRI）　156
  4. ノルアドレナリン作動性・特異的セロトニン作動性抗うつ薬（NaSSA）　157
- 抗不安薬，睡眠導入薬 ………………………………………… 157
- 抗てんかん薬，気分安定薬 …………………………………… 158
  1. 従来の抗てんかん薬　158
  2. 新規抗てんかん薬　158
- 抗躁薬 …………………………………………………………… 159
- 抗認知症薬 ……………………………………………………… 159
- その他の薬剤 …………………………………………………… 160
  1. ADHD 治療薬　160
  2. 抑肝散　162
- 腎機能障害患者に対する向精神薬のリスク ……………………… 162
- 安全性の高い治療法の選択を …………………………………… 162

第8章　循環器疾患患者　　　　　　　　　　　　　　　　　（佐藤　靖，古郡規雄）　166

- 精神疾患と循環器疾患の関係……………………………………………………………166
  - **Case 1** ●骨折後にせん妄をきたした60歳代男性
    心室性期外収縮を誘発した可能性の高い薬剤は？……………………………167
- 循環器疾患と向精神薬……………………………………………………………………168
  1. 向精神薬による心血管性の副作用　168
  2. 向精神薬によるQT延長症候群やtorsades de pointes　169
  3. せん妄への薬物療法　170
  4. 服薬指導　171
  - **Case 2** ●下壁梗塞で循環器内科に転院した80歳代男性
    既往歴から適切な薬剤を考える…………………………………………………172
- 重症身体疾患と精神症状…………………………………………………………………173
  1. 抗精神病薬の使い方　173
  2. 服薬指導　174
  - **Case 3** ●循環器疾患加療中に精神症状が出現した80歳代女性
    薬物動態の変化をどう考えるか…………………………………………………175
- 循環器疾患による薬物動態の変化………………………………………………………176
- 循環器疾患治療患者における抗うつ薬の選択…………………………………………177
  - **Case 4** ●ジゴキシン中毒となった68歳女性
    パロキセチンとの併用は可能？…………………………………………………178

第9章　緑内障患者　　　　　　　　　　　　　　　　　　（小西勇輝，吉村玲児）　181

- **Case 1** ●三環系抗うつ薬投与により視界のぼやけなどが出現した70歳代女性
  抗コリン作用と緑内障………………………………………………………………181
- **Case 2** ●SSRI投与により眼痛などを訴えた50歳代女性
  セロトニンと緑内障…………………………………………………………………182
- **Case 3** ●統合失調症とともに緑内障の既往のあった50歳代男性
  抗精神病薬，何を選択する？………………………………………………………183
- 緑内障とは…………………………………………………………………………………184
  1. 緑内障の分類　184
  2. 緑内障の症状と発症速度による分類　184
  3. 眼圧　185
  4. 房水の動態　185
  5. 向精神薬が緑内障を誘発する作用機序　186
- 緑内障患者への投薬のポイント…………………………………………………………187
  1. 抗うつ薬　188

  2. 抗精神病薬　189
  3. 睡眠薬・抗不安薬　189
  4. 気分安定薬・抗てんかん薬　191
  5. 抗パーキンソン病薬　191
  6. その他の薬剤　192
- 向精神薬投与中に緑内障が出現した際の対応……………………………………192

第10章　COPD患者　　　　　　　　　　　　　　　　（田村礼華，山田尚登）　194

- 慢性閉塞性肺疾患とは………………………………………………………………194
  - **Case 1** ● COPDの経過中に睡眠障害を認めた60歳代男性
  　睡眠障害治療の落とし穴……………………………………………………196
  - **Case 2** ● COPDの経過中に疲労感や食思不振などを認め始めた60歳代男性
  　見逃されがちなうつ病………………………………………………………197
- COPDと精神疾患の合併……………………………………………………………198
  1. 睡眠障害　199
  2. うつ病　202

第11章　前立腺肥大患者　　　　　　　　　　　　　　　　　　（井形亮平）　205

- **Case 1** ● 抗うつ薬投与によって排尿障害が出現した60歳代男性
  　出し切った感じがしなくなった………………………………………………205
- **Case 2** ● 抗精神病薬投与で排尿障害が出現した50歳代男性
  　トイレに行く回数が増えた……………………………………………………206
- 前立腺肥大症とは……………………………………………………………………207
  1. 病態　207
  2. 診断　208
  3. 治療　208
- 薬剤と排尿障害………………………………………………………………………209
  1. 排尿のメカニズム　209
  2. 薬剤による排尿障害　210
- 向精神薬を投与するうえでの注意点………………………………………………211
  1. 投与前の問診と説明　211
  2. 薬剤選択時の注意点　211
  3. 投与後の注意点　211
- 向精神薬ごとのポイント……………………………………………………………212
  1. 抗うつ薬　212
  2. 抗精神病薬　213

3. 抗不安薬・睡眠薬　213
4. 抗パーキンソン病薬　214

第12章　てんかん患者　（岩崎 弘）　215

Case 1 ●てんかん発作に加えて幻覚妄想を呈した20歳代女性
どちらの治療も両立させる適切な薬物療法は？……215

Case 2 ●就労上のストレスで抑うつ的となった30歳代男性
抗うつ薬がてんかん発作に与える影響は？……217

- てんかん患者にみられる精神症状の評価のポイント……218
  1. 患者の精神症状と発作の関連性を見極める　218
  2. 抗てんかん薬の副作用による精神症状の可能性を考慮する　220
- てんかん患者に対する向精神薬選択のポイント……221
  1. 向精神薬によるけいれん誘発の可能性に注意する　221
  2. 向精神薬と抗てんかん薬の薬物相互作用に注意する　223
- 向精神薬治療を安全かつ効果的に行うための注意点……225
  1. 投与前におけるけいれん準備性の評価およびインフォームド・コンセント　225
  2. 患者の個体的特性を踏まえた緊密なモニタリング　225
  3. けいれん発作が生じた場合の対応　225

第13章　脳血管障害患者　（鈴木正利，白山幸彦）　227

Case 1 ●体感幻覚や不安・不眠が長年続いていた60歳代男性
体にどんどん液体が溜まっている？……227

- 脳血管障害と幻覚・妄想……228

Case 2 ●過活動型せん妄と診断された80歳代男性
せん妄に対する抗精神病薬治療をどう考えるか……230

- 脳血管障害とせん妄……231

Case 3 ●がん治療中に抑うつ症状を呈した70歳代男性
「なきにしもあらずといった感じです」……232

- 脳血管障害と抑うつ……233

● 索引……237

第1部

精神科薬物治療の原則

抗精神病薬治療の原則

1 | 単剤投与で少量から開始

　抗精神病薬は原則単剤投与するべきである．その際も可能な限り少量から漸増することが好ましい．そうすることでアカシジアやパーキンソニズムの出現を回避できるので，必要のない抗コリン薬を併用する必要がなくなる．抗精神病薬2剤以上を投与すると，どの薬剤の効果があったのかわかりにくく，加えて薬物相互作用による有害事象の出現リスクも増加する．しかし，不眠に対して大量のベンゾジアゼピン（BZD）系睡眠薬が使用されている場合には，力価の低いフェノチアジン系のレボメプロマジンを少量（5～15 mg），夕食後や眠前に併用することは合理的である．

　Simらが行ったREAP Study[1]の結果では，わが国は世界中で最も抗精神病薬の多剤併用療法が行われている国である．その背景として，統合失調症の精神運動興奮や幻覚妄想症状ばかりに目が行き，とにかくそれらの症状を大量の抗精神病薬で鎮静させるという発想があったと考えられる．その結果，大量の抗精神病薬使用による過鎮静が陰性症状と見誤られ，多くの患者が晩年に不可逆性の遅発性ジスキネジアに悩まされる状態が引き起こされた．

2 | 減量の難しさ

　しかし，長期にわたり抗精神病薬の多剤大量療法が行われている患者に対して減量を行うことは非常に難しい．実際，どのような方法で減量を行うのが最も好ましいか，明確な指針はない．厚生労働省の研究班が行ったReduction and Simplification Study（RAS研究）[2]では，1年以上の入院期間があり，クロルプロマジン（CP）換算1,500 mg以上で少なくとも抗精神病薬が3剤以上投与されている統合失調症患者39例が無作為に割り付けられた（19例が減量単純化群，20例が対照群）．この研究では，脱落・逸脱症例を除いた14例中11症例がCP換算で500 mg以上の減量に成功した．しかし，脱落・逸脱症例を含めた場合の成功率は58%に低下した．

　筆者らが行ったSafety Correction of Antipsychotics Polypharmacy with high dose（SCAP）研究（詳細はYamanouchiらの論文[3]やSukegawaらの論文[4]を参考にされたい）では，全国56施設から169例の慢性統合失調症患者がエントリーされ，6例が除外されて163例がランダムに割り付けられた．そして減量群75例と対照群54例が研究を最後まで終了した．減量群ではCP換算で22%減量することができた．一方，減量による精神症状，QOL，錐体外路症状，自律神経系副作用，血液検査，心電図の悪化は認められなかった．以上の結果から，緩徐な減量が抗精神病薬多剤大量療法から脱却するのに最適の方法である可能性が示唆される．減量時には，焦らずに時間をかけてゆっくりと減量することが最も重要である．抗精神病薬減量中に一過性に錐体外路症状が悪化する場合を経験するが，その際には抗精神病薬の量をもとに戻すの

ではなく，一定期間 BZD 系薬物などを使用してしのぐほうが合理的である．統合失調症は慢性疾患であり，年余にわたり服薬を継続する必要があるので，臨床家は必要最小量で維持すべきことを肝に銘じるべきである．

3 | 抗精神病薬の変更について

ここではある抗精神病薬を投与しても効果が十分ではなく，他の抗精神病薬へと変更するときの注意点について述べる．

第1選択の抗精神病薬の効果が不十分である場合には，他の抗精神病薬に変更するのが一般的である．1剤目に2剤目を上乗せしていくと結局は多剤大量投与へとつながる．ここでは，第二世代抗精神病薬の変更を中心に論じる．

(1) 高力価の第二世代抗精神病薬から高力価の第二世代抗精神病薬へと変更する場合

リスペリドンなどの高力価の第二世代抗精神病薬から，オランザピンなど同じく高力価の第二世代抗精神病薬へと変更する場合には，漸減・漸増法でも，リスペリドンを漸減中止して1週間程度の休薬期間を設けて，オランザピンを開始しても大丈夫であると思われる．なぜなら，リスペリドンは脳内ドパミン D_2 受容体と強固に結合する(tight-binding agent)ので，血中半減期よりも脳内の半減期が非常に長い．したがって，薬剤がゆっくりと D_2 受容体から乖離すると予想されるので，短期間の休薬期間があっても精神症状が増悪する可能性はそれほど高くないと予想されるからである．

(2) 高力価の第二世代抗精神病薬から低力価の第二世代抗精神病薬へと変更する場合

たとえば，リスペリドンからクエチアピンへと変更する場合には，高力価のリスペリドンを漸減しながら，低力価のクエチアピンを増量していく(漸減・漸増法)．

(3) 低力価の第二世代抗精神病薬から高力価の第二世代抗精神病薬へと変更する場合

クエチアピンからリスペリドンへと変更する場合には，リスペリドンを上乗せしてから，クエチアピンを漸減していく．なぜならば，クエチアピンは脳内 D_2 受容体と弱く結合する(loose-binding agent)ので，高力価薬との一定の併用期間を設けたほうが安全だからである．

(4) ドパミン受容体部分アゴニスト(アリピプラゾール)へと変更する場合

高力価や低力価の第二世代抗精神病薬にアリピプラゾールを上乗せしたあと，先行薬を漸減する．これも，低力価薬から高力価薬への変更と同様の方法である．

(5) アリピプラゾールを他の第二世代抗精神病薬へと変更する場合

高力価でも低力価でも他の第二世代抗精神病薬へ変更する場合には，漸減・漸増法が好ましい．

抗うつ薬治療の原則

1 | 三環系抗うつ薬

　抗精神病薬と同様，抗うつ薬も単剤処方が原則である．少量から，副作用の出現に注意しながらゆっくりと増量する．たとえば三環系抗うつ薬では，口の渇き，目のかすみ，便秘などが生じるので，精神科医の注意深い観察のもとで服薬してもらう．三環系抗うつ薬は身体合併症のある患者や高齢者では使用が難しい．三級アミン（アミトリプチリンなど）を使用するのではなく，比較的副作用の少ない二級アミン（ノルトリプチリンなど）を使用するべきである．

2 | SSRI・SNRI

　一方，最近は抗うつ薬の第1選択は選択的セロトニン再取り込み阻害薬（SSRI）やセロトニン・ノルアドレナリン再取り込み阻害薬（SNRI）となっている．これらの薬物は，前述した三環系抗うつ薬で認められる副作用は少なく，安全性も高い．しかし，投与初期に消化器症状が出現することがある．食後に必ず服用させること，嘔気・嘔吐などに過敏な患者は制吐薬を初期に併用することでこの副作用を乗り切れることがほとんどである．また，消化器症状は1週間もすると慣れてくることがほとんどであり，次第に消失する．

　また，大うつ病性障害患者が1剤目の抗うつ薬で反応する割合はわずか3割である．その場合，2剤目の抗うつ薬へと変更する．たとえば，1剤目にSSRIが投与されていた場合には，2剤目はSNRIを選択するほうがよいのか，あるいは他のSSRIを選択するほうがよいのか，その結論は出ていない．筆者らは，パロキセチンで非反応群であった大うつ病性障害患者をフルボキサミン群とミルナシプラン群の2群に無作為に分けた．その後4週間観察したところ，両群ともに反応率は26%であり差はなかった[5]．この結果からは，SSRIどうしの変更もSNRIへの変更も有効性に差はないことになる．

3 | 治療抵抗性うつ病への対応

　一般的に十分量・十分期間の抗うつ薬に反応しないうつ病を「治療抵抗性うつ病」という．実際には，投与量や投与期間が不十分であるなど偽の治療抵抗性うつ病である症例も多い．治療抵抗性うつ病に対しては，リチウムやアリピプラゾールなどの第二世代抗精神病薬が併用される場合がある．最も確実なエビデンスがあるのはリチウムであるが，最近のメタ解析の結果では，第二世代抗精神病薬の追加投与もプラセボ投与と比較して有意にまさるという結果が得られている[6]．しかし，第二世代抗精神病薬追加投与により寛解した場合に，その後どのくらいの期間併用を続けるべきかに関

しては明確な指針がない．筆者らが行った予備的研究では，治療抵抗性うつ病に対してSSRIあるいはSNRIに第二世代抗精神病薬を追加投与して寛解した19例に対して，寛解3か月後に第二世代抗精神病薬を中止して先行投与した抗うつ薬のみでの維持療法を行ったところ，6か月以内に50%が再発・再燃した[7]．以上の結果は，第二世代抗精神病薬追加療法により寛解した治療抵抗性うつ病では，少なくとも3か月以上の第二世代抗精神病薬の併用が必要である可能性を示唆している．

抗不安薬治療の原則

抗不安薬の主流はBZD系である．BZD系抗不安薬は常用量使用では安全性は高い．しかし，身体的依存性(薬物の急な中止・減量などにより，不安，イライラ，震え，発汗などの症状が出現すること)，精神的依存性(薬物がやめられなくなること)，耐性(徐々に薬物使用量が増加していくこと)などの問題がある．加えて，BZD系薬物を使用することで，筋弛緩作用，前向性健忘，認知機能低下，奇異反応(興奮，イライラ，逸脱行為などが出現すること)，せん妄，呼吸抑制などの副作用が出現することがある．特に，高齢者や身体合併症を有する患者に使用する場合には注意が必要である．

BZD系抗不安薬はパニック症，全般不安症，社交不安症などに対して用いられる．不安症は認知行動療法や行動療法の長期予後がまさっていることが証明されている．したがって，不安発作時や行動療法導入時に短期間・間欠的に用いることが好ましい．

不安症に対してはSSRIも有効であるが，その効果出現までの間，抗不安薬を使用することも合理的使用法である．わが国の薬物治療ガイドラインでは，うつ病に対して，(抗うつ薬の効果出現までの)4週間以内に限り使用することが好ましいとされている．しかし，現状では長期にわたり漫然と使用されている症例が多く問題となっている．また，非BZD系抗不安薬であるタンドスピロンはセロトニン受容体($5\text{-}HT_{1A}$)作動性であり抗不安作用がある．BZD系抗不安薬とは異なり不安に対する即効性はないが，依存の心配がないことが利点である．

睡眠薬治療の原則

抗不安薬と同様に睡眠薬もBZD系薬物が中心として用いられている．ゾルピデム，ゾピクロン，エスゾピクロンなどが非BZD系薬物に分類されるが，その薬理学的作用機序はBZD系薬物と類似している．睡眠薬は作用時間により，超短時間作用型，短時間作用型，中間作用型，長時間作用型に分類される．超短時間作用型や短時間作用型は入眠困難タイプ，中間作用型や長時間作用型は中途覚醒あるいは早朝覚醒タイプの睡眠障害に用いられる．超短時間作用型や短時間作用型は血中濃度の立ち上がりが早い．このことは依存形成や奇異反応，反跳性不眠の出現に関与している．一

方，中間作用型，長時間作用型ではBZD系，非BZD系ともに持ち越し効果（翌日まで眠気や倦怠感が残ること）が出現しやすい．持ち越し効果がある場合には，危険なので自動車運転をするべきではない．

不眠症に対して睡眠薬を投与する場合には，漫然と長期間投与すべきではない．1種類の睡眠薬を最小量・最短期間投与する．1週間以上連続投与した場合には，投与間隔を空ける，半分量ずつ減量するなどのゆっくりとした減量で離脱症状を予防する．

気分安定薬治療の原則

1 躁病エピソードの治療

双極性障害躁病エピソードに対して有効性が証明されている気分安定薬は，リチウム，バルプロ酸，カルバマゼピンである．気分安定薬ではないが，オランザピン，クエチアピン，アリピプラゾール，リスペリドンなどの第二世代抗精神病薬も有効である．しかし，わが国ではオランザピンとアリピプラゾール以外の第二世代抗精神病薬は保険適用外である．リチウムは多幸感や爽快気分が前景の躁病には有効であるが，不機嫌症や易怒性，攻撃性が前景の躁病，または躁うつ混合状態には効果が弱く，バルプロ酸やバルプロ酸とオランザピンの併用がまさる．1種類の気分安定薬では効果不十分なときには2種類，3種類の気分安定薬を併用することが有効な場合がある．しかし，これらの気分安定薬に関しても十分なエビデンスはなく，また併用による血中薬物濃度の変化にも注意を払う必要がある．双極性障害躁病エピソードを第二世代抗精神病薬単剤で治療すると，うつ転させてしまうため気分安定薬を併用するほうが好ましいとされている．

2 うつ病エピソードの治療

リチウムやバルプロ酸はうつ病エピソードに対しても効果があるが，躁病エピソードと比較してその有効性は劣る．しかし，リチウムには唯一，自殺のリスクを低下させるエビデンスがある．第二世代抗精神病薬では，オランザピンのみがうつ病エピソードへの適応がある．しかし，筆者は他の第二世代抗精神病薬の少量投与はいずれもうつ病エピソードに対して有効な可能性があると考えている．一般的に双極性障害うつ病エピソードに対しては，抗うつ薬を投与するべきではない．最近のフィンランドの研究では，双極性障害うつ病エピソードへの抗うつ薬単剤治療が確実に躁転のリスクを高めることを厳密な方法で証明している[8]．しかし，実臨床では気分安定薬との併用で使用されていることが多い．ラモトリギンは双極性障害うつ病エピソードの再発予防への有効性は確立されているが，急性期に対しては効果がないとされている．重症薬疹の頻度が高いので緩徐に増量する必要がある．またバルプロ酸と併用する場合は特に注意すべきである．

3 | 維持療法

双極性障害は慢性疾患であるので，再発・再燃予防の維持療法こそが最も重要といっても過言ではない．双極性障害の再発予防に有効であるのは，リチウム，バルプロ酸，ラモトリギン，クエチアピン，アリピプラゾールである．

向精神薬使用時の原則（まとめ）

1) 抗精神病薬を投与する場合には，原則単剤で必要最小量処方とする．
2) 抗精神病薬投与中は，血中プロラクチン濃度，耐糖能，代謝機能などを定期的に検査する．
3) 抗精神病薬の多剤大量投与からの減量は緩徐に行う．
4) 抗うつ薬を本当に使用する必要があるかまず吟味する．
5) 抗うつ薬を使用する場合には，単剤投与，少量から漸増し，場合によっては開始量の半量から投与することで副作用が回避できる．
6) 抗うつ薬の基本的な薬理プロファイルや代謝酵素の知識を習得する．
7) 抗うつ薬を減量する場合には漸減する．
8) 第1選択薬のSSRIへの反応が不十分な場合は，他のSSRIへの変更あるいはSNRIへの変更を考える．
9) BZD系睡眠薬・抗不安薬を安易に併用しない．
10) BZD系睡眠薬・抗不安薬を投与する場合には，短期間（たとえば4週間以内）に限定して漫然投与は避ける．
11) 双極性障害では，病像に応じて気分安定薬を使い分ける．
12) 双極性障害うつ病エピソードでは抗うつ薬を使用しない（特に単剤投与は厳禁）．

● 文献

1) Sim K, Su HC, Fujii S, et al：High-dose antipsychotic use in schizophrenia：a comparison between the 2001 and 2004 Research on East Asia Psychotropic Prescription (REAP) studies. Br J Clin Pharmacol 67：110-117, 2009
2) 助川鶴平，伊藤寿彦，長谷川恵，ほか：抗精神病薬の減量単純化 無作為割付対照比較試験．鳥取臨床科学研究会誌 1：169-181, 2008
3) Yamanouchi Y, Sukegawa T, Inagaki A, et al：Evaluation of the individual safe correction of antipsychotic agent polypharmacy in Japanese patients with chronic schizophrenia：validation of safe corrections for antipsychotic polypharmacy and the high-dose method. Int J Neuropsychopharmacol. 2014 Dec 11；18(5). pii：pyu016. doi：10.1093/ijnp/pyu016.
4) Sukegawa T, Inagaki A, Yamanouchi Y, et al：Study protocol：safety correction of high dose antipsychotic polypharmacy in Japan. BMC Psychiatry 14：103, 2014
5) Yoshimura R, Hori H, Katsuki A, et al. in preparation
6) Papakostas GI, Shelton RC, Smith J, et al：Augmentation of antidepressants with atypical antipsychotic medications for treatment-resistant major depressive disorder：a meta-analysis. J Clin Psychiatry 68：826-831, 2007
7) Yoshimura R, Kishi T, Hori H, et al：No Association between the Response to the Addition of an Atypical Antipsychotic Drug to an SSRI or SNRI and the BDNF (Val66Met) Polymorphism in

Refractory Major Depressive Disorder in Japanese Patients. Clin Psychopharmacol Neurosci 10：49-53, 2012
8) Sovaniemi M, Lahti T：Maintenance treatment of bipolar disorder：concerning results from a nationwide questionnaire survey in Finland. Aust N Z J Psychiatry 39：524-525, 2005

● **Further Reading**
- 中村 純(編著)：抗うつ薬プラクティカルガイド―上手に選んで使いこなす！ 中外医学社，2011
- 吉村玲児(編著)：抗精神病薬プラクティカルガイド―どう選んでどう使う？ 中外医学社，2013
- 加藤忠史：双極性障害―病態の理解から治療戦略まで 第2版．医学書院，2011
- 山口 登，酒井 隆，宮本聖也，ほか(編)：こころの治療薬ハンドブック 第9版．星和書店，2014

〔吉村玲児〕

第2部

向精神薬の使い方の
コツと注意点

第 1 章

抗精神病薬

● 抗精神病薬治療の効果と問題

　1952年にDelayやDenikerらによってクロルプロマジンが統合失調症患者に使用され，統合失調症薬物治療が始まってから，すでに60年以上が経過した．いまでは統合失調症治療において抗精神病薬の使用はその中心に位置している．しかし，抗精神病薬治療が統合失調症に対する唯一の治療というわけではない．多くの心理・社会的治療が統合失調症患者に対して有益に働くことは事実であり，治療ガイドラインにおいても薬物療法以外の治療法の重要性が示されている[1,2]．ただし，多くの場合，非薬物療法も薬物療法との併用が行われることで成り立っていることも事実である．このように統合失調症治療の中核と考えられる薬物療法にも，いくつもの問題が存在している．大きなものとしては以下の3点が挙げられるだろう．

(1) 症状の改善が限局的であること

　第一世代抗精神病薬(FGA)の統合失調症，特に陽性症状に対する効果はドパミン仮説を生み，その後の抗精神病薬開発に大きな影響を与えた．このため，その後登場した抗精神病薬はこの仮説に大きく立脚しており，ドパミンD_2受容体に対して結合能を有さない抗精神病薬は現時点では存在しない．しかし，その一方で陰性症状や認知機能障害などの改善は陽性症状の改善と比較すると乏しい．このため，グルタミン酸仮説に基づく全く新しい抗精神病薬の創薬が現在進められている．NMDA(N-メチル-D-アスパラギン酸)受容体グリシン結合部位作動薬やグリシントランスポーター阻害薬，代謝型グルタミン酸(mGlu)受容体作動薬，mGlu5受容体ポテンシエーターなどがその代表的なものであり，治験が各国で行われているものの，現時点ではいまだ上市には至っていない．

(2) 副作用に関する問題

　抗精神病薬すべてがドパミン仮説に沿って創薬されているため，その治療は潜在的にD_2受容体の過剰阻害などに伴う薬剤性パーキンソニズムの出現可能性を秘めている．第二世代抗精神病薬(SGA)はこの出現可能性を減らすため，セロトニン5-HT_{2A}受容体遮断や5-HT_{1A}受容体部分作動，D_2受容体部分遮断，D_2受容体早期解離など

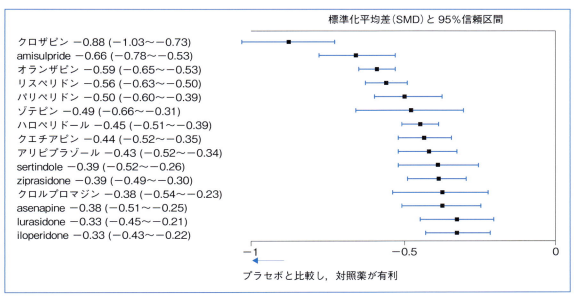

図 2-1　プラセボと比較した各抗精神病薬の有効性
(Leucht S, Cipriani A, Spineli L, et al：Comparative efficacy and tolerability of 15 antipsychotic drugs in schizophrenia：a multiple-treatments meta-analysis. Lancet 382：951-962, 2013 より一部改変)

の作用をもっている．しかし，その出現のリスクが完全に消失したとはいえない．さらに，多くの SGA では体重増加を含めた代謝系の副作用出現リスクが増加することが，多くの研究から指摘されている．

(3)アドヒアランスに関する問題

現在使用されている抗精神病薬では統合失調症のすべての症状を改善させることは困難であるうえ，継続服用を中断すると症状再燃のリスクが増加することが知られている[3]．この意味からも抗精神病薬は決して根治薬ではなく，疾患修飾薬として位置づけられるものである．このため，統合失調症の薬物療法には服薬アドヒアランスの問題が常に生じることになる．また，認知機能障害の改善が不十分であることも疾病理解獲得困難につながり，服薬継続に悪影響を及ぼす．このため，現在各製薬メーカーからはこの点を補助し，より高い服薬アドヒアランスが保たれるよう工夫された剤形が順次発売されている．

ここまで現在使用されている抗精神病薬の問題点について列挙してきたが，決して既存の抗精神病薬が薬物として意味がないわけではない．Leucht らは 15 種類の抗精神病薬が利用された 212 の試験をネットワークメタ解析(個々の試験で発表されているデータを利用し，直接比較されていない群間の差を推定するメタ解析の 1 手法)した結果を 2013 年に発表している[4]．最も注目すべき部分は個々の抗精神病薬のプラセボに対する有効性を調べた結果であろう(図 2-1)．結果としては 15 種類すべての

表 2-1 各抗精神病薬使用により出現しうる副作用一覧

	ハロペリドール	amisulpride	アリピプラゾール	クロザピン	オランザピン	パリペリドン	クエチアピン	リスペリドン	sertindole	ziprasidone
アカシジア	+++	0/(+)	+	0	0/(+)	0/++	0/(+)	0/++	0/(+)	0/(+)
遅発性ジスキネジア	+++	(+)	(+)	0	(+)	(+)	?	(+)	(+)	?
けいれん発作	+	0	(+)	++	0	0	0	0	(+)	0
QT延長	+	(+)	(+)	(+)	(+)	(+)	(+)	(+)	+++	++
耐糖能異常	(+)	(+)	0	+++	+++	++	++	++	+	0
脂質異常	(+)	(+)	0	+++	+++	++	++	++	+	0
便秘	+	++	0	+++	++	++	+	++	+	0
高血圧	++	0	+	(+)	(+)	++	++	++	(+)	0
無顆粒球症	0/(+)	0/(+)	0/(+)	+	0/(+)	0/(+)	0/(+)	0/(+)	0/(+)	0/(+)
体重増加	+	+	(+)	+++	+++	++	++	++	++	(+)
プロラクチン上昇	+++	+++	0	0	(+)	++	(+)	++	(+)	0
乳汁漏出	++	++	0	0	+	++	0	++	(+)	0
月経困難	++	++	0	0	+	++	(+)	++	(+)	(+)
鎮静	+	0/(+)	0	+++	+/++	+	++	+	(+)	0/(+)
悪性症候群	+	?	(+)	(+)	(+)	(+)	(+)	(+)	(+)	?

0：リスクなし，(+)：ごくまれまたはプラセボと違いなし，+：まれ(1%以下)，++：時折(10%以下)，+++：しばしば(10%より大)，?：データがないため不明
体重増加：6〜10週間で　+：軽度(0〜1.5 kg)，++：中程度(1.5〜3.0 kg)，+++：高度(3 kgより大)
〔Hasan A, Falkai P, Wobrock T, et al：World Federation of Societies of Biological Psychiatry (WFSBP) Guidelines for Biological Treatment of Schizophrenia, Part 1：Update 2012 on the acute treatment of schizophrenia and the management of treatment resistance. World J Biol Psychiatry 13：318-378, 2012 より一部改変〕

抗精神病薬がプラセボと比較し，有意な精神症状改善がみられることが示された．さらに興味深いことは，上位4剤(クロザピン，amisulpride，オランザピン，リスペリドン)が下位9剤(ハロペリドールから iloperidone)と比較し有効性に有意差がみられたものの，その効果サイズが小さく(−0.11〜−0.33)，各薬剤間の有効性の差は小さいことが示されたことである．このように，抗精神病薬はプラセボより有効性が高い可能性があるが，各薬剤間の差は大きなものといえず，有効性での差別化は困難な部分が多いようである．

一方，忍容性に関しては各薬剤間で違いが鮮明となる[4](表2-1[5])．たとえば，体重増加についてはオランザピン，錐体外路症状(EPS)の出現についてはハロペリドール，プロラクチン値の上昇についてはリスペリドンやパリペリドン，鎮静についてはクロザピンやゾテピン，クロルプロマジンなどが高いリスクで生じる可能性があることが指摘されている．また，クロザピンについては，特有の重大な副作用に注意しなければならないことはいうまでもない．加えて，われわれがこの報告を読み解く際，いくつかの点に留意しなければならない．第1にはブロナンセリンやペロスピロンの

表2-2 薬物相互作用

	主な CYP1A2 阻害薬	主な CYP1A2 誘導薬	主な CYP2D6 阻害薬	主な CYP3A4 阻害薬	主な CYP3A4 誘導薬
主な薬剤	フルボキサミン ニューキノロン系抗菌薬(シプロフロキサシンなど)	ニコチン(喫煙) カルバマゼピン オメプラゾール	パロキセチン セルトラリン イミプラミン ペルフェナジン クロルプロマジン レボメプロマジン クロザピン ハロペリドール ランソプラゾール メトクロプラミド キニジン アミオダロン HIV プロテアーゼ阻害薬(リトナビルなど)	グレープフルーツジュース ジルチアゼム シクロスポリン ベラパミル マクロライド系抗菌薬(エリスロマイシン,クラリスロマイシンなど) HIV プロテアーゼ阻害薬(リトナビルなど)	カルバマゼピン フェニトイン フェノバルビタール リファンピシン デキサメサゾン セント・ジョーンズ・ワート
各 CYP 分子種を代謝経路とする薬剤の血中濃度	↑	↓	↑	↑	↓

非特異的 CYP 阻害薬

シメチジン	すべての CYP を阻害するが,特に CYP2D6,CYP3A4 に対して強い阻害作用
アゾール系抗真菌薬	すべての CYP を阻害するが,特に CYP3A4 に対して強い阻害作用
イソニアジド	すべての CYP を阻害するが,特に CYP2C9 に対して強い阻害作用

ように欧米で使用できない抗精神病薬はエントリーされていないこと,第2にハロペリドールやリスペリドン,オランザピンのように比較試験で頻用される薬剤を除いた他の12種類の抗精神病薬を使用した試験のメタ解析への寄与度が著しく小さいこと,第3に抗精神病薬間のランダム化比較試験(RCT)における有効性の結果にはばらつきが大きいこと,などである.

　これらの結果を総合的に考えると,各薬剤を最も特徴づける点は忍容性と薬理学的特徴であり,それが処方における最大のコツともいえるだろう.処方医は各患者のもっている特性を十分に検討し,大きなリスクを避けて抗精神病薬を選択することが最も重要となるであろう.また,薬物-受容体相互作用をはじめとした薬力学的特徴と血中半減期などの薬物動態学的特徴を十分に加味する必要がある.各薬剤の主な代謝経路を各項目で示しているので,表2-2を参考にしながら,薬物相互作用などに十分留意したうえで,各抗精神病薬を使用してほしい.

　次項からは各薬剤の使い方と注意点を順次述べていくが,記載は紙面の関係上あくまで限定的なものであり,すべてを網羅的に記載しているわけではない.現在,抗精神病薬は世界的に統合失調症のみならず,うつ病や双極性障害をはじめとしたさまざ

まな精神疾患に対して使用されるようになっている．しかし，本章ではわが国で適応追加が行われていない疾患に対する抗精神病薬の反応性に関する詳細な記載は行っていない．いずれの薬剤についても添付文書の用法や用量，禁忌や慎重投与について十分な確認が必要である．

第一世代抗精神病薬（FGA）

1│種類

現在わが国で使用可能な FGA は 20 種類以上存在するが，8 種類に大別することができる．

(1) フェノチアジン誘導体系

クロルプロマジンやレボメプロマジンが代表的な薬剤である．クロルプロマジンは 1955 年にわが国で承認された初めての抗精神病薬であり，多彩な受容体への親和性をもつが，特にアドレナリン α_{1A} 受容体阻害作用が強く，このため鎮静作用が強い．また，後述するブチロフェノン誘導体系抗精神病薬と比較すると EPS はやや少ない傾向があるとされているが，抗コリン作用や起立性低血圧が出現しやすい．クロルプロマジンは統合失調症以外にも躁病や悪心・嘔吐など，レボメプロマジンは躁病やうつ病における不安・緊張に対しても適応を有している．

(2) ブチロフェノン誘導体系

ハロペリドールやブロムペリドールが代表的な薬剤である．特に他の FGA と比較すると D_2 受容体阻害作用が強いことが特徴である（表 2-3）[6]．その薬力学的プロファ

表 2-3　各抗精神病薬の受容体親和性（Ki 値）

	リスペリドン	オランザピン	ペロスピロン	クエチアピン	アリピプラゾール	ブロナンセリン	ハロペリドール
ドパミン D_2 受容体	4.19	35.4	0.874	370	0.988	0.284	3.19
セロトニン $5-HT_{2A}$ 受容体	0.227	0.787	0.252	42.8	6.30	0.640	32.7
セロトニン $5-HT_{1A}$ 受容体	114	1,260	0.132	76.2	0.238	1,610	1,260
セロトニン $5-HT_6$ 受容体	3,930	7.51	1,130	3,430	122	11.7	>10,000#
セロトニン $5-HT_7$ 受容体	0.937	98.9	2.25	128	11.0	168	233
ノルアドレナリン α_{2C} 受容体	5.34	111	17.5	47.3	11.9	32.9	360
ノルアドレナリン α_{1A} 受容体	1.76	44.8	2.21	14.9	43.6	9.44	14.3
ヒスタミン H_1 受容体	148	4.96	64.0	15.7	11.7	3,660	4,060
ムスカリン M_1 受容体	>10,000#	5.70	>10,000#	149	>10,000#	47.5	>10,000#

#：IC_{50} 値（nM）を表す．値が大きいものほど，親和性が低い．
（村崎光邦，西川弘之，石橋　正：ドパミン–セロトニン拮抗薬 新規統合失調症治療薬 blonanserin の受容体結合特性．臨床精神薬理 11：845-854，2008 より一部改変）

イルから EPS，高プロラクチン血症の出現頻度が高いことが知られている．ハロペリドールは統合失調症以外にも躁病に対する適応を有する．

(3) ベンザミド誘導体系

スルピリドが代表的な薬剤である．元来は制吐薬として誕生し，世界的には統合失調症治療薬として使用され，日本と欧州の一部では抗うつ薬としての適応をもっている．EPS，高プロラクチン血症，体重増加などのリスクが高いとされている．

(4) チエピン誘導体系

わが国で開発されたゾテピンがこれにあたる．強い $5-HT_{2A}$ 受容体遮断作用をもつことから，わが国以外では SGA として分類されることがある．強い鎮静作用やけいれん発作，体重増加などが出現しやすいため注意が必要である．

(5) その他

上記以外にも，ジフェニルブチルピペリジン誘導体系（ピモジド：CYP3A4 阻害薬との併用は禁忌），イミノジベンジル誘導体系（クロカプラミン，モサプラミン），インドール誘導体系（オキシペルチン），レセルピン誘導体系（レセルピン）などの FGA がわが国では使用可能である．

2 副作用

FGA は多くの場合，多彩な脳内受容体に影響を与えることが知られている．そのため，出現する副作用も多彩なものとなることに注意しなければならない．表 2-4 に受容体と出現副作用の関連の一部を示す．

重要な副作用の 1 つである遅発性ジスキネジアは FGA が SGA と比し，出現リスクが 5 倍になる可能性が指摘されている[7]．

3 使用上注意すべき点

現在多くの抗精神病薬ではその臨床使用量と脳内 D_2 受容体の占拠率の相関関係が調査され，抗精神病薬が十分な抗精神病作用を発揮し，副作用を最小限度にするため

表 2-4 受容体と副作用の関連

ドパミン D_2 受容体関連	薬剤性パーキンソニズム（歩行障害，動作緩慢，流涎，筋強剛，振戦，アカシジア，ジストニア，ジスキネジア），高プロラクチン血症，悪性症候群
ムスカリン性アセチルコリン M_1 受容体関連	口渇，便秘，排尿障害，視力調節障害，意識障害，認知機能障害
アドレナリン α_1 受容体関連	起立性低血圧，過鎮静，心電図変化，勃起障害，射精障害，持続性勃起
ヒスタミン H_1 受容体関連	眠気，過鎮静，体重増加

には約60〜80％の占有率が必要であると考えられている[8]．実際，多くのFGAはこの占拠率内に臨床使用用量が収まっているが，近年の研究からハロペリドールは1〜3 mgで，スルトプリドは20〜35 mgという少量で至適D_2受容体占拠率に達することが示されている（ハロペリドールの維持量は3〜6 mg/日，スルトプリドの維持量は300〜600 mg/日で最高用量は1,800 mg/日まで）[9-11]．このようにFGAでは，推奨臨床用量と生物学的効果の間に乖離が存在する可能性がある．

4 | まとめ

　FGAはSGAに遜色ない有効性をもつ可能性があることがメタ解析や大規模研究から判明している[12,13]．また，FGAによって問題視されていた副作用リスクの一部は，症状軽減を目的とした安易な過量投与や推奨用量を高めたこと，多剤併用などに起因しているかもしれない．しかし，いずれのFGAもSGAと比較すると圧倒的にエビデンスが少ないことも事実であり，FGAの使用には一定の注意を払う必要がある．

● 第二世代抗精神病薬（SGA）

1 | リスペリドン，パリペリドン

（1）薬理学的プロファイル

　リスペリドンは経口摂取後約1時間以内で最高血中濃度へ到達し，その血中半減期は約3時間とされている．代謝は主にCYP2D6で行われる．本剤の最も大きな特徴は，SGA概念の中心ともいえる5-HT_{2A}受容体への親和性がD_2受容体を上回るというバランスにあるといえる．加えて，$α_1$，$α_2$受容体阻害作用を有することも知られている（表2-3）．また，リスペリドンのCYP2D6を経た活性代謝物であるパリペリドンはCYPによる影響が少ない．リスペリドンとパリペリドンは類似したプロファイルをもつが，パリペリドンは$α_{2A}$受容体阻害作用がやや強いため，前頭前野でのノルアドレナリン神経活動を増強させ，陰性症状や認知機能の改善に影響を与える可能性がある．また，パリペリドン経口剤は放出制御システム（OROS®）が採用されており，血中濃度にピークをもたないことが知られている．両剤はともに持効性注射製剤という剤形をもっており，その半減期はリスペリドンの場合約95〜130時間，パリペリドンの場合は25〜47日とされている．

（2）有効性と忍容性

　リスペリドンの有効性に関しては，すでに多くの臨床試験を通して知られている．2009年に発表されたFGAとSGAを比較したメタ解析においても，クロザピンやオランザピン，amisulprideと並び，FGAよりも有効性が高いことが示された[13]．また，2013年に報告されたプラセボを対照としたネットワークメタ解析においても，

その有効性は前述の3つの抗精神病薬とともに他のSGAにまさっていることが示されている[4]．パリペリドンもプラセボと比較し十分な有効性を示しているが，リスペリドンと比較し鎮静作用が弱いことが指摘されている[4]．リスペリドンが他の抗精神病薬と比較し注意しなければならない副作用としては，EPS，体重増加，高プロラクチン血症，QTc延長，過鎮静，起立性低血圧が考えられる．特に高プロラクチン血症についてはリスペリドンとパリペリドンは他のSGAと比較しても出現しやすいことが示されており，プロラクチンの上昇に伴う乳汁分泌，月経周期の異常などには十分な注意が必要である[4]．

(3) 使用上注意すべき点

リスペリドン使用における注意点としては，日本人においてCYP2D6の代謝活性が低い人々が50％程度存在しており，そのような患者においては半減期が延長する可能性があることであろう．また，リスペリドンはPETを用いた研究の結果から，約3～5 mg程度で線条体および辺縁系のD_2受容体を約70～80％程度占有することが知られている[14]．患者によって個体差はあるものの，6 mg/日以上を使用する際（わが国での使用可能最高用量は12 mg/日）はEPSの出現頻度が上昇する一方，有効性には大きな影響を与えない可能性があることにも留意する必要がある．パリペリドン経口剤は外形が保持されたまま消化管を通過するので狭窄により塞栓を形成する可能性がある．さらに吸収は小腸で行われるため，排便との関係性にも注意しなければならない．

また，持効性注射製剤についてはリスペリドン，パリペリドンともに経口剤での安全性を確認したうえで，①必要最低用量からの開始，②認可されている最長間隔での投与，③適切な間隔で評価したあとに用量を変更する，などの点に留意することが必要になる．特にパリペリドン持効性注射製剤については複数の死亡症例が報告されたことから安全性速報が発出され，「①急激な精神興奮等の治療や複数の抗精神病薬の併用を必要とするような不安定な患者には使用しないこと．②リスペリドン持効性懸濁注射液から本剤への切替えにあたっては，過量投与にならないよう，用法・用量に注意すること．③パリペリドン又は類薬のリスペリドンでの治療経験がない場合は，まず，一定期間経口剤を投与して症状が安定していることを確認した後，これら経口剤を併用せずに本剤の投与を開始すること」といった注意点が示されている[15]．

【リスペリドンが適すると考えられる症例】

- 幻覚妄想が強い統合失調症患者
- 精神運動興奮が強い統合失調症患者（服薬困難な場合には口腔内崩壊錠や液剤の使用を検討）
- 服薬アドヒアランスが不十分な統合失調症患者（持効性注射製剤の使用）
- 双極性障害躁病エピソード（適応外使用）
- 過活動性せん妄への少量使用（適応外使用）

・認知症に伴う行動・心理症状への少量使用(適応外使用)
・治療抵抗性強迫症への少量使用(抗うつ薬との併用,適応外使用)

【パリペリドンが適すると考えられる症例】
・幻覚妄想が強い統合失調症患者
・精神運動興奮の弱い統合失調症患者
・服薬アドヒアランスが不十分な統合失調症患者(持効性注射製剤の使用)

2 | オランザピン

(1)薬理学的プロファイル

　本剤は経口摂取後約 3.5〜5 時間で最高血中濃度へ到達し,その血中半減期は約 30 時間とされている.ただし,注射製剤は約 15 分で最高血中濃度に達したあと,3 時間後には経口剤と同等の薬物動態に移行することが知られている.代謝経路は多彩であるが,CYP1A2,CYP2D6 が関与しているとされている.薬力学的プロファイルとしては D_2 受容体,$5-HT_{2A}$ 受容体以外にも $5-HT_{2C}$ や $5-HT_6$,$α_1$,$α_2$,ヒスタミン H_1 受容体,ムスカリン受容体にも親和性をもつが,D_2 受容体への親和性はリスペリドンと比較すると弱い(表 2-3).

(2)有効性と忍容性

　有効性に関しては,メタ解析で,他の FGA や SGA に対する一定の優越性がクロザピンやリスペリドン,amisulpride とともに示されている[4].

　また,近年は 2010 年に双極性障害躁症状,2012 年には双極性障害うつ症状に対しても,二重盲検比較試験の結果から有効性が示され,適応を取得している[16,17].さらに 2012 年には筋注製剤が発売され,統合失調症における精神運動興奮に対する適応が取得された[18].

　注意しなければならない副作用は $5-HT_{2C}$ 受容体,H_1 受容体の関与が指摘されている体重増加であろう.他の SGA と比較しても,最も体重増加をきたしやすいことが知られている.また,そのほかにも注意しなければならない点として,過鎮静や QTc 延長,脂質代謝異常,高プロラクチン血症などのリスクについても十分に留意する必要がある.

(3)使用上注意すべき点

　本剤は 2002 年に高血糖関連で死亡例が出たことで緊急安全性情報が出され,その後糖尿病患者には禁忌となっている.そのほかに注意すべき点は,長期使用における忍容性であろう.多くの研究から長期使用の有用性報告は多数みられるものの,同時に体重増加や代謝系副作用が必ず報告されている.使用中は十分な観察を行い,これらの問題が生じた際には他剤への切り替えも含め,治療方針の転換を図る必要があ

る．また，抗コリン作用を有することから，急激な減量を行えば，抗コリン性離脱のための不眠や焦燥が出現する可能性があることにも注意しなければならない．

【オランザピンが適すると考えられる症例】
・幻覚妄想が強い統合失調症患者
・精神運動興奮が強い統合失調症患者（服薬困難な場合には口腔内崩壊錠や注射製剤の使用を検討）
・抑うつ症状，陰性症状が目立つ統合失調症患者
・双極性障害躁病エピソード
・双極性障害うつ病エピソード
・治療抵抗性うつ病および精神病性を伴ううつ病への少量使用（抗うつ薬との併用，適応外使用）
・治療抵抗性強迫症への少量使用（抗うつ薬との併用，適応外使用）
・認知症に伴う行動・心理症状への少量使用（適応外使用）

3 | クエチアピン

(1) 薬理学的プロファイル

経口摂取後2～3時間で最高血中濃度に達し，半減期も3～4時間と非常に短い．主な代謝経路はCYP3A4であり，代謝産物であるノルクエチアピンは非常に強いノルアドレナリントランスポーター阻害作用と$5-HT_{1A}$受容体部分作動作用をもっており，これが抗うつ作用や認知機能改善に関係があるとされている．また，$5-HT_{2A}$受容体の遮断作用に加えて，すべての抗精神病薬のなかで最も弱いD_2受容体親和性とD_2受容体結合後のすみやかな解離が知られている[19]．これがEPSや高プロラクチン血症の少なさと関係している可能性がある．また，それ以外にも$5-HT_{1A}$受容体やα_1受容体，α_2受容体にも親和性をもつ（表2-3）．

(2) 有効性と忍容性

有効性に関してはオランザピンやリスペリドンに劣る可能性があるものの，他のSGAに対しては同等の有効性があることがメタ解析において指摘されている[20]．また，本剤はわが国においては糖尿病患者に対して使用することが禁忌となっている．しかし，体重増加や脂質代謝異常，耐糖能異常のリスクに関しては，米国の3学会合同報告（米国糖尿病学会，米国精神医学会，米国臨床内分泌学会）によると，そのリスクが非常に高いクロザピンやオランザピンと比較して小さく，リスペリドンと同程度である可能性が示唆されている[21]．また，注意しなければいけない副作用として，H_1受容体やα_1受容体遮断作用による過鎮静や起立性低血圧，眠気，倦怠感などが挙げられる．

(3) 使用上注意すべき点

本剤は海外において少量では睡眠薬，中等量では抗うつ薬，多量使用では統合失調症治療に利用できる可能性についての示唆もあり，統合失調症以外の精神疾患への使用に関するエビデンスが集積されている．しかし，海外では 2014 年現在われわれが使用することのできない徐放剤が使用されており，それに基づくエビデンスも多くあることに注意が必要である．

【クエチアピンが適すると考えられる症例】
・感情易変性を伴う統合失調症患者
・抑うつ症状，陰性症状が目立つ統合失調症患者
・EPS をきたしやすい統合失調症患者
・高プロラクチン血症や月経不順をきたしやすい統合失調症患者
・双極性障害躁病エピソード（適応外使用）
・双極性障害うつ病エピソード（適応外使用）
・治療抵抗性うつ病および精神病性を伴ううつ病への使用（抗うつ薬との併用，適応外使用）
・過活動性せん妄（適応外使用）
・認知症に伴う行動・心理症状への少量使用（適応外使用）

4 ペロスピロン

(1) 薬理学的プロファイル

本剤は経口摂取後約 1.5 時間で最高血中濃度へ到達し，その血中半減期は約 2.5 時間とされている．代謝は主に CYP3A4 で行われ，その代謝産物である ID-15036 も抗精神病作用を有する可能性があることが知られている．薬力学的特徴としては 5-HT_{2A} 受容体および D_2 受容体に対して高い結合親和性が示されている．また，最も大きな特徴は 5-HT_{1A} 受容体へも高い結合親和性を有し，部分作動薬として作用する点である[6,22]（表 2-3）．これは 5-HT_{1A} 受容体の活性化に伴う前頭皮質におけるドパミンの放出促進作用を促し，不安・抑うつや認知機能，陰性症状の改善などが期待されている[23]．

(2) 有効性と忍容性

2013 年に発表されたメタ解析の結果からは PANSS（Positive and Negative Syndrome Scale）総スコアの改善において，他の SGA に対し，有効性に劣る可能性が示唆されているものの，解析対象となった試験数が少ないことや対照薬の多彩さなどが影響していることも十分に考えられるため，今後のさらなる試験結果報告が待たれるところである[24]．また，同様に強い 5-HT_{1A} 受容体への親和性と部分作動性を有するアリピプラゾールと比較しても，早期に抑うつや不安を改善する可能性が指摘されて

いる[25]．

　副作用については，他の抗精神病薬と同様に EPS の発現に注意が必要であるが，メタ解析の結果からは，他の抗精神病薬と比較するとそのリスクが低い可能性が示唆されている[24]．体重増加，脂質代謝異常についても注意が必要であるが，他の抗精神病薬と比べて体重増加や総コレステロールに与える影響は差がなかったことも近年報告されている[26]．また，プロラクチンに与える影響についても報告があり，ペロスピロンの血中濃度とプロラクチン値には相関関係があるものの，他の SGA との比較においてはクエチアピンと同様にプロラクチン値に影響を与えなかったことが報告されている[27,28]．

【ペロスピロンが適すると考えられる症例】
・不安症状の強い統合失調症患者
・心気的な統合失調症患者
・EPS をきたしやすい統合失調症患者
・高プロラクチン血症や月経不順をきたしやすい統合失調症患者
・双極性障害躁病エピソード（適応外使用）
・過活動性せん妄（適応外使用）
・認知症に伴う行動・心理症状への少量使用（適応外使用）

5｜アリピプラゾール

(1) 薬理学的プロファイル

　経口摂取後約 3〜4 時間で最高血中濃度に達し，半減期は約 61 時間である．代謝経路は CYP3A4 と CYP2D6 であり，主代謝産物の OPC-14857 も抗精神病作用をもつことが知られている．本剤の最も大きな特徴は D_2 受容体部分作動作用にあると考えられている．脳内ドパミン濃度が過剰なときには D_2 受容体阻害，過小なときには D_2 受容体刺激作用となり，安定的な D_2 受容体への作用が適度な抗精神病作用に加えて，ドパミン関連の副作用の減弱をきたしていると考えられている．また，他の SGA と同様に 5-HT_{2A} 受容体阻害作用をもつことでさらなる EPS の頻度低下に影響を与えている．加えて 5-HT_{1A} 部分作動作用を有していることから，認知機能や陰性症状改善が期待される（表 2-3）．

(2) 有効性と忍容性

　統合失調症に対する有効性については他の抗精神病薬と大きな違いは認められておらず，加えて QOL に関しては高いことが知られている[29]．さらにわが国においては，臨床試験の結果，2012 年に双極性障害における躁症状の改善，2013 年にはうつ病・うつ状態（既存治療で十分な効果が認められない場合に限る）に対する適応を取得している[30,31]．忍容性の高さについてはよく知られているところであり，SGA のな

かでは脂質代謝異常や耐糖能異常，体重増加，高プロラクチン血症などを最もきたしにくいと考えられている．しかし，不安・焦燥感やアカシジアの出現が多いことが知られており，一定の注意が必要である．

(3) 使用上注意すべき点

本剤はD_2受容体部分作動薬であることや鎮静作用が弱いことから，鎮静作用の強い抗精神病薬からの切り替えが行われる際には一時的に不安・焦燥感や精神症状の悪化がみられることがあるので注意が必要である．また，適応症によって推奨用量が違うことも忘れてはならない．統合失調症の場合，6〜12 mg/日を開始用量として，6〜24 mg/日を維持用量（最大 30 mg/日まで）とすることとなっているが，双極性障害における躁症状に対しては開始用量 24 mg/日で維持用量は 12〜24 mg/日（最大 30 mg/日まで），うつ病・うつ状態では 3 mg/日が維持用量であり，最高用量も 15 mg/日となっている．

【アリピプラゾールが適すると考えられる症例】
- 抑うつ症状，陰性症状が目立つ統合失調症患者
- EPS をきたしやすい統合失調症患者（ただし，アカシジアの出現には注意を要する）
- 脂質代謝異常や糖代謝異常をきたしやすい統合失調症患者
- 高プロラクチン血症や月経不順をきたしやすい統合失調症患者
- 治療抵抗性うつ病（SSRI や SNRI などの抗うつ薬で十分な効果が得られない場合）
- 双極性障害躁病エピソード
- 認知症に伴う行動・心理症状への使用（適応外使用）

6 ブロナンセリン

(1) 薬理学的プロファイル

経口摂取後約 1〜2 時間で最高血中濃度に達し，半減期は約 11〜18 時間である．主な代謝経路は CYP3A4 である．D_2受容体および 5-HT_{2A}受容体に選択的な結合特性を示し，それ以外の受容体にはほとんど作用しないシンプルな SGA である[6]．また，SGA のなかで最も高いD_2受容体に対する親和性を示し，5-HT_{2A}受容体より高い親和性を有している（表 2-3）．

(2) 有効性と忍容性

メタ解析の結果，有効性については，リスペリドンやハロペリドールと同等である可能性が示唆されている[32]．副作用については，D_2受容体への親和性が高いため，EPS の出現には注意を要するが，他の抗精神病薬と比較し，体重増加，過鎮静，眠気，高プロラクチン血症などは生じにくい可能性がある[32]．ただし，リスペリドンと

比較しアカシジアが生じやすい可能性が指摘されている[32]．

(3) 使用上注意すべき点
　本剤は鎮静作用が弱いため，鎮静作用の比較的強い薬剤からの切り替えにおいては，興奮や焦燥感が一時的に出現する可能性がある．また，空腹時に投与すると，食後投与と比較して吸収が低下することが指摘されていることも忘れてはならない．

【ブロナンセリンが適すると考えられる症例】
・幻覚妄想が強い統合失調症患者
・精神運動興奮の弱い統合失調症患者
・抑うつ症状，陰性症状が目立つ統合失調症患者
・治療抵抗性うつ病および精神病性を伴ううつ病への少量使用（抗うつ薬との併用，適応外使用）

7 ｜ クロザピン

(1) 薬理学的プロファイル
　本剤は経口摂取後約2～3時間で最高血中濃度へ到達し，その血中半減期は約16時間とされている．代謝は主にCYP1A2，CYP3A4で行われ，本剤自体がCYP2D6阻害作用をもつことも知られている．薬力学的特徴としては5-HT_{2A}受容体への高い親和性とD_2受容体への低い親和性というSGAのプロトタイプともいえる特徴をもっており，これがFGAと比較した場合のEPSの少なさにつながっていると考えられている．特にD_2受容体占有率の低さは他のSGAと比較しても際立っており，臨床用量で70％を上回ることがないことが知られている[14]．このことから，本剤の有効性は他の多くの受容体に対する作用によるものである可能性があると考えられている．

(2) 有効性と忍容性
　本剤は治療抵抗性統合失調症患者の30～60％に有効であるとされている[33]．他の抗精神病薬と比較した本剤の有効性については，FGAに対しては精神症状の改善や再発の少なさなど多くの項目で，優越性が確認されているといえる[34]．一方，SGAとの比較に関して明らかな優越性が十分に確保されているとはいえない[35]．しかし，外来通院の慢性統合失調症患者を対象としたCATIE（Clinical Antipsychotic Trials for Intervention Effectiveness）studyの第Ⅱ相やフィンランドの大規模観察研究の結果からは，中断率や死亡率，自殺による死亡率の低さが認められている[36,37]．臨床試験に治療抵抗性患者が参加しにくい状況を加味すると，実臨床での効果は他のSGAと比較し，有意義なものであると考えても問題ないと思われる．
　また，本剤は他のSGAと比較し，EPSの出現頻度が低いことはよく知られている．しかし，特有の副作用出現のリスクがあることから，臨床医はこれらの出現に十

分留意しながら，厳格に CPMS（Clozaril Patient Monitoring Service）の運用基準に則った処方を行い，副作用出現時にはすみやかかつ適切な対応をしなければならない．また，市販前および市販後の副作用の詳細については，http://www.clozaril.jp/m_medical/index.html（治療抵抗性統合失調症治療薬クロザリル®錠 ノバルティスファーマ株式会社）で確認が可能であることも付記しておく．以下に代表的な副作用を述べる．

ⓐ 無顆粒球症

無顆粒球症の発症頻度は 0.4～1.0％程度とされており，一般的な発症率（0.0003～0.0005％）を大きく上回る[38,39]．発症はほとんどが投与開始後 2～3 か月をピークとして 6 か月以内にみられ，アジア人であることや加齢，女性であることなどもリスク因子である可能性が指摘されている[40,41]．投与量と発症頻度との間に関連は現在までみられていない[42]．

ⓑ 糖尿病/耐糖能異常

国内臨床試験では 2.6％（2 例/77 例）に耐糖能異常が認められており，米国食品医薬品局（FDA）は 11 年間で 384 件の本剤に関連した糖尿病発症例を報告している[43,44]．うち 80 例がケトアシドーシスを生じ，25 例が死亡したことが報告されている[44]．

ⓒ 心筋炎/心筋症

販売元が欧米で収集したデータによると，心筋炎および心筋症それぞれの発症頻度は 0.13％，0.11％であるが，そのうち 11.6％，12.1％が死亡に至っていることから，十分に注意しなければならない[45]．

ⓓ その他の副作用

用量依存的にそのリスクが増大するとされているけいれん発作や，QOL に大きな影響を及ぼし誤嚥性肺炎のリスクとなりうる唾液分泌過剰，治療中に生じる発熱，体重増加，脂質異常症，便秘，起立性低血圧，肝機能障害なども見逃してはならない．

(3) 使用上注意すべき点

骨髄抑制を起こす可能性のある薬剤との併用や放射線療法・化学療法との併用，持効性抗精神病薬との併用が禁忌であることを忘れてはならない．また，本剤を中断することによって症状の再燃や悪化リスクがあることなども同時に考慮されるべきである[46]．

本剤の治療で十分な有効性がなかった場合の対応として，海外では他の抗精神病薬の併用や向精神薬の補充療法が検討されている．しかし，いずれの抗精神病薬との併用でも精神症状に対して有効であるとするエビデンスは乏しい．また，わが国では原則単剤使用であることを忘れてはならない．さらに，補充療法については現在まで気分安定薬との併用などが検討されているが，いずれの薬剤も十分な有効性の確立はできておらず，相互作用を含めた安全性に問題が多い．このため，十分にリスク・ベネフィットバランスを勘案したうえで投与がなされなければならない．

【クロザピンが適すると考えられる症例】
・わが国では治療抵抗性統合失調症患者(反応不良性統合失調症と耐容性不良統合失調症に分けられる)のみに適応を有している[47].

目の前の患者にとってベターな抗精神病薬の選択を

　ここまで述べてきたように，現在SGAだけでも8種類，抗精神病薬全体では約30種類もの薬剤がわが国で使用可能である．しかし，治療選択肢が増えたぶん，治療に迷うことが増えたといえるかも知れない．治療に迷うのは何も医師だけではない．近年，患者-医師間の双方向性の治療意思決定方法であるshared decision making (SDM)が精神科領域においても注目されるようになっている．治療選択肢の増加は喜ばしいことであると同時に，患者サイドにも新たな迷いを生んでいるのかもしれない．本章の冒頭でも述べたように，現時点では薬剤間の有効性の差は小さく，その観点から各抗精神病薬を差別化することは困難であろう．このため，①医師は目の前に相対した患者の状況を見極め，②忍容性や薬理学的プロファイルから最もリスクの少ない薬剤を選択し，③その治療内容を患者に伝え十分な理解を得ること，が重要となる．統合失調症治療においては「すべての統合失調症患者に有益な薬剤が存在するわけではなく，目の前の1人の患者にとってベターな薬剤が存在する可能性がある」というのが偽らざる現状であろう．

　ただし，本領域においても個別化適正医療が推進されていけば状況は変化するかもしれない．なぜなら現在報告されている多くの有効性に関する解析結果は，投与された患者集団をmassとしてとらえたものだからだ．広い意味での患者の個体差から，有効性や忍容性などの治療反応性を予測できれば，現状を大きく変えるパラダイムシフトが生じるかもしれない．今後のさらなる研究の発展を切に願う．

●文献

1) National Institute for Health and Care Excellence：Psychosis and schizophrenia in adults：Treatment and management 2014 (http://www.nice.org.uk/guidance/CG178)
2) Lehman AF, Lieberman JA, Dixon LB, et al：Practice guideline for the treatment of patients with schizophrenia, second edition. Am J Psychiatry 161：1-56, 2004
3) Wunderink L, Nienhuis FJ, Sytema S, et al：Guided discontinuation versus maintenance treatment in remitted first-episode psychosis：relapse rates and functional outcome. J Clin Psychiatry 68：654-661, 2007
4) Leucht S, Cipriani A, Spineli L, et al：Comparative efficacy and tolerability of 15 antipsychotic drugs in schizophrenia：a multiple-treatments meta-analysis. Lancet 382：951-962, 2013
5) Hasan A, Falkai P, Wobrock T, et al：World Federation of Societies of Biological Psychiatry (WFSBP) Guidelines for Biological Treatment of Schizophrenia, Part 1：Update 2012 on the acute treatment of schizophrenia and the management of treatment resistance. World J Biol Psychiatry 13：318-378, 2012
6) 村崎光邦, 西川弘之, 石橋　正：ドパミン-セロトニン拮抗薬　新規統合失調症治療薬blonanserinの受容体結合特性. 臨床精神薬理 11：845-854, 2008
7) Correll CU, Leucht S, Kane JM：Lower risk for tardive dyskinesia associated with second-generation antipsychotics：a systematic review of 1-year studies. Am J Psychiatry 161：414-425,

2004
8) Nordström AL, Farde L, Wiesel FA, et al：Central D2-Dopamine receptor occupancy in relation to antipsychotic drug effects：a double-blind PET study of schizophrenic patients. Biol Psychiatry 33：227-235, 1993
9) Kapur S, Zipursky R, Jones C, et al：Relationship between dopamine D(2) occupancy, clinical response, and side effects：a double-blind PET study of first-episode schizophrenia. Am J Psychiatry 157：514-520, 2000
10) de Haan L, van Bruggen M, Lavalaye J, et al：Subjective experience and D2 receptor occupancy in patients with recent-onset schizophrenia treated with low-dose olanzapine or haloperidol：a randomized, double-blind study. Am J Psychiatry 160：303-309, 2003
11) Takano A, Suhara T, Yasuno F, et al：The antipsychotic sultopride is overdosed―a PET study of drug-induced receptor occupancy in comparison with sulpiride. Int J Neuropsychopharmacol 9：539-545, 2006
12) Lieberman JA, Stroup TS, McEvoy JP, et al：Effectiveness of antipsychotic drugs in patients with chronic schizophrenia. N Engl J med 353：1209-1223, 2005
13) Leucht S, Corves C, Arbter D, et al：Second-generation versus first-generation antipsychotic drugs for schizophrenia：a meta-analysis. Lancet 373：31-41, 2009
14) Kapur S, Zipursky RB, Remington G：Clinical and theoretical implications of 5-HT2 and D2 receptor occupancy of clozapine, risperidone, and olanzapine in schizophrenia. Am J Psychiatry 156：286-293, 1999
15) 厚生労働省：統合失調症治療薬「ゼプリオン水懸筋注」に関する安全性速報（ブルーレター）の発出について（http://www.mhlw.go.jp/stf/houdou/0000043861.html）
16) Katagiri H, Takita Y, Tohen M, et al：Efficacy and safety of olanzapine in the treatment of Japanese patients with bipolar I disorder in a current manic or mixed episode：a randomized, double-blind, placebo- and haloperidol-controlled study. J Affect Disord 136：476-484, 2012
17) Katagiri H, Tohen M, McDonnell DP, et al：Efficacy and safety of olanzapine for treatment of patients with bipolar depression：Japanese subpopulation analysis of a randomized, double-blind, placebo-controlled study. BMC Psychiatry 13：138, 2013
18) Katagiri H, Fujikoshi S, Suzuki T, et al：A randomized, double-blind, placebo-controlled study of rapid-acting intramuscular olanzapine in Japanese patients for schizophrenia with acute agitation. BMC Psychiatry 13：20, 2013
19) Kapur S, Seeman P：Does fast dissociation from the dopamine d(2) receptor explain the action of atypical antipsychotics?：A new hypothesis. Am J Psychiatry 158：360-369, 2001
20) Asmal L, Flegar SJ, Wang J, et al：Quetiapine versus other atypical antipsychotics for schizophrenia. Cochrane Database Syst Rev 11：CD006625, 2013
21) American Diabetes Association, American Psychiatric Association, American Association of Clinical Endocrinologists, et al：Consensus development conference on antipsychotic drugs and obesity and diabetes. J Clin Psychiatry 65：267-272, 2004
22) Odagaki Y, Toyoshima R：5-HT1A receptor agonist properties of antipsychotics determined by [35S]GTPgammaS binding in rat hippocampal membranes. Clin Exp Pharmacol Physiol 34：462-466, 2007
23) Newman-Tancredi A, Kleven MS：Comparative pharmacology of antipsychotics possessing combined dopamine D2 and serotonin 5-HT1A receptor properties. Psychopharmacology 216：451-473, 2011
24) Kishi T, Iwata N：Efficacy and tolerability of perospirone in schizophrenia：a systematic review and meta-analysis of randomized controlled trials. CNS Drugs 27：731-741, 2013
25) Takekita Y, Kato M, Wakeno M, et al：A 12-week randomized, open-label study of perospirone versus aripiprazole in the treatment of Japanese schizophrenia patients. Prog Neuropsychopharmacol Biol Psychiatry 40：110-114, 2013
26) Kishi T, Matsuda Y, Iwata N：Cardiometabolic risks of blonanserin and perospirone in the management of schizophrenia：a systematic review and meta-analysis of randomized controlled trials. PloS One 9：e88049, 2014
27) Suzuki Y, Sawamura K, Ono S, et al：The wide variability of perospirone metabolism and the effect of perospirone on prolactin in psychiatric patients. Prog Neuropsychopharmacol Biol

Psychiatry 34：830-833, 2010
28) Suzuki Y, Sugai T, Fukui N, et al：Differences in plasma prolactin levels in patients with schizophrenia treated on monotherapy with five second-generation antipsychotics. Schizophr Res 145：116-119, 2013
29) Khanna P, Suo T, Komossa K, et al：Aripiprazole versus other atypical antipsychotics for schizophrenia. Cochrane Database Syst Rev 1：CD006569, 2014
30) Kanba S, Kawasaki H, Ishigooka J, et al：A placebo-controlled, double-blind study of the efficacy and safety of aripiprazole for the treatment of acute manic or mixed episodes in Asian patients with bipolar Ⅰ disorder (the AMAZE study). World J Biol Psychiatry 15：113-121, 2014
31) Kamijima K, Higuchi T, Ishigooka J, et al：Aripiprazole augmentation to antidepressant therapy in Japanese patients with major depressive disorder：a randomized, double-blind, placebo-controlled study (ADMIRE study). J Affect Disord 151：899-905, 2013
32) Kishi T, Matsuda Y, Nakamura H, et al：Blonanserin for schizophrenia：systematic review and meta-analysis of double-blind, randomized, controlled trials. J Psychiatr Res 47：149-154, 2013
33) Meltzer HY：Clinical studies on the mechanism of action of clozapine：the dopamine-serotonin hypothesis of schizophrenia. Psychopharmacology 99 Suppl：S18-27, 1989
34) Essali A, Al-Haj Haasan N, Li C, et al：Clozapine versus typical neuroleptic medication for schizophrenia. Cochrane Database Syst Rev(1)：CD000059, 2009
35) Asenjo Lobos C, Komossa K, Rummel-Kluge C, et al：Clozapine versus other atypical antipsychotics for schizophrenia. Cochrane Database Syst Rev(11)：CD006633, 2010
36) McEvoy JP, Lieberman JA, Stroup TS, et al：Effectiveness of clozapine versus olanzapine, quetiapine, and risperidone in patients with chronic schizophrenia who did not respond to prior atypical antipsychotic treatment. Am J Psychiatry 163：600-610, 2006
37) Tiihonen J, Lönnqvist J, Wahlbeck K, et al：11-year follow-up of mortality in patients with schizophrenia：a population-based cohort study (FIN11 study). Lancet 374：620-627, 2009
38) Honigfeld G, Arellano F, Sethi J, et al：Reducing clozapine-related morbidity and mortality：5 years of experience with the Clozaril National Registry. J Clin Psychiatry 59 Suppl 3：3-7, 1998
39) Copolov DL, Bell WR, Benson WJ, et al：Clozapine treatment in Australia：a review of haematological monitoring. Med J Aust 168：495-497, 1998
40) Munro J, O'Sullivan D, Andrews C, et al：Active monitoring of 12,760 clozapine recipients in the UK and Ireland. Beyond pharmacovigilance. Br J Psychiatry 175：576-580, 1999
41) Lahdelma L, Appelberg B：Clozapine-induced agranulocytosis in Finland, 1982-2007：long-term monitoring of patients is still warranted. J Clin Psychiatry 73：837-842, 2012
42) Flanagan RJ, Dunk L：Haematological toxicity of drugs used in psychiatry. Hum Psychopharmacol 23 Suppl 1：27-41, 2008
43) ノバルティスファーマ株式会社：国内臨床試験及び海外で認められた重大な有害事象：高血糖，糖尿病増悪(http://www.clozaril.jp/m_rinsyo/other/02.html)
44) Koller E, Schneider B, Bennett K, et al：Clozapine-associated diabetes. Am J Med 111：716-723, 2001
45) ノバルティスファーマ株式会社：国内臨床試験及び海外で認められた重大な有害事象：心筋炎，心筋症(http://www.clozaril.jp/m_rinsyo/other/01.html)
46) Borison RL, Diamond BI, Sinha D, et al：Clozapine withdrawal rebound psychosis. Psychopharmacol Bull 24：260-263, 1988
47) 日本臨床精神神経薬理学会 クロザピン検討委員会(編)：クロザピン(クロザリル®)適正使用ガイダンス．ノバルティスファーマ社，2009

● Further Reading
- Stahl S：Stahl's Essential Psychopharmacology, 4th Edition. Cambridge University Press, 2013
- Taylor D, Paton C, Kapur S (eds)：The Maudsley Prescribing Guidelines in Psychiatry, 11th Edition. Wiley-Blackwell, 2012
- 中村 純(編)：精神科臨床エキスパート 抗精神病薬完全マスター．医学書院，2012
- 吉村玲児(編著)：抗精神病薬プラクティカルガイド—どう選んでどう使う？ 中外医学社，2013

〈嶽北佳輝，加藤正樹〉

第 2 章

抗うつ薬

「各種抗うつ薬について，『エキスパートだったらこう考える』といった内容で書いてください」という依頼であった．どんな内容にするか悩んだが，そもそもエキスパートといってもいろいろな分野があり，それぞれの分野で日々患者と向き合うなかで臨床スキルを磨いているわけである．分野が異なれば，同じ抗うつ薬に異なる評価をすることも当然であろう．したがって，ここではもう一度基本を押さえていただくのが賢明なのではないかと思い，そこに中心をおいた．内容としては，①抗うつ薬の特徴をとらえるために必要と思われる臨床態度，②各種抗うつ薬の効果，③緩和ケアにおける各種抗うつ薬の使い方：副作用に焦点をあてて，の3部構成とした．エキスパートからの提言というよりは，これからエキスパートになるために知っておくべき基本的な知識を含ませたつもりである．

抗うつ薬の特徴をとらえるために必要な臨床態度

1 | 施設によって異なる「処方の文化」

今年も医局に数名の新人を迎えることができた．彼らが精神科医として患者と向き合うようになってからまだ日は浅いが，大都市圏にあり，気分障害の臨床量が比較的多い病棟で日々仕事をこなしてきた彼らである．治療について何かひとこと意見を言えるようになってきている．うつ病患者の治療薬選択場面において，オーベンが「先生だったら何を使う？」と新人に問うたとき，果たして彼らはどのようにレスポンスしているのであろうか？ 筆者は大学病院精神科に2つある病棟の1つで病棟長をしているため，実務を担当しているオーベンとネーベンのペアの会話が自然と耳に入ってくる．この会話は面白いが，一方で結構考えさせられることも多い．

オーベン：「先生だったら何を使う？」
ネーベン：「うーん，疲労感が強いですよね，いつもベッドに横になっていますし…」
オーベン：「抑うつ気分，不安感はあまりないよね．でも倦怠感は強いね」
ネーベン：「そうです．なので私だったらA薬なんかがいいと思うんですけど…」
オーベン：「そうか．でもB薬なんかも，精神運動抑制が強いタイプにはいいんだよね」

ネーベン：「そうなんですか．じゃ，はじめはB薬にしてみます」

病棟でよくみられる光景であるが，オーベンは，オーベン自らの臨床経験を振り返り，それをネーベンに伝える．経験の浅いネーベンは「そうなんですか」としか言えないわけであるが，オーベンの言葉を頼りに処方薬を選択し，臨床効果を観察する．このようにして，その研修施設での，いわば「処方の文化」が継承されていくことになる．文化とは各地域で異なり，それが特色となるわけであるが，医療分野でこういった異なる文化が生まれることは好ましいことではない．同じ患者にもかかわらず，医療機関によって異なる治療アプローチが選択されてしまう可能性が高まるからである．それでは，その治療薬の本質をとらえていくためにはどのような臨床態度が必要なのであろうか．

2 | 治験や臨床研究から得られる貴重な経験

大学病院で治験にかかわったり，プロトコールに則って臨床研究をしてみたりしながら患者を観察していると，思いがけない経験をすることがある．日常臨床であれば他の薬剤に変更している，あるいは別の薬剤を追加している状況でも，治験や臨床研究では，プロトコールに従わなくてはならないためそれができない．仕方なくそのまま経過観察していると，患者は自然と落ち着きを取り戻し，回復に向かっていく．こういった症例を多く経験すると，いままでの自分の臨床経験は一体何だったのだろうと愕然としてくるときがある．別の薬剤に変更しなくても，あるいは別の薬剤を追加しなくても，その薬剤単独で効果を出せるのだと気づいてくるわけである．筆者が若手の精神科医に，なるべく治験や臨床研究に参加するように言うのは，何も新薬創出に貢献したり，学位論文のためのデータを蓄積させたりすることだけが理由ではない．自分の臨床経験をいったんリセットし，さまざまな症状の患者に治療薬を単剤投与し，その臨床経過を観察できるよいチャンスだからである．治験や臨床研究でなくてもよい．普段の臨床でも，さまざまな重症度，さまざまな症状を呈する患者に，治療薬を単剤投与し，経過を追ってみるのがよいと思う．運悪く単剤で数例使用してみたもののあまりうまくいかない場合，「この薬はあまり効かない」とすぐにレッテルを貼ってしまう臨床医もいるが，その薬剤の使用感をつかむには少なくとも，単剤で30～50症例ほどの臨床経験が必要になるであろう．先入観を排除して，単剤での治療経験を重ねることで，初めてその薬剤の本質が明らかになり，その薬剤の得手・不得手が理解でき，補助薬の使用の是非についてもしっかりとした意見をもてるようになるであろう．

各種抗うつ薬の効果

1 | 選択的セロトニン再取り込み阻害薬（SSRI）

(1) SSRIの抗うつ効果は2次的なものか？

　表2-5[1)]には，わが国で使用可能なSSRIについて，米国およびわが国での適応症が示されている．SSRIはうつ病以外に多くの不安障害圏の疾病に適応を有することがわかるであろう．幅広い適応を有するSSRIであるが，そのなかでも本質的なtarget symptomは何なのであろうか．Tangらは，SSRIの抗うつ効果は薬剤の直接作用なのか，それともSSRIがもたらすパーソナリティ変化の2次的作用なのかについて検証し，興味深い研究結果を発表している[2)]．彼らは240人の大うつ病性障害患者を3つのグループにランダムに割り付け，それぞれパロキセチン投与群（n＝120），認知療法施行群（n＝60），プラセボ投与群（n＝60）とした．まずは初期試験期間として8週間を設定し，その期間内でハミルトンうつ病評価尺度（HAM-D17）の変化に加え，パーソナリティに関与する因子であるneuroticism（神経質）やextraversion（外向性）などの変化も同時に測定した．その結果，パロキセチンを投薬した場合のneuroticismの得点減少やextraversionの得点増加は，HAM-D17の得点減少よりもその程度が大きかった．また，プラセボを8週間投薬されていた群に対して，SSRIへの切

表2-5　米国および日本での抗うつ薬の適応疾患

			MDD	PD	OCD	SAD	GAD	PTSD	PMDD
SSRI	フルボキサミン	国内	●		●	●			
		米国			●				
	パロキセチン	国内	●	●	●	●		●	
		米国	●	●	●	●	●	●	●*
	セルトラリン	国内	●	●					
		米国	●	●	●	●		●	●
	エスシタロプラム	国内	●						
		米国	●				●		
SNRI	ミルナシプラン	国内	●						
		米国							
	デュロキセチン	国内	●						
		米国	●				●		
NaSSA	ミルタザピン	国内	●						
		米国	●						

（国内ならびに米国添付文書より）
＊CR錠のみ
MDD：うつ病，PD：パニック障害，OCD：強迫性障害，SAD：社交不安障害，GAD：全般性不安障害，PTSD：心的外傷後ストレス障害，PMDD：月経前不快気分障害
〔高久史麿（監修），堀　正二，菅野健太郎，ほか（編）：治療薬ハンドブック 2015．p129，じほう，2015 より一部改変〕

り替えを行い，さらに8週間経過観察したところ，HAM-D17の得点は切り替え前後にほとんど変化しなかったが，neuroticism や extraversion の評価尺度は SSRI への切り替え後に大きく変化していた（図2-2）[2]．これらの結果は，SSRI は「神経質」や「外向性，好奇心」といった人間の性格因子に直接作用し，抗うつ効果は2次的なものである可能性を示唆している．

(2) SSRIによるアパシー

SSRI を長期に投薬していると患者にアパシー状態が惹起されることがある[3]．アパシーとは表2-6[4]に示したように，普通なら感情が動かされるような刺激に対して関心がわかない状態を指し，興味や意欲の問題であるとされる．すなわち，自発的な目的ある行動の量的な減少が目立ってくるということである．うつ病との違いは感情的な苦痛感を伴わないこととされるが，しばしば鑑別は困難なことがある．SSRI の長期的な服用により，感情が鈍麻し，他者に対する無関心や，物事や仕事に対しての無頓着が誘発され，家族などから性格が変わってしまったと思われている場合も少なくない．SSRI によるアパシーは上記のように SSRI 使用における副作用という扱いにはなっているものの，一方で，これこそが SSRI の効果の本質でもあるともいえよう．不安感や衝動性，焦燥感や攻撃性といった陰性の情動反応が抑制され，その結果，神経質が和らぎ，楽に生活できるようになってくるのである．筆者の臨床経験でも，SSRI の薬効が実感できるようになった患者は「元気になってきました」というより「楽になってきました」という表現を使うことが多い印象がある．皆さんはどう思われるであろうか？

2 | セロトニン・ノルアドレナリン再取り込み阻害薬（SNRI）

(1) どんな効果を有するか

図2-3 は白川らが提唱している，うつ病の症状が消失していく順序と3種類のモノアミンの関与を示している[5]．実臨床に照らし合わせても，SSRI で焦燥感や不安感が改善してきているにもかかわらず，集中力の減退やアンヘドニア（無快楽症）がしつこく残ってなかなか寛解に導けない患者が確かに存在する．特に産業精神保健の分野で集中力の低下やアンヘドニアといった症状が残っていると，復職までに時間がかかることが多く厄介である．このような場面では，ノルアドレナリンやドパミンといった，セロトニン以外のモノアミンの助けを借りる必要があるかもしれない．

表2-7[6]に示したように，SNRI の1つであるデュロキセチンはミルナシプランや venlafaxine といった他の SNRI に比較して，強力にセロトニンおよびノルアドレナリントランスポーターに結合し，両モノアミンの再取り込み阻害能が高い薬剤である．また，ドパミントランスポーターへの親和性は低いが，デュロキセチンを投薬することでラット前頭葉皮質の細胞外ドパミン濃度が上昇することが知られている[7]．前頭葉皮質はドパミントランスポーターの密度が低いため，神経間隙のドパミンの

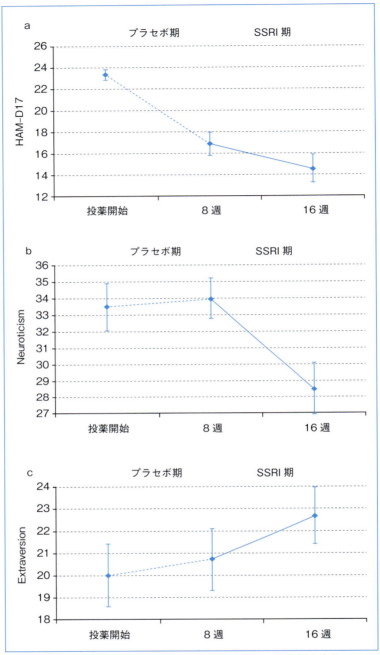

図 2-2 プラセボから SSRI への切り替え後に生じる各指標の変化
8週から16週の SSRI 期において，HAM-D17 の変化量に比較して，Neuroticism および Extraversion の変化量のほうが大きい
HAM-D17：ハミルトンうつ病評価尺度，Neuroticism：神経質，Extraversion：外向性
(Tang TZ, DeRubeis RJ, Hollon SD, et al：Personality change during depression treatment：a placebo-controlled trial. Arch Gen Psychiatry 66：1322-1330, 2009)

表2-6 アパシーの定義

1) 意識障害，認知障害，情動障害によらない1次的な動機の欠如
2) 気分，情動，興味，関心の欠如
3) 目標志向性の行動における，行動，認知，情動の同時低下
4) 動機の欠如を説明するに足る情動的苦痛はないか不十分
5) 主観的には「動機の欠如」，客観的には「行動の低下」
6) うつとの鑑別のポイント
　アパシー：「苦痛・苦悩がない(emotional distress is absent)」
　うつ：「苦痛・苦悩がある(painful)」

(Marin RS: Apathy: a neuropsychiatric syndrome. J Neuropsychiatry Clin Neurosci 3: 243-254, 1991 より一部改変)

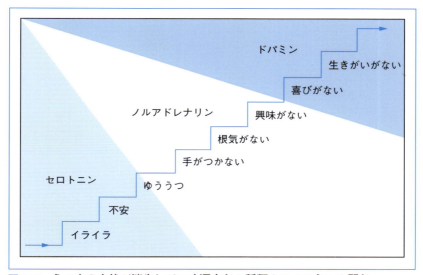

図2-3 うつ病の症状が消失していく順序と3種類のモノアミンの関与
(白川 治：うつ病の最新治療—薬物療法の実際. Clinical Neuroscience 22：202-207, 2004)

表2-7 SNRIによるモノアミン取り込み経過の阻害作用とトランスポーターへの結合

化合物	5-HT	NE	DA	NE/5-HT ratio
取り込み経過				
デュロキセチン	4.6±1.1	16±2.9	369±38	3.2
ミルナシプラン	203±50	100±17	>10,000	0.5
venlafaxine	77±2	538±43	6,371±1,366	7
スライスでの取り込み経過				
デュロキセチン	28±1*	46±1*	—	1.6
ヒト トランスポーター結合				
デュロキセチン	0.8±0.01	7.5±0.3	240±23	9.4
ミルナシプラン	123±11	200±2	>10,000	1.6
venlafaxine	82±3	2,483±43	7,647±793	30

*IC_{50}

(Bymaster FP, Lee TC, Knadler MP, et al: The dual transporter inhibitor duloxetine: a review of its preclinical pharmacology, pharmacokinetic profile, and clinical results in depression. Curr Pharm Des 11: 1475-1493, 2005 より作成)

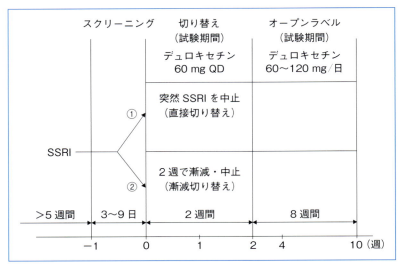

図 2-4　SSRI 効果不十分例のデュロキセチンへの切り替え試験のデザイン
①は直接切り替え (direct switch)
②は SSRI 漸減切り替え (start-taper switch)
QD＝1 日 1 回投与
(Perahia DG, Quail D, Desaiah D, et al：Switching to duloxetine from selective serotonin reuptake inhibitor antidepressants：a multicenter trial comparing 2 switching techniques. J Clin Psychiatry 69：95-105, 2008)

取り込みはノルアドレナリントランスポーターを介して行われる．デュロキセチンは強力なノルアドレナリントランスポーター阻害能を有するため，これを介するドパミンの再取り込みが行われなくなり，細胞外濃度が上昇するわけである．デュロキセチンの有する，ノルアドレナリンやドパミンに対する効果は，意欲低下，集中力減退，アンヘドニアといった症状の改善をもたらし，寛解率を高めることが期待される．Perahia らは SSRI 効果不十分例に対してデュロキセチンへの切り替えを行うという臨床研究を行っている[8]．SSRI を少なくとも 6 週間以上服薬しても，HAM-D17 が 15 以上，CGI-S (Clinical Global Impression-Severity) が 3 以上の患者を対象としており，切り替え方法は図 2-4 に示したとおりである．結果はかなり良好で，いずれの切り替え方法でもうつ病症状の改善がみられている．SSRI 単剤で治療が進まないときは，SNRI への切り替えが考慮に値するオプションの 1 つとなるであろう．

(2) デュロキセチンと疼痛

デュロキセチンは，米国において線維筋痛症の適応を取得しているように，疼痛に対する優れた効果を発揮する．うつ病の約 60％には疼痛症状が合併しているとのわが国での報告もあり，疼痛の管理はうつ病治療の重要な要素の 1 つになってくる[9]．うつ症状を合併しているか否かにかかわらず，いわゆる「慢性疼痛」を抱える患者は精神科の臨床場面にしばしば登場するが，経験豊かな医師でも身構えてしまうことが多い．「器質因が見当たらないから精神科」という身体科の判断に何となく釈然としない

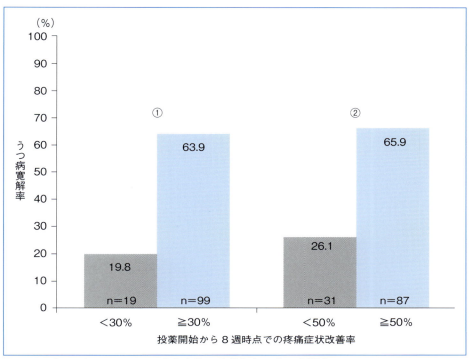

図 2-5　デュロキセチンによる疼痛症状の改善とうつ病の寛解率
①疼痛症状 30％以上改善群と 30％未満改善群との比較
②疼痛症状 50％以上改善群と 50％未満改善群との比較
(Gaynor PJ, Gopal M, Zheng W, et al：A randomized placebo-controlled trial of duloxetine in patients with major depressive disorder and associated painful physical symptoms. Curr Med Res Opin 27：1849-1858, 2011 より)

こと，患者の訴えはしばしば執拗で時に攻撃的でさえあること，難治であること，などがその理由であろうか．これまでは，こういった疼痛症状に対して三環系抗うつ薬（TCA）が選択されることが多かったが，副作用の問題があり使いづらかった．Gaynor らは SNRI であるデュロキセチンを使用することで，うつ病に合併する疼痛症状が大きく改善すること，それに伴いうつ病の寛解率が高くなることなどを報告している（図 2-5）[10]．「痛み」はデュロキセチンの重要な target symptom とみなしてもよいであろう．

(3) ミルナシプランと疼痛

　Bateman らは，少なくとも 4 週間にわたるデュロキセチン 60 mg/日の治療でVAS（Visual Analog Scale）スコアが 40 点以上，かつ満足のいく治療効果が得られなかったと感じた線維筋痛症の患者に対して，2 週間の経過観察期を挟み，ミルナシプラン（最高設定用量は 200 mg/日）あるいはプラセボに切り替えて，その後 10 週間経過観察を行っている（図 2-6）[11]．

　その結果，Patient Global Impression of Change（PGIC）の評価基準で，"very much improved" と "much improved" を選んだ患者が合わせて 32.9％（26 名/79 名）であり，

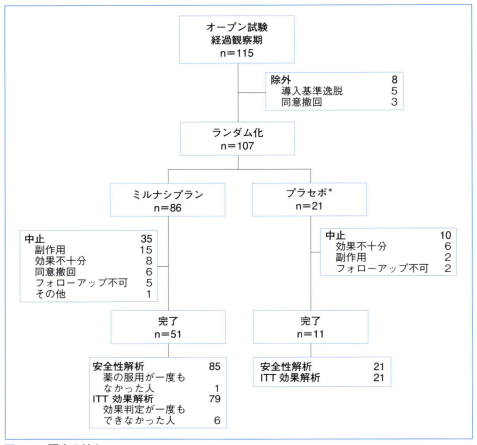

図 2-6　研究の流れ
＊盲検化のため
ITT：intent to treat
(Bateman L, Palmer RH, Trugman JM, et al：Results of switching to milnacipran in fibromyalgia patients with an inadequate response to duloxetine：a phase Ⅳ pilot study. J Pain Res 6：311-318, 2013 より)

VAS スコアも図 2-7 のような経過をたどった[11]．

　これらの結果より，ミルナシプランへの薬剤変更は，デュロキセチンで不十分な反応しか得られない線維筋痛症に対する治療オプションの 1 つになりうることが示された．

3｜ノルアドレナリン作動性・特異的セロトニン作動性抗うつ薬（NaSSA）

　詳しい薬理学的機序は割愛するが，ミルタザピンはこれまで述べてきた SSRI や SNRI などとは異なり，トランスポーターを介さない機序で，セロトニン，ノルアドレナリン神経系を刺激して抗うつ効果を発揮する．セロトニンに関しては，セロトニン 5-HT$_{1A}$ 受容体のみを選択的に活性化し，一方でセロトニン 5-HT$_2$ および 5-HT$_3$ 受容体は阻害するため，SSRI や SNRI で問題となる嘔気や下痢などの消化器症状や，

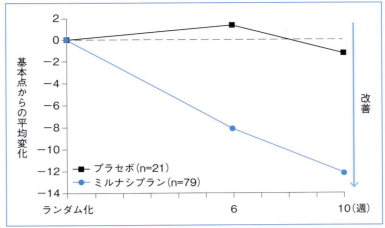

図 2-7　基本点からの VAS スコアの平均変化
統計解析は行っていない．
VAS：Visual Analog Scale
(Bateman L, Palmer RH, Trugman JM, et al：Results of switching to milnacipran in fibromyalgia patients with an inadequate response to duloxetine：a phase Ⅳ pilot study. J Pain Res 6：311-318, 2013 より)

性機能障害の頻度は低下することが期待される．また，以下は効果でもあり副作用でもあるのだが，眠気と食欲増進，体重増加が惹起されやすい．これはセロトニン 5-HT$_2$ 受容体のなかでも，とりわけ 5-HT$_{2A}$ や 5-HT$_{2C}$ 受容体阻害作用が強く，さらにヒスタミン H$_1$ 受容体も阻害するためである[12]．

さて，抗うつ効果についてであるが，その特徴は効果発現の早さと重症例における高い有効性となるであろうか．パロキセチンと比較した臨床研究においても，開始 1 週間後において，すでに有意差が出現したと報告されている[13]．しかし，この解釈には少し注意が必要なようである．効果判定は HAM-D17 を使用して行われることが多いが，この 17 項目のうち睡眠関連項目が 3 つ（入眠障害，熟眠障害，睡眠障害）も存在している．そのためミルタザピンのように眠気が出現する薬剤は，治療早期に得点が減少し，よい評価を受けやすくなっている可能性がある．Fava らは，SSRI で十分な効果を示せなかった 103 例に対し，ミルタザピンへの切り替えを行った[14]．表 2-8 に示したように，前薬に対する反応不良群，不耐群ともに約 50％の反応率を示しており，重症例に対する効果がうかがえる結果になっている．また，4,000 症例以上のうつ病患者を対象にした米国の STAR*D 試験において，ミルタザピンはレベル 3 に配置されていた（図 2-8）[15]．レベル 1 では citalopram が投与され，満足した結果が得られなかった場合にレベル 2（別の抗うつ薬への置換，あるいは認知療法への置換，あるいは bupropion などでの増強療法）に進むことになっており，それでもうまくいかなかった症例はレベル 3 に進むわけである．レベル 3 にもミルタザピンへの切り替え以外にいろいろなオプションが用意されており，TCA であるノルトリプチリンへの切り替えもこれに含まれていた．レベル 3 に進んだ 377 例中，ミルタザピンに割り

表 2-8 SSRI 反応不良者および治療不耐者に対する，ミルタザピンへのスイッチング効果

因子	反応不良者（N＝69）			治療不耐者（N＝17）		
	fluoxetine	パロキセチン	セルトラリン	fluoxetine	パロキセチン	セルトラリン
	N＝29	18	22	6	3	8
開始時 HAM-D17 評点（平均）	19.69	22.50	20.59	20.50	19.00	19.75
試験での HAM-D17 評点の変化（平均）	8.38	13.06	9.73	8.33	11.3	8.75
終了時の反応者の率（％）	37.9	66.7	45.5	50.0	66.7	50.0
全体の反応者の率		48％			53％	

HAM-D17：ハミルトンうつ病評価尺度
（Fava M, Dunner DL, Greist JH, et al：Efficacy and safety of mirtazapine in major depressive disorder patients after SSRI treatment failure：an open-label trial. J Clin Psychiatry 62：413-420, 2001 より一部改変）

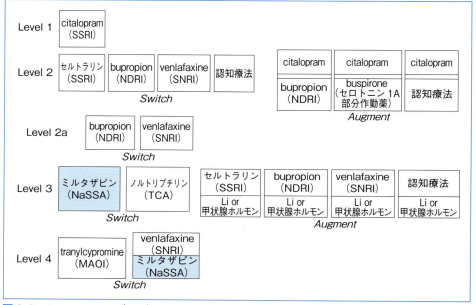

図 2-8 STAR*D アルゴリズム
SSRI：選択的セロトニン再取り込み阻害薬，NDRI：ノルアドレナリン・ドパミン再取り込み阻害薬，SNRI：セロトニン・ノルアドレナリン再取り込み阻害薬，NaSSA：ノルアドレナリン作動性・特異的セロトニン作動性抗うつ薬，TCA：三環系抗うつ薬，Li：リチウム，MAOI：モノアミン酸化酵素阻害薬
〔Rush AJ, Fava M, Wisniewski SR, et al：Sequenced treatment alternatives to relieve depression（STAR*D）：rationale and design. Control Clin Trials 25：119-142, 2004 より一部改変〕

付けられた症例は 114 例であり，ノルトリプチリンは 121 例であった[16]．表 2-9 に示すように，結果は寛解に至った割合や反応を示した割合，治療中断に至った割合など，両群ともに同等であり，ミルタザピンが TCA に匹敵する効果を有していることが示されている．

表 2-9 STAR*D のレベル 3（スイッチ）における結果の比較

結果		全体 (N=235) (%)	ミルタザピン (N=114) (%)	ノルトリプチリン (N=121) (%)	
寛解	HAM-D17 スコア≦7	16.2	12.3	19.8	
	QIDS-SR-16 スコア≦5	10.3	8.0	12.4	
反応		15.0	13.4	16.5	
不耐による中断		35.2	34.2	36.2	すべて有意差なし

HAM-D17：ハミルトンうつ病評価尺度，QIDS-SR-16：自己記入式簡易抑うつ症状尺度
(Fava M, Rush AJ, Wisniewski SR, et al：A comparison of mirtazapine and nortriptyline following two consecutive failed medication treatments for depressed outpatients：a STAR*D report. Am J Psychiatry 163：1161-1172, 2006 より一部改変)

4 三環系抗うつ薬（TCA）

　筆者の勤務地が大学附属病院であり，難治例に対しては電気治療が容易に行われる環境であるためか，医局での TCA の使用頻度は低いのが現状である．しかし，メンタルクリニックを含め，重症例を電気治療になるべく頼らずに治療しなければならない医療機関では，TCA を処方する場面もしばしばあるのではなかろうか．中川らは，精神科病院の外来通院患者で抗うつ薬が投与されている 1,310 人について調査したところ，そのうち 223 人（17.0％）に TCA が処方されていたことを報告している[17]．市中にあるクリニックとは患者層が異なると思われるが，TCA が実臨床下において，まだまだ相応の存在感を示していることがわかる．有名な Danish University Antidepressant Group の臨床研究では，重症入院患者における抗うつ効果は TCA であるクロミプラミンが SSRI であるパロキセチンや citalopram より強力であることを示している[18,19]．Roose らは，TCA であるノルトリプチリンに対して，メランコリー型のうつ病患者の約 8 割が反応を示したのに対し，SSRI の fluoxetine に対しては約 1 割の患者しか反応を示さなかったと報告している[20]．また日常臨床においても，医療施設によっては，その効果発現の早さや確実な抗うつ効果を期待してクロミプラミンの点滴静注が選択されることが多いという話もよく耳にする．個人的な感想でもあるが，産業医活動などで多くの社員の職場復帰をサポートする仕事をしていると，SSRI や SNRI で治療されていたときはなかなか復職に至らなかった社員が，TCA に治療薬を切り替えてもらったあとに，比較的すみやかに元気になり，復職に至る場面にしばしば遭遇する．諸外国の治療アルゴリズムでも，第 1 段階の治療薬が奏効しないときの治療オプションとして TCA が推薦されているものもある[21]．口渇，便秘，排尿障害などの抗コリン作用がもたらす副作用や，過量服薬で問題となる心毒性に注意しながら使用すれば，いまでも難治例に有用な薬剤として位置づけられるであろう．

緩和医療と抗うつ薬—副作用に焦点をあてて

　国民の 2 人に 1 人ががんに罹患し，3 人に 1 人ががんで亡くなる時代になっている．がんを抱えながら生活する患者の抑うつ状態を丁寧にケアしていくことはきわめて重要な課題であるが，残念ながら適切に行われているとはいい難い．「がんになっているんだからつらく悲しいのは当たり前」と解釈され，必要とされる介入がなされていない現状が繰り返し指摘されている[22]．

　しかし，そうはいうものの実際問題として，正確にがん患者のうつ状態を診断し，薬物治療導入の是非を判断し，副作用に留意しながらその効果を確かめていく作業には相当な臨床技量が必要になってくる．患者が示す倦怠感，食欲不振，疼痛，不眠などは，うつの症状なのか，がんそのものあるいはがん治療薬によってもたらされているのか，慎重に見極めなければならない．また，がん患者は身体的な健康度が低く，それゆえ，薬の副作用には非常に敏感な状態になっている．よかれと思って投薬した抗うつ薬が，かえってその副作用で患者を苦しめている場合もまれではない．担当医は，使用する抗うつ薬の効果や副作用の特徴を熟知し，デリケートに処方しなければならないため，身体合併症のないうつ病患者の治療場面よりも神経を使うであろう．

1 | SSRI

　SSRI はその効果の高さと安全性から，身体合併症のないうつ病患者に対してのみならず，がん患者のうつ病に対しても第 1 選択薬となるであろう．実際，NICE（英国国立医療技術評価機構）ガイドラインでもセルトラリンと citalopram（わが国ではその光学異性体のエスシタロプラムが上市されている）が第 1 選択薬として推薦されている[23]．しかし，SSRI は総じて嘔気，食欲不振といった副作用が目立つものが多いため，抗がん剤の副作用と重なってしまい，使用しにくいケースも多い．また，乳がん治療で使用されるタモキシフェンは CYP2D6 の強力な阻害薬であるパロキセチンと併用すると，活性代謝物の濃度が低下し，乳がんの再発リスクおよび死亡リスクが上昇する可能性が示されている[24]．この場合，CYP2D6 阻害作用を有する他の SSRI との併用にも注意が必要であろう（表 2-10）[25]．また，がん患者はその身体面の治療のために，非ステロイド性抗炎症薬（NSAIDs）やステロイド薬を服用していることが多い．これらの薬剤の服用は出血傾向を増長させ，胃腸出血や紫斑を惹起しやすくなる．SSRI は血小板凝集能を低下させることが知られており，上記薬剤との併用で出血傾向が増強される場合があるので慎重な処方態度が望まれる[26]．

2 | SNRI

　デュロキセチンの副作用で比較的頻度が高い症状は嘔気，口渇，頭痛である[5]．これらの副作用も，がんそのものあるいは抗がん剤によって出現する症状に酷似するた

表 2-10 抗うつ薬の各種受容体に対する結合親和性 (in vitro)

抗うつ薬分類	三環系	四環系	NaSSA	SSRI				SNRI	
薬物名 (導入年)	アミトリプチリン (1961)	ミアンセリン (1983)	ミルタザピン (2009)	フルボキサミン (1999)	パロキセチン (2000)	セルトラリン (2006)	エスシタロプラム (2011)	ミルナシプラン (2000)	デュロキセチン (2010)
モノアミン再取り込み阻害能									
セロトニン再取り込み阻害能	39	>10,000	>31,000	3.8	0.29	0.19	2.1	8.5	0.5
ノルアドレナリン再取り込み阻害能	24	44	1,600	620	81	160	2,500	31	3.6
受容体結合能 (有害事象)									
アドレナリン α_1 受容体 (血圧低下, めまい)	4.4	72	500	4,800	19,000	2,800	>1,000	>10,000	8,300
アドレナリン α_2 受容体	114	110	50	1,900	8,900	1,800	>1,000	>10,000	8,600
セロトニン 5-HT$_{1A}$ 受容体	129	>500	5,000	>100,000	>100,000	>100,000	>1,000	>10,000	>5,000
セロトニン 5-HT$_{2A}$ 受容体 (刺激で性機能障害)	5.3	1.5	6.3	12,000	18,000	8,500	>1,000	>10,000	504
セロトニン 5-HT$_{2C}$ 受容体 (刺激で食欲低下, 性機能障害)	—	1.4	13	6,700	20,000	—	>1,000	—	916
セロトニン 5-HT$_3$ 受容体 (刺激で悪心, 下痢)	—	7.1	7.9	—	—	—	>1,000	—	—
ヒスタミン H$_1$ 受容体 (遮断で眠気, 体重増加)	0.17	1.8	0.5	11,000	19,000	10,000	>1,000	>10,000	2,300
ムスカリン ACh 受容体 (遮断で口渇, 便秘, 尿閉, 記憶障害)	2.6	500	630	34,000	210	1,100	>1,000	>10,000	3,000
有害事象と, がん患者において利点となる場合があるもの*	*眠気, 悪心, 口渇, 便秘, 尿閉, せん妄, *鎮痛	*眠気, 高血圧	*眠気, *食欲, *体重増加	悪心, 下痢	悪心, 口渇, 便秘, 尿閉, 下痢, 頭痛	悪心, 下痢	悪心, *傾眠	悪心, 尿閉, 鎮痛, 高血圧	悪心, 眠気, 口渇, 頭痛, 鎮痛, 高血圧
薬物代謝阻害能	—	—	各 CYP 阻害弱い	CYP1A2, CYP3A4	CYP2D6 阻害強い+	各 CYP 阻害弱い	CYP2D6 のみ阻害 (弱～中程度)	グルクロン酸抱合	CYP2D6 阻害中程度

Ki 値または IC$_{50}$ 値: nM

(渡邊尚志, 今西泰一郎, 角井信一, ほか: ミルタザピンの薬理プロファイル―αアドレナリン受容体モデルによる結合様式の観点から. 新薬と臨床 58: 1152-1160, 2009 より一部改変)

め，注意が必要である．代謝に関しては，CYP2D6阻害作用を有するため，これにかかわる薬剤との併用には留意しなければならない(表2-10)．一方，ミルナシプランは肝臓で代謝されず，腎排泄型の薬剤であるため，腎機能障害がある患者に処方する場合には注意が必要となる．また，尿閉が出現しやすい薬剤であるため，前立腺肥大のある患者に投薬するときは事前に患者と情報共有をしておくのがよいであろう．両薬剤とも血圧上昇作用を有するため，高血圧の患者に投与するときはしっかりとモニタリングしなければならない．

3 | NaSSA

ミルタザピンは嘔気の副作用が少ないため，すでに消化器症状を有しているがん患者には使いやすい薬剤となる．また効果発現の早さや食欲増進作用なども，がんを合併している患者にとっては利点となりうるであろう．しかし，使用量によっては過度の眠気が出現する場合があるため，用量調節に配慮を要する．この薬剤は国際ホスピス緩和ケア協会から必須薬剤に選定されているため，使用に習熟し，使いこなすスキルを身につける必要があろう．

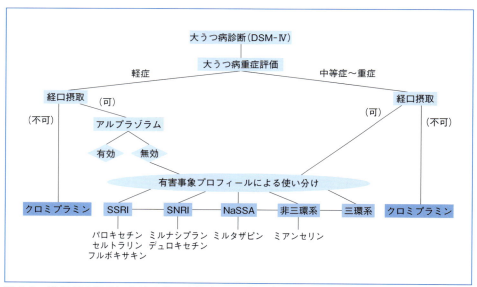

図2-9 進行がん患者におけるうつ病治療アルゴリズム

DSM-Ⅳ: Diagnostic and Statistical Manual of Mental Disorders, 4th edition, 精神障害の診断と統計の手引き，SSRI: selective serotonin reuptake inhibitor, 選択的セロトニン再取り込み阻害薬，SNRI: serotonin and norepinephrine reuptake inhibitor, セロトニン・ノルアドレナリン再取り込み阻害薬，NaSSA: noradrenergic and specific serotonergic antidepressant, ノルアドレナリン・セロトニン作動性抗うつ薬

〔秋月伸哉，ほか：進行がん患者のうつ病．精神科薬物療法研究会(編)，本橋伸高(責任編集)：気分障害の薬物治療アルゴリズム．pp83-99，じほう，2003より〕

4 | TCA

　進行がん患者のうつ病に対する治療アルゴリズムにあるように，経口投与ができない場合の抗うつ薬は，TCAのクロミプラミンを考慮することとなっている(図2-9)[27]．しかし，現実問題としてTCAは便秘，尿閉，口渇，霧視，血圧低下など患者に負担となる副作用を有しており，その効果と天秤にかけて効果が大きく上回るとき以外は，使用を避けたほうが賢明であろう．

● 文献
1) 高久史麿(監修)，堀 正二，菅野健太郎，ほか(編)：治療薬ハンドブック 2015．p129，じほう，2015
2) Tang TZ, DeRubeis RJ, Hollon SD, et al：Personality change during depression treatment：a placebo-controlled trial. Arch Gen Psychiatry 66：1322-1330, 2009
3) Price J, Cole V, Goodwin GM：Emotional side-effects of selective serotonin reuptake inhibitors：qualitative study. Br J Psychiatry 195：211-217, 2009
4) Marin RS：Apathy：a neuropsychiatric syndrome. J Neuropsychiatry Clin Neurosci 3：243-254, 1991
5) 白川 治：うつ病の最新治療—薬物療法の実際．Clinical Neuroscience 22：202-207, 2004
6) Bymaster FP, Lee TC, Knadler MP, et al：The dual transporter inhibitor duloxetine：a review of its preclinical pharmacology, pharmacokinetic profile, and clinical results in depression. Curr Pharm Des 11：1475-1493, 2005
7) Kihara T, Ikeda M：Effects of duloxetine, a new serotonin and norepinephrine uptake inhibitor, on extracellular monoamine levels in rat frontal cortex. J Pharmacol Exp Ther 272：177-183, 1995
8) Perahia DG, Quail D, Desaiah D, et al：Switching to duloxetine from selective serotonin reuptake inhibitor antidepressants：a multicenter trial comparing 2 switching techniques. J Clin Psychiatry 69：95-105, 2008
9) Shimodera S, Kawamura A, Furukawa TA：Physical pain associated with depression：results of a survey in Japanese patients and physicians. Compr Psychiatry 53：843-849, 2012
10) Gaynor PJ, Gopal M, Zheng W, et al：A randomized placebo-controlled trial of duloxetine in patients with major depressive disorder and associated painful physical symptoms. Curr Med Res Opin 27：1849-1858, 2011
11) Bateman L, Palmer RH, Trugman JM, et al：Results of switching to milnacipran in fibromyalgia patients with an inadequate response to duloxetine：a phase IV pilot study. J Pain Res 6：311-318, 2013
12) Ward Nick, de Boer Thijs：新規抗うつ薬 mirtazapine (NaSSA)の前臨床薬理作用．臨床精神薬理 12：1709-1720, 2009
13) Benkert O, Szegedi A, Kohnen R：Mirtazapine compared with paroxetine in major depression. J Clin Psychiatry 61：656-663, 2000
14) Fava M, Dunner DL, Greist JH, et al：Efficacy and safety of mirtazapine in major depressive disorder patients after SSRI treatment failure：an open-label trial. J Clin Psychiatry 62：413-420, 2001
15) Rush AJ, Fava M, Wisniewski SR, et al：Sequenced treatment alternatives to relieve depression (STAR*D)：rationale and design. Control Clin Trials 25：119-142, 2004
16) Fava M, Rush AJ, Wisniewski SR, et al：A comparison of mirtazapine and nortriptyline following two consecutive failed medication treatments for depressed outpatients：a STAR*D report. Am J Psychiatry 163：1161-1172, 2006
17) 平成22年度厚生労働科学研究補助金(厚生労働科学特別研究事業)：向精神薬の処方実態に関する国内外の比較研究．総括研究報告(研究代表者：中川敦夫)
18) Danish University Antidepressant Group：Citalopram：clinical effect profile in comparison with clomipramine. A controlled multicenter study. Psychopharmacology 90：131-138, 1986

19) Danish University Antidepressant Group：Paroxetine：a selective serotonin reuptake inhibitor showing better tolerance, but weaker antidepressant effect than clomipramine in a controlled multicenter study. J Affect Disord 18：289-299, 1990
20) Roose SP, Glassman AH, Attia E, et al：Comparative efficacy of selective serotonin reuptake inhibitors and tricyclics in the treatment of melancholia. Am J Psychiatry 151：1735-1739, 1994
21) Crismon ML, Trivedi M, Pigott TA, et al：The Texas Medication Algorithm Project：report of the Texas Consensus Conference Panel on Medication Treatment of Major Depressive Disorder. J Clin Psychiatry 60：142-156, 1999
22) Chochinov HM：Depression in cancer patients. Lancet Oncol 2：499-505, 2001
23) National Collaborating Centre for Mental Health commissioned by the National Institute for Health and Clinical Excellence：Depression in adults with a chronic physical health problem：treatment and management. The British Psychological Society and The Royal College of Psychiatrists, 2009
24) Kelly CM, Juurlink DN, Gomes T, et al：Selective serotonin reuptake inhibitors and breast cancer mortality in women receiving tamoxifen：a population based cohort study. BMJ 340：c693, 2010
25) 渡邊尚志，今西泰一郎，角井信一，ほか：ミルタザピンの薬理プロファイル―αアドレナリン受容体モデルによる結合様式の観点から．新薬と臨牀 58：1152-1160, 2009
26) Wang YP, Chen YT, Tsai CF, et al：Short-term use of serotonin reuptake inhibitors and risk of upper gastrointestinal bleeding. Am J Psychiatry 171：54-61, 2014
27) 秋月伸哉，ほか：進行がん患者のうつ病．精神科薬物療法研究会（編），本橋伸高（責任編集）：気分障害の薬物治療アルゴリズム．pp83-99, じほう, 2003

（高橋一志）

第3章 気分安定薬

種類と効果

　双極性障害の薬物療法には，リチウム，バルプロ酸，カルバマゼピン，ラモトリギンなどの気分安定薬を主剤に用いる．気分安定薬の定義はさまざまであるが，筆者の考えるところ，気分の波が高いときにはそれを抑え，気分の波が低いときにはそれを持ち上げてくれる薬物，すなわち正常気分に導いてくれる薬物である．その延長線上で，再発予防効果も発揮されると考えている．

　このような気分安定薬のなかで，リチウム，バルプロ酸，カルバマゼピンは抗躁効果や躁病エピソードの再発予防効果が大きく，抗うつ効果やうつ病エピソードの再発予防効果はそれほど大きくない．他方，ラモトリギンは抗うつ効果やうつ病エピソードの再発予防効果が大きく，抗躁効果や躁病エピソードの予防効果は大きくない．このことから，疾患レベルでの目安として，双極Ⅰ型障害にリチウム，バルプロ酸，カルバマゼピンのいずれかを投与し，双極Ⅱ型障害にラモトリギンを投与することは合理的な治療となる．なぜなら，双極Ⅰ型障害は躁病エピソードの治療，双極Ⅱ型障害はうつ病エピソードの治療が焦点になるからである．

基本的な考え方

1 | 「モグラ叩き」的治療から連続性を意識した治療へ

　1980年代までは，躁病エピソードに対して第一世代抗精神病薬を単剤で使用することがよく行われていた．さらに当時は，双極性障害の気分エピソードがそれぞれ独立しているようにみなす(つまり，気分の連続性を考えない)傾向にあった．その結果，躁病エピソードを第一世代抗精神病薬で鎮静したらそこで薬物は中止され，治療が終結された．そのあとにうつ病エピソードが生じたら，今度は抗うつ薬で賦活（しばしば躁転も生じていた）させ，正常気分に達するとまもなく治療が終結された．つまり，双極性障害に対して「モグラ叩き」的な，その場しのぎの薬物療法を繰り返す精神科医が多かった．

　しかしながら，10年前の気分も1年前の気分も，そして1日前の気分も，同一個

人内では今の気分と連続していると考えることは，気分とは何かを考えるうえでも，治療や予防を考えるうえでも重要なことである．現在では，このような気分の連続性を考慮することは一般的になりつつあるし，リチウムをはじめとする気分安定薬を急性期から使う意味は急性期治療のみならず，その後の再発予防までを視野に入れるということである．第一世代抗精神病薬を単剤で躁病エピソードに用いていた当時は，気分が（縦断的に，あるいは継時的に）連続しているという認識自体が希薄であった．ある時期に何らかの薬物によって無理に気分がゆがめられると，その時点では改善したようにみえても，そのゆがみが蓄積され，後々の気分変動として爆発する危険性があることについても認識が薄かった．たとえば，双極性障害のうつ病エピソードに三環系抗うつ薬を用いることで，躁転はもちろん，そのあとにラピッドサイクラーに転じることがあるのは，気分のゆがみが後の気分に影響を与えるという証拠であり，さらに「気分の連続性」を示す傍証にもなると考えられる．

2｜気分の神経基盤を回復させる

さて，ヒトの気分の神経基盤がどこにあるのか，まだ十分には解明されていないが，気分をコントロールする神経基盤が破綻することが双極性障害の発症と結びつくと考えるならば，1つひとつの気分エピソードを一方向性に鎮静ないし賦活することが，表面的には改善をもたらすようにみえても，根本的な治療につながるとは思えない．やはり，気分をコントロールする神経基盤がその機能を回復し，気分の逸脱が躁方向にもうつ方向にも生じなくなることが治療や予防へとつながるはずである．そのような意味で，双極性障害の薬物療法においては，鎮静するだけの第一世代抗精神病薬や賦活するだけの抗うつ薬は原則としてできるだけ使わないということが肝要と考えられる．

気分エピソードに対する治療

日本うつ病学会の「双極性障害治療ガイドライン」[1]を叩き台に解説を行う．このガイドラインは筆者が作成に直接関与したものである．

1｜躁病エピソード

躁病エピソードに対する薬物療法として，中等度以上の躁状態に対してはリチウムと第二世代抗精神病薬の併用，軽度の躁状態に対してはリチウム単剤での治療を最も推奨している．次に推奨される薬物療法としては，バルプロ酸単剤，第二世代抗精神病薬単剤，カルバマゼピン単剤，バルプロ酸と第二世代抗精神病薬の併用を挙げている．つまり，気分安定薬を基本に，必要に応じてリスペリドンやオランザピン，アリピプラゾール，クエチアピンなどの第二世代抗精神病薬を考慮するという方針である．

このように，躁病エピソードに対する薬物療法として，リチウムをはじめとする気分安定薬が第1選択と考えられている．しかしCiprianiら[2]は，投与開始3週間後の躁状態改善度や脱落率を指標として，68の無作為割り付け比較対照試験をメタ解析にかけたところ，第二世代抗精神病薬のほうが気分安定薬よりも有用であったと報告した．しかし，このメタ解析では，投与3週間後の時点での第二世代抗精神病薬の即効性は確認されたが，投与3週間以降の経過は解析されていない．また，単なる鎮静効果なのか，気分安定につながる効果なのかも明らかにされていない．したがって，この結果を鵜呑みにはできないことになる．明らかなことは，リチウムには第二世代抗精神病薬ほどの即効性が期待できないということであろう．そのため躁状態の治療戦略としては，躁状態が軽度の場合にはリチウム単剤での治療も可能であるが，中等度以上の場合には鎮静作用の強い第二世代抗精神病薬を最初からリチウムと併用することになる．このような併用療法のもとで，3〜4週間経過をみて状態が比較的安定し，気分安定薬の効果が明確になった時点で，第二世代抗精神病薬の漸減・中止を行い，その後は気分安定薬単独で維持していくという方法が適切である．

さて，躁病エピソードに第一世代抗精神病薬を単剤で使用することがよくないという考えが広まったあとに，気分安定薬とハロペリドールやレボメプロマジンなどの第一世代抗精神病薬を併用する時代もあったが，中等度以上の錐体外路症状や過鎮静がしばしば生じ問題となることが多かった．しかし，ここ十数年の大きな変化として，第二世代抗精神病薬の出現により，第一世代抗精神病薬に替えて，これらの薬物と気分安定薬を併用することが増えている．それにより，錐体外路症状や過鎮静の問題も改善されつつある．もうひとつ，第二世代抗精神病薬自体に気分安定薬類似の作用があるのではないかという期待があるが，リスペリドンのようなドパミン受容体拮抗作用の強い第二世代抗精神病薬は，うつ転を引き起こす危険性が指摘されており，その意味で気分安定薬としては機能できないと筆者は考える．また，オランザピンやクエチアピンはメタボリック症候群と関連する副作用が問題となり，アリピプラゾールではアカシジアが問題となる．つまり，双極性障害治療の最終目標が躁状態の寛解のみならず長期的な再発予防にあることを考慮すると，躁病エピソードの治療薬としても再発予防を視野に入れリスクとベネフィットを考慮したうえで，薬物を選択するべきである．このような考えから，リチウムやバルプロ酸と第二世代抗精神病薬（オランザピン，アリピプラゾール，クエチアピン，リスペリドン）を併用する際には，正常気分に回復したあとは，できるだけ第二世代抗精神病薬を減量・中止することが望ましいと考える．

そのほかの推奨されうる治療としては，気分安定薬2剤以上の併用が挙げられる．とりわけカルバマゼピンは興奮や攻撃性に抑えが効きやすい薬物なので，バルプロ酸を十分量投与しても落ち着かない場合には，カルバマゼピンを追加する価値がある．気分が安定したあとに，バルプロ酸を漸減・中止してカルバマゼピン単剤にすればよい．なお，DSM-5から混合エピソードがなくなり，「混合性の特徴を有する」という修飾語句が躁病エピソードやうつ病エピソードに用いられるようになったが，このよ

うな状態にはバルプロ酸やオランザピンが奏効する．

2 うつ病エピソード

　双極性障害のうつ病エピソード（双極性うつ病）は，難治例が多いことや自殺のリスクが高いこと，賦活症候群や躁転のリスクなどの問題を抱えていることから，最も治療が難しい気分エピソードである．双極性障害治療の最終目標がうつ状態の寛解のみならず長期的な再発予防にあることを考慮すると，うつ状態の治療薬選択においても長期的な寛解維持を視野に入れた薬物選択が必要となる．

　双極性うつ病の治療薬として推奨される治療としては，クエチアピン（300 mg/日），リチウム（0.8 mEq/L を超える血中濃度に到達後，最低でも 8 週間は経過観察を行う），オランザピン（5〜20 mg/日），ラモトリギン（200 mg/日）による単剤治療を挙げることができる．ただし，オランザピン以外の薬剤は，現在のわが国においては適応外使用である．気分安定薬どうしの組み合わせとしては，リチウムとラモトリギンの併用は推奨されうる．電気けいれん療法（ECT）も推奨されうる治療法である．抗うつ薬による単独治療や三環系抗うつ薬の使用は，エビデンスの面からは推奨されない治療法である．ただし，推奨されないということであって，それまでの治療経過からどうしても必要と考えられる場合には禁忌というわけではないが，気分の連続性を前提とすると望ましくない．

　さて，実際の臨床場面においては，ラモトリギンを慎重に漸増していくと，うつ状態が改善することがしばしばある．添付文書により決められた増量スケジュールに従って増量することで，重篤な薬疹が発生する危険性を減らせるため，治療者が焦ってスケジュールを逸脱するような増量を行ってはいけない．ただし，増量スケジュールを遵守して 200 mg/日に達しても十分な効果が得られないことがある．そのようなときには，ラモトリギンの血中濃度を測定することが参考になるかもしれない．筆者の経験では，血中ラモトリギン濃度が 5〜11 μg/mL に達していればそれなりの抗うつ効果が発揮されることが多い．最近，後方視的研究であるが，筆者らはラモトリギンの有効血中濃度が 5〜11 μg/mL であることを示した[3]．この有効血中濃度に達していなくとも十分な改善が得られれば，それ以上の増量は必要ない．しかし，そうでなければ，しっかり増量して有効血中濃度に入れていく努力を怠ってはいけない．また，ラモトリギンを 200 mg/日まで漸増しても効果があまり認められない場合に，血中濃度が 11 μg/mL を超えている場合がある．そのようなときには，いったんラモトリギンを減量してみると効果が出現することがある．

　さて，ラモトリギン投与によりうつ状態が改善したものの，正常気分まであと一歩の場合にはミルタザピンを 7.5〜15 mg/日追加すると正常気分に回復することがある．ミルタザピンは抗うつ薬のなかで最も躁転の危険性が低い薬物のひとつであり，ラモトリギンがあと一歩及ばなかった正常気分への到達を達成してくれる可能性を期待できるということである．なお，正常気分に回復したあとは，数か月は気分が安定

していることを確認したうえで，ミルタザピンを漸減・中止して，ラモトリギンだけを再発予防のために残すことが望ましい．

3 | 維持療法（再発予防）

双極性障害において，躁状態，うつ状態のエピソードはそのたびに寛解するが，再発を繰り返すことによって心理的・社会的な後遺症を引き起こしていく．そのため，再発予防療法（維持療法）が重要である．維持療法開始の時期は，再発によるリスクと治療の負担やリスクの分析に基づいて，患者と医師が話し合って決めるべき事柄であり，一定の基準を設定することは難しいが，重度の躁病エピソードが1回でもあった場合，2回以上の躁病エピソードがあった場合，重度のうつ状態を繰り返している場合，家族歴がある場合などには，維持療法の開始を考慮する．双極性障害の維持療法の基本は薬物療法であるが，薬物療法の長期継続には心理教育が重要である．

双極性障害の維持療法として，最も推奨される治療はリチウムの単剤処方である．次に推奨される治療は，ラモトリギン，オランザピン，クエチアピン（それぞれ単剤），リチウムまたはバルプロ酸とクエチアピンの併用，リチウムとラモトリギンの併用，アリピプラゾール単剤，リチウムとアリピプラゾールの併用，リチウムとバルプロ酸の併用，バルプロ酸単剤である．そのほかの推奨されうる治療としては，カルバマゼピン，リスペリドン持効性注射製剤（十分な心理教育を行ってもなお服薬不遵守の患者），上記以外の気分安定薬どうし，あるいは気分安定薬と第二世代抗精神病薬の組み合わせ，甲状腺ホルモン薬となる．推奨されない治療としては，抗うつ薬（特に三環系抗うつ薬）の使用や抗うつ薬単剤での治療などである．

リチウムの維持療法における有用性を検討するために，Geddes ら[4]は16歳以上の330名の双極I型障害患者を，リチウム単剤群，バルプロ酸単剤群，両剤の併用群の3群に110名ずつ無作為に割り付け，2年間経過を追った．その結果，入院や薬物変更など介入を要する再発を生じた率は併用群で54％，リチウム単剤群で59％，バルプロ酸単剤群で69％と，併用群が最も再発予防に貢献したが，リチウム群とは有意差がなく，バルプロ酸群と有意差が認められた．この研究はBALANCE studyとして有名であるが，併用療法のみならず，リチウムの有用性を示す所見とみなしてもよいだろう．実際に，Kessing ら[5]はデンマークの医療情報を利用して，リチウム服用者とバルプロ酸服用者の経過を長期間比較したが，リチウム服用者のほうで再発率が有意に低かった．

さて，実際の臨床場面においては，躁病エピソードやうつ病エピソードを改善できた薬物をそのまま維持療法に継続使用していることが少なくない．維持療法は外来で行われることがほとんどであるため，もしも何らかの薬物を減量したり中止したりして，再発したら困るという危惧があるためであろう．しかし，抗うつ薬に関しては状態をみながら漸減・中止を心がけることが望ましい．それは，抗うつ薬によって新たな再発が惹起されるかもしれないからである．

気分安定薬の使い方のコツ

1 | 効果を最大限に，副作用を最小限にするために

　上記の治療ガイドラインとは矛盾する部分がいくつか出てくるかもしれないが，以下に気分安定薬の使い方のコツを示す．治療ガイドラインは気分エピソードごとにそのエピソードに属する患者の平均値(もしくは最大公約数)を標的にしており，これから示すコツはオーダーメイド治療的な個別対応を志向しているとご理解いただきたい．結局は，複眼視的に両方の視野が必要なのである．

　さて，躁病エピソードに対しての，リチウム，バルプロ酸，カルバマゼピンの使い分けは，次のように行うとよい．まず，多幸気分や爽快気分が前景に出た古典的躁病にはリチウムを投与する．易怒性や攻撃性，焦燥感や不快気分が前景に出た不快躁病にはバルプロ酸を投与する．混合状態や，再発回数が多いラピッドサイクラーにもバルプロ酸は奏効する．重度の易怒性や攻撃性が存在するときにはカルバマゼピンを投与する．つまり，カルバマゼピンのほうがバルプロ酸よりも抑えが強いということであるが，行き過ぎると過鎮静にもつながるので，この点に注意は必要である．

　これらの薬物を使用する場合には，最終服薬から12時間以上経過したあとの濃度(トラフ値といって，これが基準濃度であり，最もばらつきが少ない．いわゆる有効血中濃度もこれらの濃度をデータとして作成されている)を測定する必要がある．朝食後に服薬して外来に来た患者の血中濃度は，このような作法を無視したことになり，参考にならない．必要なときにいつでも外来で濃度が測定できるようにするには，投与時刻を夕食後と就床前に固めることがコツである．ちなみに，躁病エピソードに対してのリチウムの有効血中濃度は 1.0 mEq/L 前後，バルプロ酸の有効血中濃度は 70 μg/mL 以上，カルバマゼピンの有効血中濃度は 5 μg/mL 以上である．

2 | リチウム

(1) 概要

　リチウムは治療濃度と中毒濃度が接近しているために，治療開始時または増量時には1週間に1回程度を目途に血中濃度を測定する必要がある．維持療法中は，少なくとも3か月に1回は測定する．躁病エピソードの治療に 1.0 mEq/L 前後が必要であることを先述したが，維持療法に移行した場合は，およそ 0.4〜1.0 mEq/L を目安とする．低用量(0.4〜0.6 mEq/L)に比べ，高用量(0.8〜1.0 mEq/L)のほうが再発予防効果は高いが副作用も強い．なお，リチウムの急激な中止は再発のリスクを高めることから，リチウム療法を中止する場合は，2週間〜1か月以上かけてゆっくり減量する．

(2) 副作用

　リチウムの副作用には，手指振戦，嘔気，下痢，甲状腺機能低下，腎臓の濃縮能低

下による多尿，徐脈，痤瘡や乾癬の増悪などさまざまものがある．手指振戦はしばしば生じるが治療濃度では微細なものであり，中毒濃度に達すると粗大なものに変わることが多い．診察場面で患者に両手を前に出させて，指を広げるように指示すると手指振戦を把握しやすい．リチウム中毒の出方としては，1.5 mEq/L を超えると粗大な手指振戦，2.0 mEq/L を超えると腱反射亢進や構音障害が加わり，2.5 mEq/L を超えるとミオクローヌス，運動失調や錯乱が加わり，3.0 mEq/L を超えると強直間代けいれんやせん妄，昏睡が生じうる．

(3) リチウムによる急性中毒

　急性中毒としては，患者が自殺目的で大量のリチウムを服用したパターンが多い．正確な服用量がわからない場合には，ワーストシナリオを想定して，大量に服用したと仮定する．服用後まもなくであれば，胃洗浄は有用な手段であるが，かなり時間が経過したと想定される場合には有用でない．来院時にリチウム濃度が中毒濃度に達していなくとも，リチウム製剤の特徴上，小腸内で塊を作って溶出速度が遅くなっていることが多いために，2～3時間後にリチウム濃度を再検すべきである．筆者の経験では，救命救急センターへの搬送時に 0.4 mEq/L であったが，2時間後に 2.5 mEq/L に達し，即座に血液透析を施行された患者がいる．つまり，ワンポイントだけの濃度測定で安心して帰宅させるのは危険であり，たとえ治療濃度であっても 2～3 時間後に再度濃度測定すべきである．この時点で濃度が同じか，低下の傾向にあれば，服薬量がそれだけのものであったとわかる．

(4) リチウムによる慢性中毒

　慢性中毒としては，非ステロイド性抗炎症薬（NSAIDs）の併用が多い．NSAIDs は解熱鎮痛薬として使用されることが多いが，これらの薬物の併用により，腎臓からのリチウムの排泄が阻害され，リチウム濃度が徐々に，しかし確実に上昇しリチウム中毒の危険性が生じる．したがって，リチウム投与中には NSAIDs の併用はしないように患者に説明しておく必要がある．さらに状況に応じて，内科や整形外科，歯科の主治医に，リチウムを投与していることや解熱鎮痛薬との併用がリチウム中毒を起こす危険性があることを連絡する必要がある．急性中毒と異なり，リチウム濃度の上昇は緩徐であるが，細胞内まで過量のリチウムが浸透し，不可逆性の小脳失調を後遺症として残した症例も報告されている．

3 ｜ バルプロ酸

　バルプロ酸の副作用は，食欲低下，嘔気，ふらつき，肝機能障害，血中アンモニア上昇，血小板や白血球減少などがある．検査機関によって，血中アンモニアの正常値が異なるため，50 μg/dL 程度で異常とみなされることがある．しかし筆者の経験では，2桁台で眠気などがなければ，あえて減量せずに慎重に経過を追ってよいと考え

る．3桁台では減量すべきである．なお，バルプロ酸は肝臓の薬物代謝酵素を阻害するために，併用薬の濃度が上昇することが多い．

4 | カルバマゼピン

カルバマゼピンの副作用も食欲低下，嘔気，ふらつき，過鎮静，肝機能障害，血小板や白血球減少などであるが，薬疹には特に注意すべきである．まれに，Stevens-Johnson症候群などの重篤なものが生じうる．なお，カルバマゼピンは肝臓の薬物代謝酵素を誘導するために，併用薬の濃度が低下することが多い．

5 | ラモトリギン

ラモトリギンの副作用にも，嘔気，ふらつき，肝機能障害などがあるが，1割くらいの患者に軽度のものも含め薬疹が生じ，全体の1%くらいの患者にStevens-Johnson症候群が生じる．薬疹は急激に血中濃度が上昇するときに生じやすいことが判明しているために，決められた増量スケジュールを遵守することが重要である．そのうえで，血中濃度を測定する意義は先述したとおりである．

● 双極性うつ病の症例提示

これまで述べてきたことを具体的に説明するために，最後に症例を2例提示する．

〈症例1〉

20歳代男性，循環気質で学生時代は勉強も遊びも頑張ったという．入社後しばらくして，気分が落ち込み自責的となり，自殺念慮が生じ，包丁で自分を刺そうとしたため父親とともに某病院精神科を受診した．そこではうつ病と診断され，休職となり，クロミプラミンが投与された．ところが，クロミプラミンの投与継続に伴い，焦燥感が増し，気分変動性が顕著となった．自殺念慮も再度生じたことで，転医し筆者を受診した．

患者の過去を振り返ると，大学院生の頃に，サークルや研究，異性関係で過活動の期間（連続して4日以上）が認められ，軽躁病エピソードの既往があった．そこで，うつ病から双極Ⅱ型障害へ診断を変更した．まずは，クロミプラミンを中止して，バルプロ酸を十分量投与した．本人のみならず，父親も呼んで，診断と治療，気をつけることなどを説明した．その結果，気分はかなり安定したが，まだときどき自殺念慮が生じていたため，オランザピンを追加したところ自殺念慮も消失した．最近は，バルプロ酸とオランザピンの併用療法と生活指導で気分変動性も自殺念慮もなく，復職し，仕事もできている．

【本症例のまとめ】

双極Ⅱ型障害の患者が，うつ病の診断のもとに三環系抗うつ薬（クロミプラミン）を処方されて気分変動性が顕著となった症例である．バルプロ酸とオランザピンの併用療法が奏効した．

〈症例2〉

30歳代女性，父親が双極性障害である．高校生のときに，うつ病エピソードで発症した．口数が少なくなり，食事もとらなくなり，学校をしばしば休み，登校しても保健室で休んでいた．夜も眠れず，成績も急激に下降した．入院して，うつ病の診断のもとに，ドスレピンを175 mg/日まで増量するも軽快せず，desipramine へ切り替え 150 mg/日で改善し退院した．高校卒業後，専門学校へ進学のため，A市へ転居・転医し，その後，治療が終結されていた．

ところが，20歳代後半に再発し，抑うつ気分，思考制止，意欲低下，自殺念慮，全身倦怠感，不眠が生じ，2回目の入院となった．これ以後，毎年のように再発し，入院を繰り返した．このときはクロミプラミンを150 mg/日まで増量後に軽快し退院した．3回目入院では，ドスレピン 150 mg/日に加え ECT 1クール（12回）で改善し退院した．4回目入院では，フルボキサミン 100 mg/日，トラゾドン 100 mg/日，オランザピン 20 mg/日の併用療法で改善し退院した．5回目入院では，入院前はフルボキサミン 100 mg/日とメチルフェニデート 10 mg/日で，入院後はアモキサピン 100 mg/日とトラゾドン 50 mg/日に加え ECT 1クール（12回）で改善し退院した．6回目入院では，当院満床のため B 病院へ入院し，フルボキサミン 100 mg/日，トラゾドン 50 mg/日，オランザピン 15 mg/日の併用療法で改善せず退院し，当科へ再度紹介され，これ以後，筆者が主治医となった．この時点では，まだうつ病の診断のもとに加療していた〔筆者注：そもそも父親が双極性障害であること，再発が毎年のように生じていることから（うつ病の再発回数が3回以上はそれ自体が躁的因子），この時点で双極スペクトラムの疑いをもつべきであった〕．

徐々に処方を変更し，ミルナシプラン 100 mg/日，アモキサピン 150 mg/日，トラゾドン 100 mg/日，オランザピン 5 mg/日の併用療法で改善せず，さらに増強療法目的でリチウム 600〜800 mg/日を追加，そしてオランザピンをアリピプラゾール 6〜12 mg/日へ変更したが，一貫した改善は得られなかった．そのうち「調子はまあまあいいほうで，来週は友人と食事に行って泊まる．それで落ち着かない．あれを持って行こうとか，これを着て行こうとか，何か落ち着かず，しょっちゅう盛り上がっている．楽しいのは楽しいが，友人からは『あなたは昔から前もってはしゃいで疲れる』と言われた」と話す．軽躁病エピソードかと疑い，丁寧に過去を遡ると明らかに軽躁病エピソードの存在を認めた．ここではじめて診断をうつ病から双極Ⅱ型障害へ変更した．

その1か月後，「友人のところへ行って1〜2週間はよかったが，ここ1週間は朝

起きてもカーテンが開けられない．何か頭がぼーっとしている．覚えようと思っても覚えられない．だらだらしている．やる気もなく，家事もやっていない」と抑うつ状態を呈した．「生きている価値がない．誰か殺してくれるなら死んでもいいかなと…．何をしても楽しくないし，ピンとこない」と自殺念慮や離人感も訴えた．さらにバルプロ酸 400～800 mg/日を追加したが，「人の言っていることがわからない．耳に入ってこない．何もかも面倒くさい．ここ 2～3 日は生まれ変わるぞと髪を切りに行ったり，友人と遊びに行ったりした．すごくきついのに，やらずにはいられない感じ．集中できない．食べていないと落ち着かず，暇があれば食べている．スナック菓子やジュースなど甘いものが食べたくて仕方がない」と躁うつ混合状態か非定型うつ病かを疑わせる状態が続いた．ミルナシプランを減らしてセルトラリンを追加，漸増するも，著変はなかった．

「寝て食べて携帯をいじって手を洗って 1 日が終わります．イライラがあり，死にたくなるが，自殺を抑えることはできています」と訴える時期もあれば，「1 日で何回も気分が変わって，なんかだめだなあと思うこともあれば，その 2 時間後にしゃべりすぎたり，はしゃいだりという日が何日かあった」と ultra-rapid-cycling を疑わせる時期もあった．ミルナシプランやセルトラリンを漸減中止したが，「わけもなくイライラして夫を罵ったりする．ともかく落ち着いていられない．歩き回る」と訴えた．精神科外来の待合室でじっと座っていられず，病院の廊下を歩き回る状態であった．このように混沌とした状態であったために，再三にわたり患者に入院を勧めたが，入院だけはしたくないと拒否が続いた．

この時点で，ラモトリギンを 25 mg/日から隔日投与で開始した．このときの併用薬は，リチウム 800 mg/日，バルプロ酸 800 mg/日，アモキサピン 50 mg/日の併用であった．ラモトリギン開始 2 か月後に「ラモトリギンが 75 mg/日になったら，赤い湿疹が広がったので 50 mg/日にしたらおさまった．精神的にはかなりいい状態」と言い出した．しかし過去の出来事をしばしば振り返り，抑うつ的になることがあるため，湿疹が生じないことを確認しながら，ラモトリギンを漸増した．ラモトリギン開始 8 か月後に「普通です．よくも悪くもなく，湿疹もない．夜は 7 時間くらい眠れており，食事も普通です」という．このときの併用薬は，バルプロ酸 800 mg/日とゾルピデム 10 mg/日のみであった．活動性がやや低い状態が続いていたために，筆者は悩んだ末に，ミルタザピン 15 mg/日を追加したところ，1 か月後くらいから「久しぶりに美容院へ行こうかなとか，久しぶりにコンタクトを入れようかなとか．自分にとって一番興味があるのは自分をきれいにすることです」ときれいに化粧してきた．軽躁状態かと筆者は心配したが，そのままで経過を追うことにした．

ラモトリギン開始 10 か月後に「だいぶいいです．午前中に洗濯して干して．一念発起して豚しゃぶを作りました．調子に乗って 2 日続けてやると疲れました」「ラモトリギンだけのときよりは，ミルタザピンを併用したほうがちょっと上がったくらいで保てます．自分の感情がまっすぐになった感じです」と好評であった．ラモトリギ

ン開始13か月後に「調子はいいです．気分の波もなく，あまり考え込むこともない．人生のなかで一番いいと思います」という．この時点での処方は，ラモトリギン200 mg/日，バルプロ酸800 mg/日，ミルタザピン15 mg/日，ゾルピデム10 mg/日であった．ずっと調子が安定しており，ラモトリギン開始17か月後に「変わりありません．気分の波はなく，たまにイラっとしてもすぐにおさまる．掃除以外の家事は全部しており，掃除はもともと苦手です」と正常気分であった．ラモトリギン開始26か月後に久しく安定しているので，ミルタザピンを7.5 mg/日へ減量した．ラモトリギン開始27か月後に「問題ありません」とのことでミルタザピンを中止した．バルプロ酸も漸減中止し，ラモトリギン200 mg/日とゾルピデム5 mg/日で再発しなかった．

　夫の転勤で1年間県外で生活するも，転居先の精神科クリニックの先生に同じ処方を継続してもらい寛解が維持できた．しかし，夫がうつ病を発症したため，再び戻ってくることになり，筆者が診療を再開した．寛解は維持できており，むしろ夫をサポートする立場に進歩していた．ラモトリギン開始5年後の処方は，ラモトリギン200 mg/日とゾルピデム5 mg/日で，血中ラモトリギン濃度は8.8 μg/mLである．

【本症例のまとめ】

　双極II型障害の患者が，当初はうつ病として抗うつ薬に反応したが，そのうちECTも必要となり，さらにはさまざまな薬物療法に抵抗を示し，多彩な病像を示した．最終的にはラモトリギンが奏効し，その血中濃度は筆者らが提唱する有効血中濃度(5〜11 μg/mL)に入っていた．治療抵抗性の双極性うつ病にラモトリギンが奏効する可能性を示唆する症例であるが，もうひとつの教訓は，「主治医は，決してあきらめないこと！」である．主治医がさじを投げたら終わりである．

　気分安定薬の使い方に関して，まずは基本的な考え方を示したうえで，それぞれの気分エピソードの治療を日本うつ病学会の「双極性障害治療ガイドライン」に基づいて説明した．さらに，オーダーメイド治療的な個別対応を志向して，気分安定薬の使い方のコツを示し，さらに症例を2例提示した．本章が，双極性障害の治療に多少なりとも貢献できれば幸いである．なお，気分安定薬や双極性障害について，さらに詳しい解説をお望みの読者は拙著[6,7]を参考にされたい．

● 文献

1) Kanba S, Kato T, Terao T, et al：Guideline for treatment of bipolar disorder by the Japanese Society of Mood Disorders, 2012. Psychiatry Clin Neurosci 67：285-300, 2013
2) Cipriani A, Barbui C, Salanti G, et al：Comparative efficacy and acceptability of antimanic drugs in acute mania：a multiple-treatments meta-analysis. Lancet 378：1306-1315, 2011
3) Katayama Y, Terao T, Kamei K, et al：Therapeutic window of lamotrigine for mood disorders：a

naturalistic retrospective study. Pharmacopsychiatry 47：111-114, 2014
4) BALANCE investigators and collaborators, Geddes JR, Goodwin GM, et al：Lithium plus valproate combination therapy versus monotherapy for relapse prevention in bipolar Ⅰ disorder (BALANCE)：a randomised open-label trial. Lancet 375：385-395, 2010
5) Kessing LV, Hellmund G, Geddes JR, et al：Valproate v. lithium in the treatment of bipolar disorder in clinical practice：observational nationwide register-based cohort study. Br J Psychiatry 199：57-63, 2011
6) 寺尾 岳：21世紀のリチウム療法．新興医学出版社，2006
7) 寺尾 岳，和田明彦：双極性障害の診断・治療と気分安定薬の作用機序．新興医学出版社，2010

（寺尾 岳）

第4章

睡眠薬・抗不安薬

 1960年代にベンゾジアゼピン（benzodiazepine；BZD）系薬物が開発されて以降，より効果的かつ安全に服用できる睡眠薬および抗不安薬の創薬が進んだ．現在わが国で使用できるBZD系の抗不安薬は19種類，睡眠薬は11種類と世界に類をみないラインナップである．さらにゾルピデムやエスゾピクロンなどの非BZD系睡眠薬やメラトニンアゴニスト，オレキシンアンタゴニストなどの新しい作用機序をもつ薬物も発売され，われわれは不眠や不安に対してさまざまなターゲットをもつ薬物を手にしている．

 一方で，わが国において特にBZD系薬物の消費量が他国に比べて多いことが指摘されている．元来，日本人は「寝酒」の文化が浸透している人種として知られる．図2-10に不眠対策の国際比較を示した[1]．「眠れないときにどうしているか？」という質問に「飲酒」と回答する割合が世界のなかで突出して高いが，「睡眠薬の使用」を挙げる

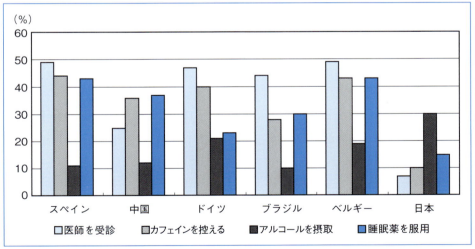

図2-10 不眠対策の国際比較
日本人は眠れなくなったときに，睡眠薬を利用する，あるいは医師を受診する者の割合は他国に比べて低く，アルコール（寝酒）を利用する者の割合が高い．また他国ではカフェインの飲用という生活習慣の見直しを心がける者の割合が高い．
(Soldatos CR, Allaert FA, Ohta T, et al：How do individuals sleep around the world？ Results from a single-day survey in ten countries. Sleep Med 6：5-13, 2005 より一部改変)

率は思いのほか低い．ではなぜ，BZD系薬物の消費量がこんなに多いのか？　答えはそれが「漫然と」使用される傾向にあること以外に思い浮かばない．

最初に明確に述べておきたいのは，これらの薬物は正しく使用されれば安全であるということである．この「正しく使用されれば」のフレーズに含まれる情報を患者に正しく説明できることが重要である．本章では，睡眠薬と抗不安薬を適正に使用するための留意点やコツを私見を交えながら述べる．

睡眠薬

1 | その不眠には薬が必要か？

睡眠薬はいうまでもなく「不眠」への薬剤である．しかしながら「不眠＝睡眠薬」でないことをまず強調したい．蔓延する「不眠」のなかで，薬物の使用を必要とするものはむしろごく一部といってもよい．睡眠を阻害する要因を表2-11に示した．不眠治療の神髄は「患者を眠らせる」ことにあらず，「眠れる状況をつくり，本来患者に宿る睡眠能力を引き出す」ことにある．身体的な要因，生理的な要因，心理的な要因，精神科的疾患，服用中の薬の影響，不眠に加担するこれらの有無を確認し，そのなかにすぐに除去できるものがあれば，ひとまず薬物の使用は見合わせるべきである．

表2-11はどれも重要なチェック項目だが，「2. 生理的要因」のなかの「不適切な睡眠衛生」は特に重要である．ここでいう「不適切な睡眠衛生」にはアルコールやカフェインの摂取も含まれる．月並みだが，寝酒やコーヒー・紅茶の過剰摂取の頻度は高い．最近では深夜に及ぶパソコンやスマートフォンの使用が過覚醒や睡眠のリズムの乱れを助長しているケースも目立つ．寝具や照明などに指導の余地があることも多い．このような「不適切な睡眠衛生」の是正なき睡眠薬の導入は，十分な効果が得られないばかりか，時に重篤な副作用を招く．また多くのBZD系薬物はその筋弛緩作用により睡眠時無呼吸症候群を増悪させるため，いびきの有無は必ず聴取しなくてはならない．

表2-11のうち，不眠の原因と思わしき要因（身体疾患や服用薬物，環境調整の難しい勤務体系など）の除去が長期にわたって困難なケースや，精神疾患などに不眠が伴っている場合などは睡眠薬の適応となる．

表2-11　睡眠を阻害する要因

1. 身体的要因（physical）	発熱，疼痛，瘙痒，頻尿，呼吸困難，睡眠時無呼吸など
2. 生理的要因（physiologic）	時差，交代制勤務，短期間の入院，不適切な睡眠衛生など
3. 心理的要因（phychological）	精神的ストレス，精神的ショック，生活状況の変化など
4. 精神科的要因（phychiatric）	気分障害，統合失調症，アルコール使用障害，不安症など
5. 薬理学的要因（pharmacological）	アルコール，カフェイン，ステロイド薬，テオフィリンなど

睡眠を阻害する5つの主な要因を示した．これらはアルファベットの頭文字をとって「5つのP」と呼ばれる．

2 | 見通しを立て，それを必ず患者に伝えること

　服用期間の見通しを立てることは容易ではないが，漫然使用の温床になる「見通しなき導入」は避けなければならない．継続的服用が必要か，機会的な服用でよいかの見立てには要因の種類と，重症度の勘案を要する．

　一時的なストレスや海外旅行などの機会的な不眠の場合は，基本的には日々の服用の判断を患者に委ねる（自己制御）．ただし，精神生理性不眠の急性期にはこの自己制御は困難である．精神生理性不眠では，不眠体験を重ねるにつれ不眠に対する不安が増幅し不眠がさらに増強するという悪循環が形成されており，神経症性不眠とも呼ばれる．神経症傾向は日々の「薬物服用の判断」にも及び，時に患者を疲弊させるため，継続的に服用することを明確に指示したほうがよい（他者制御）．どのような場合でも副作用についての説明は必須だが，神経症傾向が強い場合は安全性への理解を担保したうえで行わなければ，アドヒアランスに支障が生じやすい．

　筆者の場合は，「1～2週間以上の服用継続で自覚的効果は増加する」というエビデンスを伝え，数日の服用で効果が乏しくても一喜一憂せずに効果が出るのを待つよう指導する．また不眠感の改善とともに不眠への恐怖心が軽減する時期にくれば，漸減中止していくと伝えておく．時期は，個人差が大きいがおおむね1～6か月後ということが多い．

　最も処方が長期化しやすいのは，精神疾患に随伴する不眠である．特に急性期における不眠の持続は原疾患悪化の主要な要因であり，睡眠薬の使用を余儀なくされることが多い．原疾患の症状が改善した段階で多くの場合，減量・中止できることをあらかじめ説明したうえで，その際には睡眠促進効果のある抗うつ薬や抗精神病薬をうまく組み合わせていくことがコツである（詳細は後述）．

3 | 睡眠薬のチョイス

　現在使用されている主要な睡眠薬はBZD系で，これらは血中濃度の半減期を目安に使い分けられている（表2-12[2]の1）．つまり不眠症状のタイプ（入眠障害・中途覚醒・早朝覚醒）を見定め，半減期によって薬をチョイスするわけだが，実際にはこれに加え，患者背景（年齢，不安の強度，身体状況，相互作用を有する他の薬物の服薬状況）を勘案する．

　超短時間～短時間作用型に比べて，中間～長時間作用型では効果発現までに時間がかかる，といった誤解が生じやすいが，催眠作用の発現に要する時間の目安となる最高血中濃度到達時間（Tmax）は超短時間型のみならず，短時間作用型のブロチゾラム（0.8時間），中間作用型のフルニトラゼパム（1時間）なども総じて1時間前後であり，薬剤間の違いは乏しい[3]．実際の催眠作用はTmaxより早く訪れ，どの睡眠薬もおおむね服用後10～30分で効果が発現すると考えてよい．

　エビデンス的には，効果の面ではBZD系薬物と非BZD系薬物で差がない[3]．非

表2-12 睡眠障害に対して使用されうる薬物の特徴

1. 睡眠導入薬と抗不安薬

作用時間	分類	一般名	主な商品名	半減期(時間)	不眠への用量(mg)
超短時間作用型	メラトニンレセプターアゴニスト	ラメルテオン	ロゼレム	<1	8
	非BZD系	ゾルピデム	マイスリー	2.5 (1.4〜4.5)	5〜10
	BZD系(睡眠薬)	トリアゾラム	ハルシオン	2.9	0.25〜0.5
	非BZD系	ゾピクロン	アモバン	3.7	7.5〜10
短時間作用型	非BZD系	エスゾピクロン	ルネスタ	4〜6	1〜3
	BZD系(抗不安薬)	エチゾラム	デパス	6	1〜3
	BZD系(睡眠薬)	ブロチゾラム	レンドルミン	7	0.25
	抗ヒスタミン薬(OTC薬)	ジフェンヒドラミン	ドリエル	8.5	25〜50
中間作用型	BZD系(睡眠薬)	エスタゾラム	ユーロジン	10〜24	1〜4
	BZD系(睡眠薬)	フルニトラゼパム	ロヒプノール, サイレース	18〜26	0.5〜2
	BZD系(睡眠薬)	ニトラゼパム	ベンザリン, ネルボン	28	5〜10
長時間作用型	BZD系(抗てんかん薬)	クロナゼパム	リボトリール, ランドセン	30〜40	0.5〜2
	BZD系(睡眠薬)	クアゼパム	ドラール	36	15〜30

2. 抗うつ薬および抗精神病薬

作用時間	分類	一般名	主な商品名	半減期(時間)	不眠への用量(mg)
短時間作用型	抗精神病薬(非定型薬)	クエチアピン	セロクエル	3.5	12.5〜50
	抗うつ薬(非定型薬)	トラゾドン	デジレル, レスリン	6〜7	25〜100
中間作用型	抗うつ薬(四環系)	ミアンセリン	テトラミド	18	10〜30
	抗精神病薬(SDA)	リスペリドン	リスパダール	4(代謝物20〜24)	0.5〜2
長時間作用型	抗うつ薬(NaSSA)	ミルタザピン	レメロン, リフレックス	26〜40	7.5〜15
	抗精神病薬(MARTA)	オランザピン	ジプレキサ	33	5〜10
	抗精神病薬(定型薬)	クロルプロマジン	コントミン, ウインタミン	30.5	12.5〜200

睡眠障害に対して使用されうる薬剤(上段:睡眠薬・抗不安薬,下段:抗うつ薬・抗精神病薬)を示した.通常はGABA受容体に親和性のある薬物で消失半減期により分類されるが,あえて他の薬剤もこの分類枠に入れて記載した.クロナゼパムと抗うつ薬・抗精神病薬は,不眠症への保険適用はない.いずれも催眠作用を有するが,短時間作用型の薬物は入眠困難に適し,睡眠維持障害には4時間以上の半減期が必要である.半減期の長い薬剤を使用する際は,日中の眠気や認知機能の低下などの持ち越し効果に注意を要するが,抗ヒスタミン作用を催眠作用の拠りどころとするものは数日で軽減する可能性がある.

SDA:Serotonin-dopamine antagonist, NaSSA:noradrenergic and specific serotonergic antidepressant, MARTA:multi-acting receptor targeted antiphychotics
(小鳥居望,内村直尚:向精神薬の睡眠に及ぼす効果.臨床精神薬理 14:401-410, 2011 をもとに作成)

表 2-13 ベンゾジアゼピン系睡眠薬による臨床用量依存発現の危険因子

薬剤特性	1. 半減期の短いもの 2. 最高血中濃度への到達時間が短いもの 3. 高力価 4. レム睡眠や深睡眠を抑制するもの 5. 抗不安作用の強いもの
服用状況	1. 長期間の投与（6か月〜1年以上） 2. 多剤併用，大量投与 3. アルコールとの併用
患者側の要因	1. 他の薬物・アルコール依存の既往歴 2. 受動的・依存的な性格傾向

BZD系薬物の長期服用において問題となる臨床用量依存の危険因子を，①薬剤特性，②服用状況，③患者側の要因に分けて示した．

BZD系はω_1受容体への高い選択性から筋弛緩作用が少なく，メタ解析でも安全性において非BZD系がBZD系よりまさることが示唆されているが，ふらつきは非BZD系でBZD系と同程度に認められる[4]といった報告があるほか，経験的には健忘も生じうる．つまり非BZD系はBZD系と同等の効果を有し，副作用の面で反跳性不眠や呼吸抑制などのリスクがかなり改善されたのは確かだが，「すべてが解決済み」という認識は危険である．

また長期使用が避けられない場合や，患者の性格傾向や病歴から依存傾向が推定されるケースでは，各薬剤の臨床用量依存発現リスクの違いも初期の段階で考慮されるべきであろう．表2-13に臨床用量依存を生じさせやすいBZD系薬物の特徴を列記した．これは抗不安薬にも同様のことがいえる．薬理作用からいえば，半減期が長く，低力価で抗不安作用の少ないクアゼパムは最も依存が生じにくく，一方でトリアゾラムなどの短時間作用型，フルニトラゼパムなどレム睡眠を強く抑制するもの，あるいはエチゾラムなど強い抗不安作用を有するものなどは臨床用量依存をきたしやすい．またメラトニンアゴニスト（ラメルテオン：ロゼレム®）や2014年に発売されたオレキシンアンタゴニスト（スボレキサント：ベルソムラ®）などは，依存傾向をはじめ，従来の睡眠薬で危惧された副作用はほとんどないことから，軽症例や高齢者にはまず試してよい薬剤である．

4 導入時に患者に周知すべきこと

安全に睡眠薬を使用するために，いくつかの重要な指導がある．まずは睡眠衛生の重要性である．睡眠薬は睡眠のために就寝直前に服用され，朝まで十分な睡眠時間が確保されれば問題は起こりにくい．

よく聞かれるのは「健忘」に関することである．乱用者は睡眠薬の服用後にアルコールを飲用しながら覚醒を持続させることで「飛ぶ」「トランス」といった状態を作り出し，健忘を残す．一部の睡眠衛生が悪い患者でも，睡眠薬服用後の学習，メール，電

話などの精神活動により人為的にこの状態を誘発することがある．

BZD系睡眠薬は，催眠作用以外にも抗不安作用，筋弛緩作用などを有するが，これらは受容体占拠率に応じて最も低用量では抗不安作用，やや増えると筋弛緩作用，さらに高い用量で初めて催眠作用が出現するという説がある．このような薬理作用の階層的順序性は，健忘が催眠をもたらす用量をさらに超えたところで初めて生じることを意味し，「あとは寝るだけ」というシチュエーションでのみ服用することの徹底が健忘の予防に重要である．よって，当直など持続的睡眠が約束されていない日の服用は禁止する．

一方，筋弛緩作用は催眠作用よりも先に生じるため，特にふらつき，転倒が骨折の最大のリスク要因となる高齢者には，服用後トイレなどに行く際には必ず足もとを光で照らし，支えを持って慎重に歩行するよう指導し，そのことを介助者にも念押しする．また中間～長時間作用型の薬剤では持ち越し効果による日中の眠気が生じやすいが，短時間作用型でも多忙な労働者や受験生など睡眠時間の確保が難しい状況で服用すれば，持ち越し効果の蓄積により容易に日中の眠気などが生じることも注意すべき点である．

5 ベンゾジアゼピン系薬物（抗不安薬も含む）の相互作用（表2-14）[5]

図2-10に示したように，日本人の多くは不眠の対処に「寝酒」を選んでいることを念頭におく必要がある．寝酒は楽しみの1つという患者も多く，処方された睡眠薬と酒をこっそりと併用する可能性は高い．BZD系薬物とアルコールを併用すると，肝臓での代謝が阻害されるだけでなく，その作用と副作用の双方が増強して，元来安全であるはずの睡眠薬によって呼吸抑制，記憶障害，興奮や錯乱などの危険な症状が起こりかねない．そのため導入時は，どれだけ寝酒を楽しみにしている患者であっても「アルコールとの併用は禁止だ」と毅然と告げるよう，また日常の診察でもときどき飲酒状況を尋ねるよう心がける．

そのほか，併用によりBZD系薬物の代謝阻害を介して血中濃度の上昇による睡眠薬の効果増強を招く薬剤として，抗真菌薬，マクロライド系抗菌薬，カルシウム拮抗薬，抗ウイルス薬，抗潰瘍薬がある．患者が他院で処方されている薬剤やサプリメントを把握することが重要である．また薬剤ではないがグレープフルーツジュースも同様に睡眠薬の血中濃度の上昇を招くので，服用の夜は飲まないよう指導が必要である．一方，抗てんかん薬や抗結核薬のリファンピシンとの併用では，逆に代謝が促進され睡眠薬の効果が減弱することも知っておかねばならない．

6 適切な薬物中止計画と漸減の際の注意点

減量の開始に適切な時期はさまざまだが，筆者の1つの目安は「服用開始から6か月以内」である．そのタイミングは「不眠への予期不安が解消してきたとき」であるが，

表 2-14 ベンゾジアゼピン系睡眠薬と他の薬剤との相互作用

1. 効果の減弱

消化管での吸収を抑制	制酸薬	
ベンゾジアゼピン系睡眠薬の代謝を促進して血中濃度を低下させる	抗結核薬	リファンピシン
	抗てんかん薬	カルバマゼピン,フェニトイン,フェノバルビタール

2. 効果の増強

中枢神経系に抑制的に作用する薬剤	抗ヒスタミン薬,バルビツール酸系薬剤,抗精神病薬,三環系・四環系抗うつ薬,エタノール(アルコール)	
ベンゾジアゼピン系睡眠薬の代謝を阻害して血中濃度を上昇させる	抗真菌薬	フルコナゾール,イトラコナゾール
	マクロライド系抗菌薬	クラリスロマイシン,エリスロマイシン,ジョサマイシン
	カルシウム拮抗薬	ジルチアゼム,ニカルジピン,ベラパミル
	抗ウイルス薬	インジナビル,リトナビル
	抗潰瘍薬	シメチジン
	選択的セロトニン再取り込み阻害薬(SSRI)	フルボキサミン
	食物として	グレープフルーツジュース

〔梶村尚史:2)ベンゾジアゼピン受容体作動薬.Ⅰ薬物治療.睡眠障害の診断・治療ガイドライン研究会,内山 真(編):睡眠障害の対応と治療ガイドライン 第2版.p114,じほう,2012 より一部改変〕

安定期に「睡眠薬を飲み忘れたけど眠れました」といった患者の言葉は,1つの「やめどき」の徴候として見逃したくない.

　減量開始の際には患者の睡眠衛生に問題がないか,必ずもう一度確認する.最終的なゴールは良好な睡眠衛生のもとにのみあり,その問題は睡眠薬の減量自体も難渋させる.また,特に睡眠薬を1か月以上常用したあとに中止する場合は,減量時に生じうる反跳性不眠や退薬症候の可能性を説明する必要があるが,『そういった症候を最小限にとどめるために「漸減法」や「隔日法」などの減量法を数か月かけて行う』という点を強調しなければ,むしろ不安を煽るばかりとなる.

　漸減法については,長時間作用型では休薬期間を徐々に延ばしていく隔日法が,短時間作用型では投与量を徐々に減らしていく漸減法が基本である.両者を組み合わせ,薬剤量を1/2〜3/4に漸減したあとに隔日の投与に移行するのが合理的だが,隔日投与には違和感を述べる患者も多く,筆者は漸減が成功したあとは自己制御をある程度許可し,頓服使用に切り替えることが多い.また医師間には超短時間〜短時間作用型のほうが漸減しやすいという誤解が多いが,実際にはこれらは減量時に反跳性不眠や退薬症候が生じやすいため,いったん長時間作用型の睡眠薬や抗不安薬,あるいは鎮静系の抗うつ薬に置換(後述)してからの中止を試みたほうがよい.

7 | 漸減の際の睡眠薬以外の薬物の活用法について

　服用している睡眠薬が大量の場合，依存傾向が強い場合，精神疾患を併存している場合などでは睡眠薬の漸減は難渋しやすい．不眠への予期不安が強い場合には夕刻〜眠前の抗不安薬の使用がよく試みられる．不安の強度により力価を目安に選択するが，依存性が気になる場合は半減期の長いもの（後述）をチョイスしたほうがその抗不安薬の漸減の際に容易である．筆者はまず抗不安薬を上乗せし，予期不安が減じたら先に睡眠薬を漸減し，そのあとに抗不安薬の漸減を試みることが多い．

　気分障害や不安症，および統合失調症に併存する不眠において，睡眠薬の減薬が難渋する場合は，鎮静系の抗うつ薬や抗精神病薬がよく利用される（表2-12[2)]の2）．具体的には抗うつ薬ではトラゾドン（デジレル®，レスリン®），ミアンセリン（テトラミド®），ミルタザピン（リフレックス®，レメロン®），抗精神病薬ではクロルプロマジン（コントミン®，ウインタミン®），オランザピン（ジプレキサ®），クエチアピン（セロクエル®）などが頻用される[2)]．これらは催眠作用に深く関連する抗ヒスタミン作用に加え，抗セロトニン作用（抗精神病薬では加えて抗ドパミン作用）を有する薬物で，いずれも深睡眠を増加するプロファイルをもつ．筆者の場合は，やはり夕方〜眠前にまず上乗せし，睡眠状態が安定したところで睡眠薬の漸減を開始することが多い．特にミアンセリン，ミルタザピン，オランザピンは半減期が長いため，持ち越し効果による眠気の発現に注意が必要で，その際には減薬，眠前から夕食後への処方変更，他剤への置き換えを考慮する．もちろん，抗うつ薬では心伝導障害や低血圧，脱力，抗精神病薬では錐体外路症状や体重増加，耐糖能異常，起立性低血圧，心血管系の副作用などに十分留意しながらの調薬となる．

　ラメルテオンはBZD系薬物を長期に服用した患者では，その効力がやや劣るという報告もあるが，最近では本剤を利用しての睡眠薬の減薬の報告も出てきている[6)]．また，減薬に関する効果は調べられていないが，2014年に上市されたオレキシンアンタゴニストも同様の手法で有効利用できる可能性がある．

● 抗不安薬

　1960年代から登場したBZD系抗不安薬は，即効性で身体的不安や自律神経症状にも効果を示し，また安全性も高い薬として1980年代まで世界的に隆盛を極めた．数年前までは全般不安症の第1選択薬として挙げられたが，1980年代から英国を中心に常用量での依存形成，反跳現象などを問題視する気運が高まり，安易な処方に盛んに警鐘が鳴らされるようになった．そのようななかで開発されたのが選択的セロトニン再取り込み阻害薬（SSRI）で，すでに不安症には抗不安薬に代わり第1選択薬の位置づけとなった．英国の再評価報告（1997年）でも，抗不安薬の1か月以上の継続使用では常用量依存や耐性出現のほか，抑うつ症状のマスク，乱用，認知機能や精神運動機能の抑制，脱抑制などが起こりうるとし，不安症治療の中心は心理的アプローチが

望ましいと記載されている．わが国でも，2014年度診療報酬改定では，睡眠薬と抗不安薬3剤以上の処方には診療報酬上の制限を加えることになっている．

1 抗不安薬ではなくSSRIを使えばよいのか？

しかしながら，われわれがしばしば恩恵を受ける抗不安薬の抗不安・鎮静作用の「速効性」は，「遅効性」のSSRIでは代用がきかないことも多い．そもそも作用機序が全く違うために，効き方も対象もずいぶん異なると考えるのが自然である．

不安症の急性期では，不安焦燥が極限まで高じているケースも少なくない．そのような場合はまず精神療法自体が意味をなさない．まずは抗不安薬で不安を和らげ，医師との信頼関係の構築，自己洞察ができるような余裕をもたせることが必要なことも多い．またそのような場合でのSSRIの使用は少なからずactivation syndrome（賦活症候群）を起こし，思わぬ衝動行為がもたらされることがある．さらにセロトニンの賦活は浅睡眠を増やして深睡眠を減らし，レム睡眠を抑制するといった悪影響を及ぼす．これらのことを鑑みるとSSRIは必ずしも手軽に使用できるわけではなく，急性期の不安のなかには抗不安薬を用いるほうがベターなケースも少なくないというのが私感である．実際にBZD系薬物の処方に厳しい米国においてすら，処方統計（2001年）では気分障害や不安症に対するBZD系抗不安薬の処方率は抗うつ薬のそれを上回っているのが現状である[7]．注意すべきはあくまで「漫然とした」投与および依存形成と思われる．

2 漫然と使用しないために

となれば，睡眠薬と同様に短期使用が原則の抗不安薬も，適切に中止に導けるかが重要となる．そもそも，われわれは不安が高じやすい，「精神依存」のハイリスクな集団に抗不安薬を投与しているということを忘れてはならない．

服用期間については「導入時」にある程度の見通しを伝える．筆者は「抗不安薬は不安感が落ち着くまでの一時的な使用になります．風邪のときの頭痛に痛み止めを使いますが，痛みが引いたらやめるのと同じです．大体1～3か月くらいで減らすことが多いですが，長くても6か月後には中止する予定です」と説明する．

一方で，その安全性を患者に担保することもまた重要である．「抗不安薬は正しく使えば安全な薬です．十分量を使用してしっかり不安がとれたところで，ほかの種類の薬を代わりに使いながらゆっくり慎重に減量していきますから大丈夫です」など，いたずらに患者の不安を煽らない説明を添える．

3 抗不安薬のチョイス

抗不安薬はそれぞれが微妙に違う半減期と，抗不安，鎮静，筋弛緩，抗けいれんな

どの作用特性のプロファイルをもつわけだが，これらすべての薬理特性を把握し，使い分ける必要はないだろう．それぞれの病院で使用できる抗不安薬をチェックし，いくつかの特性の異なる抗不安薬を使用できるだけで十分と思われる．

使い分けの指標となるのはよくみかける「力価」と「作用時間」の2つのパラメーター（表 2-15）[8]だが，実際の脳内のGABA_A受容体分布や代謝過程にも個人差があり，

表 2-15 ベンゾジアゼピン系抗不安薬の薬物動態と作用特性

分類	力価	一般名	代表的な商品名	服用量 (mg/日)	最高血中濃度到達時間 (時間)	消失半減期 (時間)	抗不安	鎮静・睡眠	筋弛緩	抗けいれん	抗うつ
短時間型	高	エチゾラム	デパス	1〜3	3	6	ﬀ	ﬀ	＋	−	＋
	低	クロチアゼパム	リーゼ	15〜30	1	6.3	ﬀ	＋	±	±	＋
		フルタゾラム	コレミナール	12	1	3.5	ﬀ	＋	±	±	ﬀ
中時間型	高	ロラゼパム	ワイパックス	1〜3	2	12	ﬀ	＋	±	±	＋
		アルプラゾラム	コンスタン，ソラナックス	0.4〜2.4	2	14	ﬀ	＋	±	±	ﬀ
	中	ブロマゼパム	レキソタン，セニラン	3〜15	1	8〜19	ﬀ	ﬀ	ﬀ	ﬀ	＋
長時間型	高	フルジアゼパム	エリスパン	0.75	1	23	ﬀ	＋	＋	±	−
		メキサゾラム	メレックス	1.5〜3	1〜2	60〜150	ﬀ	＋	±	±	＋
		ジアゼパム	セルシン，ホリゾン	1〜20	1	27〜28	ﬀ	＋	ﬀ	ﬀ	＋
		クロナゼパム	ランドセン，リボトリール	0.5〜6	2	27	ﬀ	＋	ﬀ	ﬀ	±
	中	クロキサゾラム	セパゾン	3〜12	未記載	11〜21	ﬀ	＋	＋	＋	ﬀ
		クロルジアゼポキシド	コントール，バランス	10〜60	1	6.6〜28	ﬀ	＋	＋	±	−
	低	クロラゼプ酸二カリウム	メンドン	9〜30	0.5〜1	>24	ﬀ	±	−	ﬀ	ﬀ
		メダゼパム	レスミット	10〜30	0.5〜1.5	2〜5	ﬀ	±	±	＋	−
		オキサゾラム	セレナール	30〜60	7〜9	50〜62	ﬀ	±	±	＋	−
超長時間型	高	フルトプラゼパム	レスタス	2〜4	4〜8	190	ﬀ	＋	ﬀ	＋	＋
		ロフラゼプ酸エチル	メイラックス	1〜2	0.8	122	ﬀ	＋	±	ﬀ	＋

短時間型：1）不安発作（パニック発作）に対する頓用に有用．
　　　　　2）連用後に中断すると反跳不安・退薬症候を起こしやすい．
長時間型：1）服薬回数を削減できる．
　　　　　2）依存者の離脱に有用．
　　　　　3）連用によって体内蓄積を起こす恐れがある．
高力価短時間型：健忘やせん妄・錯乱の報告がある．

〔上島国利（編著）：抗不安薬活用マニュアル．p62，先端医学社，2006 より引用，一部改変〕

GABA$_A$受容体への結合時間との相関も明確ではないが，あくまで臨床的な目安として利用する．

「力価」別に代表格を挙げれば，強いものではエチゾラム（デパス®），ロラゼパム（ワイパックス®），アルプラゾラム（コンスタン®，ソラナックス®），ジアゼパム（セルシン®，ホリゾン®），ロフラゼプ酸エチル（メイラックス®），中等度でクロキサゾラム（セパゾン®），ブロマゼパム（レキソタン®，セニラン®），弱いものでクロチアゼパム（リーゼ®）といったところである．

注意すべきは，抗不安薬の場合は「強い」薬は切れ味がよい分，退薬時に「薬の切れる感じ」を体験しやすく，依存度が高まりやすいという「諸刃の剣」的な側面をもつ点である．特に短時間作用型では，血中濃度の変動が情緒の不安定化を助長することもある．そのような場合は，力価が同等でも半減期が長い薬物（「中等度」であればクロキサゾラム，「強い」であればロフラゼプ酸エチルやクロナゼパムなど）に置き換えると安定化することがある．

特に依存が考慮されるべきケースには抗不安作用はほどほどのものがよいであろうし，また非BZD系の抗不安薬であるタンドスピロン（セディール®）は力価が低く，また作用機序的に依存性が生じにくいため選択肢の1つとなる．

4 | 適切な中止および漸減計画

「不安がずいぶんと軽くなった」という自覚的・他覚的評価が一致してきたら減量の時期である．中止法に確固たるものはないが，睡眠薬と同様に基本的には「漸減法」や「隔日法」を試み，その後自己制御をある程度許可して頓服使用に切り替えるやり方が一般的であろう．薬物の減量が難渋する場合は，今が「やめどき」として適切かをもう一度検討する必要がある．不安が高じている段階でやみくもに中止しようとすれば，離脱の経験が依存性をさらに強化してしまう可能性もある．

減量が難渋することが予測される場合は，睡眠薬の7)（⇒64頁）で述べたような鎮静作用のある抗うつ薬や抗精神病薬が役立つことも多い．SSRIを代わりに投与することを推す文献も散見されるが，SSRIとて中止の際に離脱症状が出現することがある．特にパロキセチン（パキシル®）などセロトニンの賦活とともに強い抗コリン作用を有するものは退薬症候が出やすく，そのために中止に漕ぎ着けないケースも多い．BZD系薬物の減量のために加える薬剤そのものも将来的に中止していくか否かで方針は変わるため，治療者の長期的展望をある程度明確にしておくのが理想である．

とはいえ，SSRIによる治療にも限界があり，難治性に経過する症例も少なくない．治療目標を寛解においた場合には，不安に対して薬理学的に独立した薬効を有する両者の併用というアプローチが必要な場合があることもまた事実である．

5 | カタトニアへの使用

　BZD系薬物が治療に不可欠な病態も存在する．その1つがカタトニア症候群である．カタトニア（catatonia；緊張病）は無動症，無言症，昏迷，カタレプシー，常同症，拒絶症など姿勢，動作，言語に意志発動の障害を呈する特徴的な症候群である．従来の診断分類では主に緊張型として統合失調症の一亜系として表記されていたが，実際には気分障害をはじめ器質精神病や発達障害など多彩な疾患において生じることが知られるようになった．このことを鑑み，2013年に改訂されたDSM-5[9]ではカタトニアが特定用語として，統合失調症だけでなく気分障害においてもみられる症候群として扱われており，背景に別の疾患がある場合も「特定不能のカタトニア」と診断可能となった．

　この分類変化はカタトニア治療への理解も容易にしたように思える．つまりカタトニアを統合失調症の一亜系としてとらえていた従来の概念に従い，以前の薬物治療はハロペリドールなどの抗精神病薬であった．しかし，カタトニアの経過中にはしばしば悪性カタトニア（38℃以上の発熱や自律神経系の不安定性を伴う）が生じ，高力価の抗精神病薬はその誘因となる．カタトニアをさまざまな疾患に伴う症候群としてとらえることで，原疾患の如何にかかわらずBZD系抗不安薬が第1選択という認識が一般的となりつつある．なかでもエビデンスとして多いのはロラゼパム（ワイパックス®）で，1～2 mgの比較的低用量でも良好な効果が実証されている．無効であれば4～8 mg相当まで増量し，改善がなければ修正型電気けいれん療法（m-ECT）を導入する．m-ECTと併用する場合は抗けいれん作用によるm-ECT効果の減弱に留意する必要がある．抗けいれん作用の強いBZD系抗不安薬を使用している場合は，投与スケジュールの調節やクロキサゾラム（セパゾン®）などの抗けいれん作用の弱い薬剤へのスイッチ，BZD拮抗薬（フルマゼニル）の併用を行う．

　現在の流れのなかにあってはBZD系薬物の処方そのものが悪のようにとらえられがちである．しかし，BZD系薬物が必要な病態は現在でもれっきとして存在する．注意すべきはあくまで「漫然とした」投与であり，治療者が漸減中止を視野に入れた長期的展望を描きながら治療にあたることが肝要と考える．

●文献
1) Soldatos CR, Allaert FA, Ohta T, et al：How do individuals sleep around the world? Results from a single-day survey in ten countries. Sleep Med 6：5-13, 2005
2) 小鳥居望，内村直尚：向精神薬の睡眠に及ぼす効果．臨床精神薬理 14：401-410, 2011
3) Buscemi N, Vandermeer B, Friesen C, et al：The efficacy and safety of drug treatments for chronic insomnia in adults：a meta-analysis of RCTs. J Gen Intern Med 22：1335-1350, 2007
4) Nakamura M, Ishii M, Niwa Y, et al：Temporal changes in postural sway caused by ultrashort-acting hypnotics：triazolam and zolpidem. ORL J Otorhinolaryngol Relat Spec 67：106-112, 2005
5) 梶村尚史：2）ベンゾジアゼピン受容体作動薬，I薬物治療．睡眠障害の診断・治療ガイドライン研究会，内山 真（編）：睡眠障害の対応と治療ガイドライン 第2版．p114，じほう，2012
6) 鈴木康義：ラメルテオン併用によるベンゾジアゼピン系睡眠薬の減量・中止の可能性について―

町立中標津病院におけるラメルテオンの使用経験. Life Style Medicine 5:61-63, 2011
7) National Disease and Therapeutic Index(NDTI). Plymouth Meeting, Pa:IMS Health;August 2001
8) 上島国利(編著):抗不安薬活用マニュアル. p62, 先端医学社, 2006
9) American Psychiatric Association:Diagnostic and Statistical Manual of Mental Disorders, 5th Edition. American Psychiatric Publishing, 2013

〔小鳥居望,惠紙英昭〕

第 5 章

抗認知症薬

● 現在の抗認知症薬は根本治療薬ではない

　抗認知症薬について重要なことは，現在用いられている4つの薬剤（ドネペジル・ガランタミン・リバスチグミン・メマンチン）がいずれも症状改善薬であり，根本治療薬ではないということである．根本治療薬が病気の原因を制御して疾患の進行を抑制するものであるのに対し，症状改善薬とは症状を緩和するが，疾患の進行を抑制するわけではないものである．今のところ根本治療薬発売の目途は立っておらず，疾患の進行を止めることはできないということを知っておく必要がある．患者や家族においては，薬を使えば進行が止まるという過剰な期待を抱いている場合が多いので，適切な理解をしてもらうための説明が重要である．

　認知症の原因疾患は数多くあるが，半数以上はアルツハイマー病〔アルツハイマー型認知症（Alzheimer's disease；AD）〕であるとされている．4つの抗認知症薬はいずれもADに対する適応をもっており，そのうちドネペジルに関しては，2014年9月，レビー小体型認知症（dementia with Lewy bodies；DLB）に対しても適応を取得した．

　現在認可されている4種類の薬剤は，いずれも統計学的には有効性が示されてはいるものの，個々の症例においては効果を感じられないことも多い．しかし，メリットが明らかでなくても症状の悪化を防いでいるという可能性もあるため無効と判定するのは難しいなど，その有効性の評価は困難である．これらの薬は投与が勧められる薬ではあるが，必ず投与すべき薬ではないこと，たとえば消化器症状など明らかなデメリットがあるのに使い続ける必要はない薬であることを理解しておく必要がある．幸い4種類あるため1つの薬でデメリットが生じた場合，他の薬に変更することができるが，それぞれの薬の特性を理解しておく必要があり，本章ではその4つの薬についての解説を主とする．

　臨床の場においてこれらの薬を用いる際に重要なことは，どのように説明して本人，家族を薬物療法に導入するかである．本人，家族同席で説明することが多いと思われるが，特に家族には，どのような効果が期待できる薬であるかを理解してもらうことが重要である．説明の1つの例をここに示すので参考にしていただきたい．

　「患者さんのもの忘れは検査の結果，脳の萎縮（の病気）から来ているものと思われ

ます．脳の萎縮を起こす病気には色々ありますが，一番多いのはアルツハイマー病です（症状と診断に関する説明：患者や家族にとってできるだけわかりやすい言葉で）．患者さんもその可能性が高いわけですが，アルツハイマー病に関しては治療薬もありますので，4つの薬のうちのどれかを試していくのがよいと思います．もの忘れがいくらかよくなることや意欲が出ることなどが期待できます．人によって効き方には差がありますが，使ってみて効果があるようでしたら続けていきましょう（治療に関する説明：薬物療法により期待できる効果などを伝える）．患者さんによっては，嘔気・嘔吐や眠れないなどの副作用が起こることがありますが，症状は軽度です．副作用が出るときは，別の薬に変えることを考えましょう．また，症状によっては2つの薬を一緒に用いることもあります（治療の変更に関する説明）」

各抗認知症薬の特徴

1 コリンエステラーゼ阻害薬

1970年代より，神経伝達物質のアセチルコリンがADの脳では減少していることが報告され，これが病態の中心であるとする仮説が提唱され，これに従ってアセチルコリンを増加させる治療薬の開発が進んだ．アセチルコリン分解酵素（コリンエステラーゼ）を阻害し，アセチルコリンの減少を食い止め神経伝達を改善するコリンエステラーゼ阻害薬（ChEI）が実用化され，わが国ではドネペジル（アリセプト®）が1999年に初めてのAD治療薬として承認された．2010年までわが国におけるADの治療薬はドネペジルのみであったが，2011年に後述するガランタミン（レミニール®），リバスチグミン（イクセロン®，リバスタッチ®）が承認され，現在は3つのChEIのなかから1つを選んで用いることができる（ChEIの併用はできない）．以下にそれぞれの薬剤の特徴，投与法，使い分けなどについて概説する．

(1) ドネペジル（アリセプト®）

a 概要

わが国で開発された薬物であり，ChEIのなかで最も早く発売され，これまで最も多く使われてきているため，最も多くのエビデンスを有している．わが国における治験の結果[1]をもとに，1999年の発売時は軽度，中等度のADに対する適応を取得した．その後，高度ADに対する10 mg投与の治験[2]が行われ，2007年に高度ADへの適応が認められ，ADの全重症度に適応を有する唯一の薬剤となった．また，軽度，中等度ADにおいては用量は5 mg/日であるが，高度ADにおいては10 mg/日の使用も可能となった．2011年より多くの後発品が発売されているが，その名称にはいずれも一般名の「ドネペジル塩酸塩」が用いられている．

2014年9月には，世界で初めてDLBに対する適応を取得した．薬事法に基づく再審査期間が4年間付与されているため，DLBの適応は今のところ先発品であるアリ

セプト®だけに認められている．ドネペジルの現在の効能・効果は「アルツハイマー型認知症及びレビー小体型認知症における認知症症状の進行抑制」となっている．

b ADへの使い方と副作用

ADにおける使い方は，3 mg/日で開始して，1～2週後に副作用のないことを確かめてから5 mg/日に増量する．高度ADの場合は5 mg/日を4週間以上使用したあとに10 mg/日に増量することが可能である．効果としては認知機能の改善が期待できるが，認知機能検査で点数が改善しないケースでも，家族からは「元気になった」との印象を述べられることが多い．認知機能の改善よりも，意欲，注意力，表情などの改善が明らかになることが多い．治療の効果判定は難しいが，一般的には12週間継続し，認知機能低下がそれまでより緩徐となっていれば有効と考えてよいと思われる．

副作用で多いのは食欲低下，嘔気，嘔吐，下痢などの消化器症状である．頻尿，失禁もときどき起こる副作用である．これらは末梢のアセチルコリン受容体への刺激作用によるものと考えられる．ほかに注意すべき副作用として，心疾患，胃潰瘍，喘息などの既往のある患者においては症状悪化をきたすおそれがある．まれに錐体外路症状をきたす症例があることも知っておくべきである．徐脈や不整脈のために失神を起こすこともあるが，その場合は中止する必要がある．精神症状に関しては易怒性，攻撃性の亢進がみられることがある．易怒性はもともとADには多かれ少なかれ出現する症状であり，ドネペジルで悪化したのかどうかの判断が難しい場合がある．そのような場合はドネペジルをいったん中止して変化をみるのがよいが，ドネペジルは半減期が長いことから，1週間程度中止しなければ，体内から排泄されないことを知っておく必要がある．本剤の代謝はCYP3A4およびCYP2D6により行われるため，これらの代謝酵素を阻害する薬剤（パロキセチンなど）との併用には注意が必要である．薬物相互作用として，抗コリン薬とは互いの作用が拮抗して薬効を減弱し合うおそれがある．

高度のADにおいては10 mg/日の投与が可能であるが，どの時点で高度と判断するかも難しい．一般的には，着衣，入浴，トイレなどの日常生活動作（ADL）に助けがいるようになる状態とされている．10 mg/日への増量で，認知症症状の進行抑制が期待できるとされている．

c DLBへの使い方と副作用

DLBにおけるドネペジルの使用に関しては，これまでも適応外使用ではあるものの一般に用いられてきており，むしろADに対してよりも有効性が高いのではないかという意見が多かったが，わが国における治験によりその有効性が確認され[3]，適応を取得した．承認された内容では，用法としては10 mg/日で用いることとされ，症状により5 mg/日まで減量できるとされている．ADとは違い，重症度にかかわらず10 mg/日を用いるのが原則となっている．治験においては重篤な有害事象はなかったことからこの用量が推奨されているが，DLBには抗精神病薬に限らず薬剤過敏性が出る症例があることを考慮しておく必要がある．

(2) ガランタミン（レミニール®）

ガランタミンは元来マツユキソウの球根から分離されたものであり，現在は合成品として製造されている．わが国では2011年に発売された．ChEIの作用に加えて，アセチルコリンが作用するニコチン性アセチルコリン受容体に対するallosteric potentiating ligand（APL）作用をもつ．そのため「アロステリックモジュレーター」とも呼ばれる．APL作用により情報伝達がより増強されるとされている．効能・効果は「軽度及び中等度のアルツハイマー型認知症における認知症症状の進行抑制」である．8 mg/日（1回4 mgを1日2回）から開始し，4週間後に16 mg/日（1回8 mgを1日2回）に増量する．症状に応じて24 mg/日（1回12 mgを1日2回）まで増量できる．副作用はChEIに共通したものがみられ，やはり嘔気，嘔吐などの消化器系の副作用が多い．本剤の代謝はCYP3A4およびCYP2D6により行われるため，これらの代謝酵素を阻害する薬剤（パロキセチンなど）との併用には注意が必要である．同一重症度内で用量に幅があることが特徴であり，効果不十分の場合24 mg/日に増量することが勧められる．わが国で行われた第Ⅲ相治験においても，用量依存性に認知機能の改善・維持効果が示されている[4]が，増量時の消化器系の副作用には注意が必要である．

(3) リバスチグミン（イクセロン®，リバスタッチ®）

リバスチグミンはアセチルコリンエステラーゼとブチリルコリンエステラーゼの両方に対する阻害作用を有する薬剤である．ADの進行に伴って脳内でもブチリルコリンエステラーゼの関与がより深くなってくることが報告されており，ある程度進行した状態にも効果が期待される．海外では経口剤も用いられているが，消化器系の副作用が強いため貼付剤が開発された．貼付剤にすることにより消化器系の副作用は軽減し，わが国でも2011年に製造承認された．効能・効果は「軽度及び中等度のアルツハイマー型認知症における認知症症状の進行抑制」である．4.5 mg/日（1日1回1枚貼付）から開始し，4週間ごとに4.5 mgずつ増量し18 mg/日を維持用量とする．わが国で行われた第Ⅲ相治験では，認知機能のほかADL改善に対しての有効性が示されている[5]．副作用は適用部位における皮膚症状（発赤，瘙痒など）が多い．皮膚症状を避けるために保湿剤（ヒルドイド®クリームなど）による事前の保湿，貼付部位を毎日変えることが有効である．適用部位で皮膚に炎症が生じた場合は，ステロイド軟膏を用いる．ほかのChEIで消化器系の副作用が出現し，継続困難な場合は本剤がよい適応となる．吸収，排泄は速いが，アセチルコリンエステラーゼと結合すると分離が遅い（偽非可逆性）ため，約10時間にわたって阻害作用が持続するとされている．

2 NMDA受容体拮抗薬

(1) メマンチン（メマリー®）

メマンチンはアダマンタン骨格をもつNMDA（N-メチル-D-アスパラギン酸）受容

体に対する非競合的拮抗薬である．NMDA 受容体に対して低親和性に結合することから，正常なグルタミン酸を介する神経伝達には影響しないが，それ以外の過剰なグルタミン酸の刺激から神経細胞を保護する作用があるとされている．わが国では 2011 年に承認を取得したが，承認の根拠となった第Ⅲ相治験では，認知機能以外に徘徊や常同行為，興奮・攻撃性の予防・改善作用が認められている[6]．ChEI 以外で AD に適応を有する唯一の薬剤である．効能・効果は「中等度及び高度アルツハイマー型認知症における認知症症状の進行抑制」である．ChEI との併用が可能であり，その有用性は海外ですでに報告されており[7]一般的となっている．用法は，5 mg/日（1 日 1 回）から開始し，1 週間ごとに 5 mg ずつ増量し，20 mg/日を維持用量とする．副作用は浮動性めまい，頭痛などがあるが，時に傾眠などの鎮静症状が出ることに注意が必要である．副作用のため 20 mg/日での継続が困難な場合は，副作用のない用量での継続を考える．メマンチンは腎排泄型の薬剤であるため，腎機能が高度に低下している患者に対しては 10 mg/日（1 日 1 回）で継続投与を行う．

各薬剤の使い分け

各治療薬の特徴については表 2-16 にまとめた．以下に AD の各重症度別に各薬剤の選択について述べる．軽度，中等度，高度の区別は臨床症状，観察式尺度による評価，認知機能テストの点数などにより総合的に判断するが，厳密な区分は存在しない．

1 | 軽度 AD

3 種類の ChEI のうちいずれかの投与を行う．3 種類の ChEI において認知機能低下の進行抑制効果については差がないとされている．したがって，どれを用いるかはそれ以外の症状の特徴や，投与方法，合併症などを考慮して決めることとなる．一般にドネペジルは抑うつ，不安，アパシーを軽減し，ガランタミンは不安の軽減とともに脱抑制の悪化を抑制し，リバスチグミンは幻覚と興奮を軽減するとされている．ドネペジル，ガランタミンで消化器系の副作用が出た場合はリバスチグミンに変更することで解消されることが多い．

効果不十分の場合，どのように変更するのがよいかに関する実証的研究は乏しいが，実臨床では他の薬剤に変更してよい結果を得ることはある．3 つの ChEI は作用は共通するものの化学構造が全く違う薬剤であり，1 つの薬剤が有効でない場合においても他の薬剤に変更することで有効な場合はありうると考えられる．

2 | 中等度 AD

3 種類の ChEI に加え，メマンチンを選択することが可能であり，すべての薬剤が

表 2-16 抗認知症薬の特徴

薬剤名	ドネペジル	ガランタミン	リバスチグミン	メマンチン
商品名	アリセプト	レミニール	イクセロン リバスタッチ	メマリー
分類	ピペリジン系	フェナントレン アルカロイド系	カルバメート系	アダマンタン 誘導体
作用機序	AChE 阻害	AChE 阻害および ニコチン受容体増強作用(APL 作用)	AChE および BuChE 阻害	NMDA 受容体 拮抗
可逆	可逆性	可逆性	偽非可逆性	―
適応	AD(全重症度), DLB	軽度~中等度 AD	軽度~中等度 AD	中等度~重度 AD
用量(mg/日)	3~10	8~24	4.5~18(貼付剤)	5~20
用法(回/日)	1	2	1	1
剤形	錠剤, 口腔内崩壊錠, 細粒, ゼリー, ドライシロップ	錠剤, 口腔内崩壊錠, 液剤	貼付剤	錠剤, 口腔内崩壊錠
半減期(時間)	70~80	8~10	2~3	50~70
主な副作用	嘔気, 嘔吐, 下痢, 徐脈		適用部位皮膚症状	浮動性めまい, 傾眠, 頭痛, 便秘
代謝	肝臓 (CYP2D6, 3A4)	肝臓 (CYP2D6, 3A4)	非肝臓 (腎排泄)	非肝臓 (腎排泄)

AChE:アセチルコリンエステラーゼ,APL:allosteric potentiating ligand,BuChE:ブチリルコリンエステラーゼ,NMDA:N-メチル-D-アスパラギン酸,AD:アルツハイマー病,DLB:レビー小体型認知症,CYP:シトクロム P450

選択肢となる.また,各薬剤の単独使用のみならず,ChEI 1 剤とメマンチンを併用することが可能である.メマンチンは認知機能低下以外に妄想,興奮を軽減し,易刺激性の悪化を抑制するとされている.そのような症状が前景に立っている場合は,メマンチンの使用が勧められる.自発性低下が前景に立っている場合は,ChEI がよいと思われる.軽度から ChEI を使用し,中等度に進行した場合にはメマンチンの併用を行うことが勧められる.

3 | 高度 AD

高度 AD に適応をもつ薬剤は,ドネペジルとメマンチンのみである.メマンチンは中等度と同一用量であるが,ドネペジルは 10 mg/日に増量して用いることができる.10 mg/日への増量時には,消化器系の副作用が出現する可能性が高いため,7.5 mg/日(5 mg 錠を 1.5 錠)を 1 か月程度投与したあと 10 mg/日に増量することにより副作用を回避できるとされている.高度 AD で初めて治療を開始する場合は,中等度と同様に,易刺激性や焦燥,興奮などが目立つ場合にはメマンチンを優先して用い

るのがよいと思われる．そのような状態が安定したところでドネペジルを併用する．自発性の低下が目立っている場合はドネペジルを優先して用いるのがよいと思われる．

これらの病期別の薬剤選択のアルゴリズムについてはガイドライン[8]でも紹介されているが，絶対的なものではないので参考にしながら状況に応じて検討するのがよいと思われる．

認知症治療における抗認知症薬の役割

ここまで抗認知症薬について概説したが，認知症の治療のなかで抗認知症薬は1つの駒でしかなく，これだけで治療が済むわけではない．家族への疾患教育，環境調整，介護サービスの利用など薬物療法以外のアプローチが大きな効果をもたらすことも多い．しかし抗認知症薬に一定の効果があるのは事実であり，その薬効を十分発揮するための工夫をしていくべきである．認知機能障害に対する治療薬は抗認知症薬であるが，認知症にはもう1つの重要な症状である行動・心理症状（behavioral and psychological symptoms of dementia；BPSD）がある．これには抗認知症薬も有用であるが，それ以外の向精神薬を用いることも多い．本章ではそれ以外の向精神薬の使用法については触れなかったが，本来は両者を総合的に考慮して使っていくべきものである．BPSDに対する向精神薬の使用については保険適用のある薬剤がほとんどないなどの問題があるが，厚生労働省研究班作成のガイドラインが参考になる（further reading）．

認知症は経過のなかで多彩な症状を示し，身体症状への配慮も欠かせない．症状の多彩さや，移り変わりに配慮しながら患者の生活機能，QOLを維持するよう対応していく考え方が必要である．抗認知症薬もこのような考え方を踏まえて使用されるべきである．

● 文献

1) Homma A, Takeda M, Imai Y, et al：Clinical efficacy and safety of donepezil on cognitive and global function in patients with Alzheimer's disease. A 24-week, multicenter, double-blind, placebo-controlled study in Japan. E2020 Study Group. Dement Geriatr Cogn Disord 11：299-313, 2000
2) Homma A, Imai Y, Tago H, et al：Donepezil treatment of patients with severe Alzheimer's disease in a Japanese population：results from a 24-week, double-blind, placebo-controlled, randomized trial. Dement Geriatr Cogn Disord 25：399-407, 2008
3) Mori E, Ikeda M, Kosaka K：Donepezil for dementia with Lewy bodies：a randomized, placebo-controlled trial. Ann Neurol 72：41-52, 2012
4) 本間 昭, 中村 祐, 斎藤隆行, ほか：ガランタミン臭化水素酸塩のアルツハイマー型認知症に対するプラセボ対照二重盲検比較試験. 老年精神医学雑誌 22：333-345, 2011
5) Nakamura Y, Imai Y, Shigeta M, et al：A 24-week, randomized, double-blind, placebo-controlled study to evaluate the efficacy, safety and tolerability of the rivastigmine patch in Japanese patients with Alzheimer's disease. Dement Geriatr Cogn Dis Extra 1：163-179, 2011

6) 中村 祐, 本間 昭, 北村 伸, ほか：新規 NMDA 受容体拮抗剤であるメマンチン塩酸塩の中等度から高度アルツハイマー型認知症に対する第Ⅲ相試験—有効性および安全性の検討. 老年精神医学雑誌 22：464-473, 2011
7) Tariot PN, Farlow MR, Grossberg GT, et al：Memantine treatment in patients with moderate to severe Alzheimer disease already receiving donepezil：a randomized controlled trial. JAMA 291：317-324, 2004
8) 日本神経学会(監修),「認知症疾患治療ガイドライン」作成合同委員会(編)：認知症疾患治療ガイドライン 2010 コンパクト版 2012. p139, 医学書院, 2012

● further reading
- 平成 24 年度厚生労働科学研究費補助金(厚生労働科学特別研究事業) 認知症, 特に BPSD への適切な薬物使用に関するガイドライン作成に関する研究班作成：かかりつけ医のための BPSD に対応する向精神薬使用ガイドライン.
(http://www.mhlw.go.jp/stf/houdou/2r98520000036k0c-att/2r98520000036k1t.pdf)
認知症において認知機能低下と並んで重要な症状である行動・心理症状(BPSD)について, わが国で作成されたガイドラインである.

（尾籠晃司）

第 3 部

特殊な状況の患者にどう対応するか

第 1 章

妊娠中の患者

近年，精神疾患を抱えながらも挙児を希望する患者が増加している．妊娠・出産は，女性の生涯で喜ばしい体験であるが，内分泌的に急激な変動が起こること，家族関係や社会的活動の変化が重なること，種々の身体合併症も生じやすい時期であることから，新たに精神疾患が発症しやすい．薬物療法を行う際には，胎児への影響，母児合併症，服薬中断による精神症状の再燃，授乳による乳児への影響などの問題に直面する．本章では，うつ病，双極性障害，統合失調症を合併した妊婦の症例を提示し，具体的な対応について述べたい．

Case 1 ● 切迫早産をきっかけにうつ病を再発した 30 歳代女性

妊娠 33 週，薬物療法は是か非か？

患者データ
- 年齢：31 歳．
- 診断名：うつ病．
- 主訴：不安で眠れない．
- 既往歴・家族歴：特記なし．

生活歴・生育歴
- 同胞 2 人の第 2 子．出生発育に問題なし．看護学校を卒業後，保健師として勤務していた．29 歳時に結婚し，夫と 2 人暮らし．真面目で几帳面な性格．

現病歴
- X－5 年，交際相手との別れを契機に抑うつ気分，不眠，全身倦怠感が出現し，A 精神科病院を受診しうつ病と診断された．パロキセチン 20 mg/日，ブロチゾラム 0.25 mg/日により症状が改善．寛解を維持し，妊娠を希望したため，X－2 年これらの薬剤を中止した．X 年 2 月，妊娠が判明し，X 年 6 月 (妊娠 23 週時)，切迫早産と診断され，子宮筋弛緩薬リトドリン 15 mg/日を開始した．同時期より，不眠，食欲低下，抑うつ気分，不安が出現したため，X 年 7 月 (妊娠 28 週時)，再び A 精神科病院を受診した．週 1 回の精神療法のみで経過観察されたが，症状の改善なく，焦燥感が顕在化したため，X 年 8 月 (妊娠 33 週時)，当院を受診した．

【治療経過と予後】

　初診時，眉間にしわを寄せて泣きながら話し，不安焦燥感を訴えた．希死念慮は否定したが，突発的に自殺念慮が出現するのではという恐怖感がみられた．本人，夫とうつ病の状態や自殺リスク，向精神薬の胎児への影響，治療方法などを話し合った結果，入院して薬物療法を受けたいと希望し，同日任意入院となった．第1三半期は過ぎており，パロキセチンによる心血管奇形のリスクは低く，ほかの新たな薬を服用するよりも以前効果のあった同薬を希望したため，パロキセチン 20 mg/日を開始し，不安・不眠にアルプラゾラム 0.4 mg，ゾルピデム 10 mg を頓用で処方した．保護的な環境のもと，抑うつ症状は徐々に改善した．9月（妊娠37週時），産婦人科へ転科し，自然分娩で 2,848 g の男児を出産した．新生児に不適応症候群や持続性肺高血圧症などの有害事象は認めなかった．翌日，抑うつ，不安が高まったため，支持的精神療法を行い，パロキセチンを 30 mg/日へ増量した．その後，精神状態は安定し1週間後に退院となった．外来通院を継続し，現在は家族の支援を受けながら母親としての役割を果たしている．

【本症例のまとめ】

　本症例は，切迫早産を契機にうつ病が再発した1例である．当初は精神療法のみで治療していたが症状が悪化したため，入院管理のうえパロキセチンを再開したことで，精神状態が安定し出産を迎えることができた．産後，抑うつ・不安が顕在化したが，パロキセチンの増量および支持的精神療法により改善した．

Case 2 ● 妊娠で薬の服用を自らやめてしまった双極性障害の30歳代女性

産科との連携をどうするか

患者データ
- 年齢：30歳．
- 診断名：双極性障害．
- 受診の経緯・主訴：気分の高揚．
- 既往歴・家族歴：特記なし．

生活歴・生育歴
- 同胞3人の第1子．出生発育に問題なし．大学を卒業後，保育士として就職した．29歳時に結婚し，夫と2人暮らし．

現病歴
- X−3年，人間関係のストレスから抑うつ状態となり，治療のため退職した．X−2年，気分高揚，多弁，多動など躁状態が出現した．A精神科病院で双極性障害と診断され，リチウム 800 mg/日（血中濃度 0.7 mEq/L）で寛解した．X−1年10月，妊娠7週と診断され，同時期より自己判断でリチウムの内服を中断した．X−1年12月（妊娠16週時），切迫流産のため，産婦人科病院へ入院した．入院中，不眠，多弁，

多動，興奮があり，安静が保てないため，産科と精神科との連携が必要と判断され，X年1月(妊娠20週時)，当科紹介受診となった．

【治療経過と予後】

初診時，派手な身なりで，気分高揚，観念奔逸を認めた．本人に治療の必要性を丁寧に説明したが病識はなく，受療理解は得られず，医療保護入院のうえ隔離処遇となった．夫，両親へは産婦人科医師同席のもと治療方針と向精神薬の胎児への影響を伝え，本人にも「子どもを救うため」「器官形成期は過ぎている」などと説明し，アリピプラゾール24 mg/日を開始した．本人は「子どもを殺すつもりだ」と被害妄想を呈し，病識欠如から拒薬したが，当科および産婦人科医師が内服の必要性を再度説明したところ，内服を開始した．1週間後，気分高揚や被害妄想も軽減，疎通も改善し，安静を保てるようになったため隔離解除した．次第に「(服薬して)子どもは大丈夫か？」という現実的な不安を口にした．入院に至った経緯を再確認し，母体の精神症状を抑えることが胎児へのよい影響となることや，向精神薬の胎児への影響について説明した．入院治療の必要性や病識も獲得し，入院3週間後に任意入院へ変更した．切迫流産も改善しており，入院4週間後(妊娠24週時)に退院した．その後，外来通院を継続し，妊娠37週で，3,045 gの男児を出産した．産後も服薬は遵守し，再燃は認めていない．

【本症例のまとめ】

妊娠判明を契機にリチウムを自己中断し，再発に至った症例である．産婦人科医師と連携した入院治療により薬物療法が再開でき，精神症状が改善，切迫流産も安定化し満期で出産を迎えることができた．服薬による児への有害事象も認めなかった．

Case 3 ● 統合失調症の寛解期に妊娠した20歳代女性

「再燃するかも」という不安への対応

患者データ
- 年齢：27歳．
- 診断名：統合失調症．
- 受診の経緯：周産期の精神科的フォローアップ目的．
- 既往歴・家族歴：特記なし．

生活歴・生育歴
- 同胞3人の第3子．出生発育に問題なし．高校を卒業後，大学へ進学したが1年生で中退し，アルバイトを転々とした．X−4年に結婚し，夫と2人暮らし．夫婦仲は良好．

現病歴
- X−9年，大学入学を契機に被害妄想，拒食が出現し，A精神科病院で統合失調症と

診断され加療された．X−5 年に再燃し，同院へ 1 か月間入院した．X−2 年よりオランザピン 2.5 mg/日で寛解状態を維持し，X−1 年よりオランザピン 1.25 mg/日の内服で安定していた．X 年 4 月，妊娠 8 週と診断されたため，総合病院での出産を希望し，周産期の精神科的フォローアップ目的で X 年 5 月（妊娠 14 週時），当科を受診した．

【治療経過と予後】

初診時，表情は明るくにこやかで，ハキハキ話した．ラポールは良好で，病識もあり，精神病症状や希死念慮は認めなかった．本人，夫に対して，統合失調症の病状や治療，予後，向精神薬使用によるリスクとベネフィットなどを説明した結果，これまでどおりオランザピン 1.25 mg/日を服用したいとの希望で，同剤を継続した．同年 10 月（妊娠 32 週時），友人の結婚式のスピーチを頼まれ精神的負荷がかかったため，不眠，焦燥感を認めたが，オランザピン 1.25 mg の頓用の追加で症状は改善した．同年 11 月（妊娠 38 週時），当院産科へ入院，誘導分娩で 2,690 g の男児を出産した．産後より深夜の授乳のため不眠が続き，「統合失調症が再燃するのではないか」という了解可能な不安を認めた．その反面，母乳育児の継続を希望したため，昼間は母乳，夜間は家族がミルクを授乳することとし，適応外使用であるがゾルピデム 10 mg の頓用で対応した．1 週間後に実家へ退院したが，帰宅後，テレビが自分に話しかけてくる感覚が生じ，統合失調症の再燃が疑われたため，オランザピンを 5 mg/日へ増量した．その後，夫や母親など家族のサポートもあり，症状は次第に軽快した．

【本症例のまとめ】

統合失調症の寛解期に妊娠し，産褥期に精神病症状が再燃したが，家族のサポートと薬剤調整で安定した 1 例である．オランザピンによる有害事象は認めず，乳児への授乳を母乳とミルクの混合栄養とすることで本人の子育てへの満足感も得られた．

妊娠期・出産後の状態

周産期・産褥期は，精神疾患の初発だけでなく既存の精神疾患の再発も増加し，精神症状の悪化や再発のリスクは，統合失調症 59％，双極性障害 71％，うつ病 43％と高率である[1]．英国の周産期母体死因の第 1 位は自殺（13％）であり，10 万件の出産に対し周産期自殺件数は 20～29 件という報告もある．自殺者のうち，精神科既往歴を有する割合が 50～66％，過去の産褥期の入院歴を有する割合が 50％である[2]．

周産期に精神症状が不安定なことで，妊娠・出産の経過にも悪影響を及ぼし，流産，中絶，帝王切開のリスクが増加し，胎児の発達が不十分となる可能性もある．出産後に精神症状が悪化した場合は，育児能力のさらなる低下を招き，乳児との情緒的交流の不足や母親が不在になることでの早期母子分離の悪影響，育児負担に派生する夫婦・家族関係の悪化を招く要因となりうる．よって，精神疾患を有する患者には，

妊娠期から出産後に至るまで適切な薬物療法を含めた精神医学的な管理を継続することが重要である．

妊娠・授乳期の患者への投薬のポイント

1 ｜ 妊娠中から授乳期までの各段階の薬物の影響

(1) 妊娠判明前

　ドパミンアンタゴニスト作用を有する薬剤の使用で高プロラクチン血症となり，月経異常や不妊が生じることがある．受精前に薬物の影響を受けた卵子は受精能力を失うか，受精しても着床せず妊娠早期に流産する．また，妊娠3週末までの間に薬物の影響を受けた卵子は，着床しないか，流産し消失するか，完全に修復されて健児を出産する．そのためこの時期は，残留性のある薬物の投与以外は，胎児への影響を考慮しなくてよい．

(2) 第1三半期（妊娠初期；0週0日〜13週6日）〜第2三半期（妊娠中期；14週0日〜27週6日）15週

　妊娠4〜7週は，胎児の中枢神経系，心臓，消化器，四肢などの重要な器官が発生，分化し，形態奇形が生じる最も危険な時期（絶対過敏期）で，薬物の投与には細心の注意が必要である．妊娠8〜15週まで（相対過敏期）は，中枢神経系の発達が続き，口蓋の閉鎖や性器の分化なども行われる時期である．したがって，プリミドン，バルプロ酸，フェニトイン，カルバマゼピン，フェノバルビタール，トピラマートなどの抗てんかん薬やリチウムなどの催奇形性のある薬物の投与は慎重にすべきである．

(3) 第2三半期16週〜第3三半期（妊娠後期；28週0日〜）

　妊娠16週から分娩までは，形態的異常は少ないが，胎児の機能的成長への影響や発育の抑制，子宮内胎児死亡などの胎児毒性が生じうる．胎児の中枢神経系は妊娠期間中を通じて発達することや，胎児の血液脳関門が未発達なことから，中枢神経系の発達に影響が出る可能性もある．さらに，行動（機能）奇形として出生後の児の精神神経発達にも影響を及ぼしうる．一般的に胎児への影響は，静脈内注射，経口投与，局所投与の順で大きい．
　第3三半期に投与された薬物の影響で，新生児に中毒症状や離脱症状といった新生児不適応症候群が生じることもある．症状は多彩で，傾眠，筋緊張低下・亢進，不安・興奮状態，振戦，易刺激性，けいれん，無呼吸発作，多呼吸，多汗，発熱，下痢，嘔吐，哺乳力不良，頻回の欠神，表皮剝離，徐脈などが挙げられる．三環系抗うつ薬(tricyclic antidepressant；TCA)，選択的セロトニン再取り込み阻害薬(selective serotonin reuptake inhibitor；SSRI)，セロトニン・ノルアドレナリン再取り込み阻害薬(serotonin noradrenaline reuptake inhibitor；SNRI)，リチウム，フェノチ

アジン系抗精神病薬，ベンゾジアゼピン系薬剤，抗てんかん薬などは注意を要する．

(4) 授乳期

ほとんどの薬物は，胎盤通過性と同様に母乳移行する．吸収した薬物の代謝排泄は児の成熟度によって異なり，薬物のクリアランスは，生後24～28時間の新生児では成人の5％，68時間以降で成人レベルになる．生後1週間以内の新生児では，血液脳関門もまだ完成していないので注意が必要である．母乳への移行が多い薬剤はリチウムとフェノバルビタール，プリミドンなどの抗てんかん薬である．

2 | うつ病

(1) 妊娠前

妊娠する可能性のある患者には，患者と家族に妊娠の希望を確認し，あらかじめ妊娠時の治療方針を考慮しておくことが望ましい．妊娠希望があっても症状が不安定な場合は，十分に回復してからにするよう勧める．米国精神医学会と米国産婦人科医会の指針では，抗うつ薬を服用中で妊娠を検討している患者には，突発的な希死念慮や精神病症状がない，中等度～重度のうつ病の症状がない，6か月以上抗うつ薬を服用している，反復性のうつ病の既往がないという場合に限り服用量を漸減し，妊娠前に中断することが適切とされている[3]．妊娠に伴う薬物療法の中止により，再発率が上昇したという報告と変わらないという報告がある[4,5]．症状の重症度，エピソード回数，周囲のサポート体制，薬物反応性などが異なるため，投薬の有無の違いだけで結論は出せないが，妊娠中の再発率は高い．非薬物療法では，認知行動療法や対人関係療法などの精神療法が効果的だが，治療可能な施設は限られており，現実的には，日常生活での作業への優先づけを勧め，周囲のサポートが得られるよう調整する．

(2) 妊娠中

妊娠15週までは，できる限り薬物療法を避け，薬物を使用せざるを得ない場合は，必要最小量とする．予期せず妊娠した際，患者や家族の薬物療法の希望を確認し，中止を望んでいない場合は，母児に対するリスクとベネフィットを勘案しながら薬物療法を継続する．患者が薬物療法の中止を望んでいる，中等度～重度のうつ病の症状がない，精神療法だけで失敗したことがないといった場合は，症状の悪化や再発，離脱症状に注意しながら，1～2週ごとに減薬を行う[3]．なお，1回の減薬量は投与量の25％以内とする．抗うつ薬を服用していない妊婦でも，突発的な希死念慮や精神病症状が生じた，患者が薬物療法を望んでいる，精神療法がうまくいかないなどの場合には，母児に対するリスクとベネフィットを勘案して抗うつ薬を用いる．

妊娠中のSSRIやTCA服用による低出生体重児や胎内発達遅延が指摘されているが，うつ病自体の影響による低出生体重児，胎内発達遅延，早産も多い．第1三半期に，SSRI，特にパロキセチンを使用した際に心血管奇形，頭蓋骨縫合早期癒合症，

臍帯ヘルニアなどが2～3倍に増加したと報告された[6]が，コホート研究では，抗うつ薬の使用による心血管奇形のリスクの上昇はないとされ，パロキセチンの使用と右室流出路閉塞の関係やセルトラリンの使用と心室中隔欠損症の関係は否定されている[7]．SSRIとベンゾジアゼピン系薬剤を併用したときに心血管奇形が増加し，SSRI単剤では非服用者との差がなかったという報告もあるため[8]，できる限り単剤で投与し，可能であれば第1三半期にはSSRIの減量や一時的な中止を考える．SNRIやノルアドレナリン作動性・特異的セロトニン作動性抗うつ薬(noradrenergic and specific serotonergic antidepressant；NaSSA)は一定の見解が得られるだけの報告はない．

持続性肺高血圧症は，通常1,000人の新生児に1～2人の割合で起こり，臨床症状として頻呼吸，陥没呼吸，チアノーゼを呈する重篤な疾患である．SSRIにより持続性肺高血圧症が生じるリスクは，第1三半期に内服していた妊婦から生まれた新生児ではオッズ比1.23(95%信頼区間；0.58～2.60)で有意な上昇はないが，第3三半期に服用していた場合には，オッズ比2.50(95%信頼区間；1.32～4.73)と有意に上昇する[9]．新生児不適応症候群のリスクは，抗うつ薬を内服していた妊婦から生まれた新生児では，オッズ比5.07(95%信頼区間；3.25～7.90)と著明に高く，呼吸困難や振戦もまた抗うつ薬の内服と関連してリスクが増加する[10]．

ベンゾジアゼピン系薬剤は，過去に口唇口蓋裂との関連性が指摘されていたが，現在では否定的である[11]．ベンゾジアゼピン系薬剤は胎盤通過性が高いため，分娩直前の投与で，新生児に呼吸抑制，筋緊張低下，哺乳困難などのfloppy infant syndromeがみられることがある．妊娠末期の連用で，出生数日経過後に，筋緊張亢進，反射亢進，頻呼吸，神経過敏などの離脱症状が生じることがある．ベンゾジアゼピンはグルクロン酸と結合して代謝されるため，ビリルビンのグルクロン酸抱合と競合し，新生児黄疸に悪影響を与える可能性もある．よって，第3三半期の後期への使用は可能な限り避けるべきであるが，どうしても必要な場合には短時間作用型を最小量使用し，多剤併用は控える．また，中止する際は離脱症状予防のため急速な中止はしない．分娩日は予定日の前後2週間の範囲でずれることが多く，予定日の3～4週間前に漸減を始め，少なくとも分娩1週間前には中止するのが望ましい．

睡眠薬は，ゾルピデムやゾピクロンが，報告は少数例ではあるものの催奇形性は否定されており使用しやすい．

(3) 授乳期

乳児が母乳を介して摂取する薬物量は，乳児相対摂取量〔relative infant dose；RID(%)＝[母乳を介する乳児薬物摂取量/乳児体重]/[授乳婦への薬物投与量/母親体重]×100〕で示され，10％以下の薬物は母乳への移行が少ないとされている．抗うつ薬のRIDに関する系統的レビュー[12]では，citalopramは0.2～5.9％，エスシタロプラムは4.5～6.4％，fluoxetineは0.54～6.81％，フルボキサミンは0.2～1.58％，パロキセチンは0.34～3％，セルトラリンは0.54～2.2％，デュロキセチンは0.14～0.82％，venlafaxineは3.2～8.1％と報告されており，SSRIやSNRIの母乳を介した乳児への移行は少ない．

わが国の薬剤添付文書にはノルトリプチリン，アモキサピン，トリミプラミン，ロフェプラミン以外の抗うつ薬は授乳を避けるように記載されているが，これらの薬剤は比較的安全であるといえる．ベンゾジアゼピン系薬剤における報告は少ないが，母乳への移行率はアルプラゾラムで8％である．ただし，30 mg/日以上のジアゼパムを内服中の母親から授乳された児に嗜眠などの影響が生じた例もあり，授乳時は作用時間が短いロラゼパムやアルプラゾラムなどがよい．

3 | 双極性障害

(1) 妊娠前

　妊娠を希望する場合，うつ病と同様に，薬物療法のリスクとベネフィットを，患者と家族に十分に説明したうえで一緒に治療方針を考える．双極性障害は，症状が軽度もしくは安定していても服薬中断期間が長期化すると再発・再燃を招く．妊娠期の再発率は，薬物療法を継続した女性が37％，薬物療法を中断した女性が86％であり，中断により再発までの期間も短縮する[13]．妊娠を希望する際の薬物の使用は，単剤で必要最小量とする．リチウム，バルプロ酸，カルバマゼピンを服用している場合は，比較的安全な第二世代抗精神病薬(second generation antipsychotics；SGA)やラモトリギンに切り替えるか，妊娠前から胎児の器官形成期となる第1三半期など薬剤の使用を控えたほうがよい時期のみ減量・中断し，症状をモニタリングしつつ早期に再開する．非薬物療法では，対人関係・社会リズム療法が有用である．

(2) 妊娠中

　妊娠中は，抑うつ状態，躁状態・軽躁状態ともに注意を払い，きめ細かく状態を評価し，家族からも日常の状態を確認する．躁状態・軽躁状態の際は，患者は調子がよいととらえるため治療意欲に乏しく，過活動による流早産を引き起こす可能性がある．近年，双極性障害に罹患した未治療患者で，早産のリスクが50％増加し，小頭症や低出生体重児，新生児低血糖が多いことが報告されている[14]．

　1970年代に妊婦のリチウム内服とEbstein奇形出現リスクの強い相関が示され，わが国では妊婦に対しての使用が禁忌となっている．その後の研究では，Ebstein奇形自体の絶対数は他の副作用に比較して少なく，当初の報告ほどのリスクはないとされている[15]．とはいえ，妊娠に気づかず第1三半期でリチウムを内服した際は，妊娠16〜18週に超音波検査で心臓の異常の有無を検査するほうがよい．妊娠中にリチウムを継続使用した場合，妊娠悪阻による嘔吐や糸球体濾過量が増加することでリチウム排泄量が増え，リチウム血中濃度が低下することがある．臍帯血中リチウム濃度は母親の血漿濃度とほぼ同等で，胎児では血中より羊水中で高くなる．Apgar scoreの低下や長期入院，中枢・末梢神経系の合併症は，分娩時のリチウム血中濃度が＞0.64 mEq/Lであった児で多い[16]．第3三半期のリチウム服用で，早産やfloppy infant syndrome，低血糖，不整脈，羊水過多，一過性の甲状腺機能低下症，甲状腺腫が生

じることがある．新生児の中毒症状は母親よりも低い濃度で生じるため，リチウム投与中は頻繁に血中濃度を測定し（第1，2三半期は月1回，第3三半期では週1回），有効血中濃度を維持し，分娩時に50％減量することによって新生児のリスクを下げる方法も考慮されている[16,17]．出産後1〜2週間で，母体の糸球体濾過量が急速に減少するため，リチウム血中濃度が中毒域に上昇する可能性もあるので注意を要する．

気分安定薬としてバルプロ酸や，カルバマゼピン，ラモトリギンなどの抗てんかん薬も使用される．抗てんかん薬を使用した際の流産および死産の割合は，薬物療法を行っていない女性より明らかに高く，一般の奇形発生率を1とすると，抗てんかん薬の単剤投与では2.8倍，多剤併用の場合は4.2倍と高い[18]．単剤投与の奇形発現率でバルプロ酸は11.1％，カルバマゼピンは5.7％と特に高く，二分脊椎のリスクが高い[19]．これらの薬剤を使用している場合には，妊娠16〜18週で血清 α-フェトプロテインの測定，18〜20週で超音波診断を行う．また，バルプロ酸やカルバマゼピンを使用中は，妊娠前から第1三半期の時期に神経管閉鎖障害の予防目的で，葉酸を0.4 mg/日投与する．葉酸はビタミン B_{12} 欠乏症の初期症状を隠すことがあるため，ビタミン B_{12} 欠乏が生じやすい状況であれば確認する．

バルプロ酸の第1三半期の使用では上述したリスクが増加するため，わが国では妊娠時には原則禁忌である．バルプロ酸による催奇形性は用量依存的で，比較的低用量であれば催奇形性は他の抗てんかん薬とほとんど変わらない．1,000 mg/日以下あるいは血中濃度 70 μg/mL 以下であれば十分臨床的に使用可能な投与量である[20]．必要な症例では，上記範囲内の量を単剤で，血中濃度の変動が少ない徐放剤での投与を検討してもよい．しかし，バルプロ酸には胎児の認知機能への影響を示すエビデンスがあることも念頭におく必要がある．抗てんかん薬に単剤で曝露した児の認知機能に関する前向き研究[21]で，6歳時の認知機能は，バルプロ酸曝露児は，カルバマゼピン，ラモトリギン，フェニトイン曝露児に比べ知能指数（IQ），特に言語と記憶が有意に低く，非言語と高次機能はラモトリギン曝露児に比して有意に低かった．また，高用量のバルプロ酸投与量とIQ，言語能力，非言語能力，記憶，高次機能は逆相関したが，他の薬剤ではその傾向は認めなかった．バルプロ酸とラモトリギン曝露群では，言語能力が非言語能力より低かった．平均のIQは葉酸曝露群で非曝露群よりも高かった．別の研究では，妊娠中にバルプロ酸に曝露した児の小児自閉症および自閉症スペクトラム障害の発症率は，他の抗てんかん薬に比べ高かった[22]．なお，バルプロ酸による認知機能への影響にも催奇形性と同様の用量依存性があり，1,000 mg/日が境である[21]．第3三半期のバルプロ酸使用により，新生児に徐脈，摂食不良，神経過敏，低血糖，フィブリノゲンの低下がみられることもある．

カルバマゼピンは，わが国では，治療上の有益性が上回る際のみの投与とされている．神経管欠損症，二分脊椎などとの関連があるが，バルプロ酸ほどではない[23]．胎児毒性として，血液疾患，凝固異常，肝毒性などがあり，胎児の血中濃度は母親の50〜80％とされている．胎児のビタミンK欠乏をもたらすため，20 mg/日のビタミンKを妊娠最終月に内服させ，新生児に対しても1 mg/日のビタミンKを投与すべ

きとされている．新生児毒性として，一過性の肝毒性があるため，血小板数と肝機能のチェックも必要である．

ラモトリギンによる奇形のリスクは，250 mg/日以下の投与では一般の発生率と変わらず，新規抗てんかん薬の単剤使用と大奇形の関係に関するコホート研究では，危険率の増加はなかったとしている[24]．しかし，他の抗てんかん薬との併用でリスクは上昇する．ラモトリギンは，グルクロン酸抱合で排出されるため，特に新生児の肝毒性や皮疹に注意すべきである．

SGA に関しては，統合失調症の項で言及する．電気けいれん療法は，児の不整脈や子宮収縮による早産・流産のリスクがあるが，催奇形性がない有効な治療法の１つで，薬剤抵抗性の場合に検討してもよいかもしれない．

(3) 授乳期

リチウムは，母乳への移行量が多く，乳児の血中濃度は母体の 1/3〜1/2 に達し，筋緊張低下や嗜眠，低体温，チアノーゼなどを引き起こす可能性があるため，推奨はされない．

バルプロ酸の母乳移行率は 10% 以下と低いが，カルバマゼピンやラモトリギンは 40% とされている．しかし，こうした母乳移行率だけで母乳を与えない理由にはならず，最近の報告では抗てんかん薬の乳児への有害事象は否定されており，母乳育児を勧めてもよい[25]．

4 | 統合失調症

(1) 妊娠前

統合失調症患者では，抗精神病薬による排卵障害で受胎能へ影響を受けているが，第一世代抗精神病薬（first generation antipsychotics；FGA）に代わり SGA が主流となってからは，性周期が保たれ，排卵障害は減少していると考えられる．妊娠を希望する場合には，理想的には，妊娠前に病状を寛解に近い状態まで安定させ，抗精神病薬も少量に維持，または休薬できるのが望ましい．しかし現実的には，統合失調症患者は一般と比べて避妊知識の乏しいまま計画外妊娠となり，通院内服中に妊娠が判明したり，妊娠中の再発により精神科を再受診したりすることが多い．

(2) 妊娠中

統合失調症患者では，妊娠中の自己管理が不十分であることや，順応力や不安耐性が低く心理的ストレスに対して脆弱であることもあり，妊娠・出産に関する不安や身体的な変化，母親としての役割負荷などの状況変化や，妊娠中の内分泌変動などから，妊娠中および産褥期に精神症状が悪化しやすい．さらに，妊娠に伴う服薬の中断で再発もしやすい．よって，妊娠が継続できないほど精神状態が悪化しないよう最小有効量の抗精神病薬を継続していく．

抗精神病薬の胎盤移行率は，オランザピン(72.1%)，ハロペリドール(65.5%)，リスペリドン(49.2%)，クエチアピン(23.8%)の順で高い[26]．FGA，SGAともに催奇形性リスクは増加しない[27]．一方，ハロペリドールの筋注を主とした多剤投与例やfluphenazine enanthateなどのデポ剤使用例に多発奇形がみられた症例もある．よって，抗精神病薬は通常投与量での催奇形性のリスクは低いが，第1三半期の多剤大量投与や注射剤の使用は，リスクが高くなる可能性があり控えるほうがよい．FGAの使用による早産と低出生体重児が多いが，SGAでは非内服患者と差はない[27,28]．

FGAを使用する場合は，抗コリン薬による胎児への影響や母体側の排便・排尿障害，低血圧などの副作用による妊娠への悪影響にも配慮すべきである．SGAでは，妊娠糖尿病や妊娠高血圧症候群への注意が必要で，新生児の体重増加や低体重，低血糖のリスクがある．巨大児のリスクは帝王切開や分娩遷延などの産科合併症につながる．第3三半期の影響として，フェノチアジン系抗精神病薬による母体の低血圧や陣痛の微弱化，新生児の呼吸抑制や嗜眠，錐体外路症状や，リスペリドンによる新生児の錐体外路症状などがある．胎内で抗精神病薬に曝露した6か月児の神経運動機能は，非曝露児や抗うつ薬曝露児に比べて遅延したこと[29]，FGAに曝露した乳児は，身体発育や言語の問題はみられないが，認知機能，運動，社会感情，適応行動において短期間の遅れが生じたことが報告されている[30]．

(3) 授乳期

わが国では，抗精神病薬のほとんどは服用下の授乳が禁止されている．海外では，服薬中の授乳は必ずしも禁止されておらず，臨床上は母乳の乳児への有益性や母親の希望を考慮して授乳するかどうかを決定する．母乳移行はフェノチアジン系抗精神病薬では一般に微量で，クロザピン，オランザピン，クエチアピン，リスペリドンの母乳移行率は5%未満である[31]．しかしながら，クロザピンは，母乳により児に鎮静や無顆粒球症などの副作用をきたすことから避けることが望ましい．

● 服薬指導のポイント

薬物療法は，患者の再発リスク，未治療時の精神症状への対処能力，過去のエピソードの重症度，治療的反応性，使用薬剤などを考慮し，有益性が危険性を上回る場合，必要と判断して行うものである．患者およびその家族に対して，精神状態を安定化させるためには薬物療法が必要であることを説明し，理解を得ることが重要である．

一般の分娩でも出生時に直ちに気づかれる先天奇形は約2~3%，その後に判明する奇形や精神発達遅滞を含めると約7~8%の新生児は何らかの障害をもっている[32]．その65~70%は原因不明で，医薬品や環境化学物質によるものは2~3%と薬剤性の先天異常の比率は高くない[33]．向精神薬の服用により，こうしたリスクがやや上昇する可能性を説明する．妊娠後に治療を中断しても先天奇形が生じうることや，リスク

を低減するための方策についても言及する．過度に服薬を恐れ，必要な治療ができなかった場合の母体および胎児・新生児への不利益についても伝える．

　授乳に関しては，通常の哺乳で母乳中のリチウム以外の向精神薬が乳児に悪影響を与えることはほとんどないが，授乳による薬物の影響への不安や，夜間の睡眠の中断などによる心理的ストレスが生じることも多く，それぞれの患者に応じた判断，指導を行うことになる．

　対応方法の選択の際は，患者や家族の意思決定を十分に尊重し治療を開始すべきであるが，精神症状によっては，理解力に乏しく合理的な判断を自ら下せない患者もおり，問題の解決を先送りしようとすることもある．したがって，十分な時間をかけて，患者や家族の状態に合わせた説明をすることが必要である．経過中，向精神薬を服薬することによる胎児や乳児への影響を心配し，自己中断してしまう症例もあるため，服薬への不安がある場合は，自己判断で中断する前にきちんと主治医へ相談するように教育することも必要である．

最小限のリスクで最大限の効果を

　うつ病，双極性障害，統合失調症といった精神疾患患者の妊娠・授乳期の薬物療法は，リスクとベネフィットを十分に勘案し，患者および家族に説明・相談のうえ，方針を決定する．催奇形性の高い絶対過敏期や相対過敏期には特に注意を払い，胎児毒性や新生児不適応症候群，出産後の中長期的な問題，母体の合併症にも配慮すべきである．周産期，産褥期に安定を維持することによる利点を強調し，エビデンスに基づき，最小限のリスクで最大限の効果を得られるような薬物調整が行えるよう，本人，家族に治療への協力を促すことが大切である．妊娠・分娩管理は，産婦人科，小児科，精神科が揃った総合病院で，各科の綿密な連携のもと行うことが望ましい．さらに，出産後に精神状態が不安定な場合には，家族の協力だけではなく，保健師や助産師などによる援助が必要なこともあり，地域の保健所や児童相談所との連携が必要になる可能性も視野に入れておくべきである．

●文献
1) 西澤　治，近藤　毅：患者から挙児希望を相談されたとき．精神科治療学 28：651-656, 2013
2) 岡野禎治：周産期の精神疾患における最近のエビデンスとそのケア．精神科治療学 28：687-694, 2013
3) Yonkers KA, Wisner KL, Stewart DE, et al：The management of depression during pregnancy：a report from the American Psychiatric Association and the American College of Obstetricians and Gynecologists. Gen Hosp Psychiatry 31：403-413, 2009
4) Cohen LS, Altshuler LL, Harlow BL, et al：Relapse of major depression during pregnancy in women who maintain or discontinue antidepressant treatment. JAMA 295：499-507, 2006
5) Yonkers KA, Gotman N, Smith MV, et al：Does antidepressant use attenuate the risk of a major depressive episode in pregnancy? Epidemiology 22：848-854, 2011
6) Louik C, Lin AE, Werler MM, et al：First-trimester use of selective serotonin-reuptake inhibitors and the risk of birth defects. N Engl J Med 356：2675-2683, 2007

7) Huybrechts KF, Palmsten K, Avorn J, et al：Antidepressant use in pregnancy and the risk of cardiac defects. N Engl J Med 370：2397-2407, 2014
8) Oberlander TF, Warburton W, Misri S, et al：Major congenital malformations following prenatal exposure to serotonin reuptake inhibitors and benzodiazepines using population-based health data. Birth Defects Res B Dev Reprod Toxicol 83：68-76, 2008
9) Grigoriadis S, Vonderporten EH, Mamisashvili L, et al：Prenatal exposure to antidepressants and persistent pulmonary hypertension of the newborn：systematic review and meta-analysis. BMJ 348：f6932, 2014
10) Grigoriadis S, VonderPorten EH, Mamisashvili L, et al：The effect of prenatal antidepressant exposure on neonatal adaptation：a systematic review and meta-analysis. J Clin Psychiatry 74：e309-320, 2013
11) Enato E, Moretti M, Koren G：The fetal safety of benzodiazepines：an updated meta-analysis. J Obstet Gynaecol Can 33：46-48, 2011
12) Orsolini L, Bellantuono C：Serotonin reuptake inhibitors and breastfeeding：a systematic review. Hum Psychopharmacol 30：4-20, 2015
13) Viguera AC, Whitfield T, Baldessarini RJ, et al：Risk of recurrence in women with bipolar disorder during pregnancy：prospective study of mood stabilizer discontinuation. Am J Psychiatry 164：1817-1824, 2007
14) Bodén R, Lundgren M, Brandt L, et al：Risks of adverse pregnancy and birth outcomes in women treated or not treated with mood stabilisers for bipolar disorder：population based cohort study. BMJ 345：e7085, 2012
15) Cohen LS, Friedman JM, Jefferson JW, et al：A reevaluation of risk of in utero exposure to lithium. JAMA 271：146-150, 1994
16) Newport DJ, Viguera AC, Beach AJ, et al：Lithium placental passage and obstetrical outcome：implications for clinical management during late pregnancy. Am J Psychiatry 162：2162-2170, 2005
17) Minick G, Atlas M, Paladine H：Clinical inquiries. What's the best strategy for bipolar disorder during pregnancy? J Fam Pract 56：665-668, 2007
18) Holmes LB, Harvey EA, Coull BA, et al：The teratogenicity of anticonvulsant drugs. N Engl J Med 344：1132-1138, 2001
19) Kaneko S, Battino D, Andermann E, et al：Congenital malformations due to antiepileptic drugs. Epilepsy Res 33：145-158, 1999
20) Kondo T, Kaneko S：Teratogenicity of valproate：pharmacokinetic aspects. Eur J Neurol 2：41-45, 1995
21) Meador KJ, Baker GA, Browning N, et al：Fetal antiepileptic drug exposure and cognitive outcomes at age 6 years (NEAD study)：a prospective observational study. Lancet Neurol 12：244-252, 2013
22) Christensen J, Grønborg TK, Sørensen MJ, et al：Prenatal valproate exposure and risk of autism spectrum disorders and childhood autism. JAMA 309：1696-1703, 2013
23) Matlow J, Koren G：Is carbamazepine safe to take during pregnancy? Can Fam Physician 58：163-164, 2012
24) Mølgaard-Nielsen D, Hviid A：Newer-generation antiepileptic drugs and the risk of major birth defects. JAMA 305：1996-2002, 2011
25) Meador KJ：Breastfeeding and antiepileptic drugs. JAMA 311：1797-1798, 2014
26) Newport DJ, Calamaras MR, DeVane CL, et al：Atypical antipsychotic administration during late pregnancy：placental passage and obstetrical outcomes. Am J Psychiatry 164：1214-1220, 2007
27) Habermann F, Fritzsche J, Fuhlbrück F, et al：Atypical antipsychotic drugs and pregnancy outcome：a prospective, cohort study. J Clin Psychopharmacol 33：453-462, 2013
28) Lin HC, Chen IJ, Chen YH, et al：Maternal schizophrenia and pregnancy outcome：does the use of antipsychotics make a difference? Schizophr Res 116：55-60, 2010
29) Johnson KC, LaPrairie JL, Brennan PA, et al：Prenatal antipsychotic exposure and neuromotor performance during infancy. Arch Gen Psychiatry 69：787-794, 2012
30) Peng M, Gao K, Ding Y, et al：Effects of prenatal exposure to atypical antipsychotics on postnatal development and growth of infants：a case-controlled, prospective study. Psychopharmacology

228:577-584, 2013
31) Gentile S：Infant safety with antipsychotic therapy in breast-feeding：a systematic review. J Clin Psychiatry 69：666-673, 2008
32) Nelson BK：Evidence for behavioral teratogenicity in humans. J Appl Toxicol 11：33-37, 1991
33) 櫛田賢次，林 昌洋(監修)，石川洋一(編)：今これだけは知っておきたい！ 妊娠・授乳とくすりQ&A―安全・適正な薬物治療のために．pp3-29, じほう, 2008

（杉田篤子）

第 2 章

高齢の患者

　2013(平成25)年，わが国における65歳以上の高齢者人口は3,190万人となり，総人口に占める割合(高齢化率)も25.1%となった．2038(平成50)年頃にはピークの約3,850万人まで増加すると予想されている[1]．高齢者の絶対数の増加に伴い，臨床上問題となる認知症(dementia)，うつ病(depression)，せん妄(delirium)，妄想(delusion)の「4D」を含む高齢者の精神疾患患者数もさらに増加するであろう．2010(平成22)年度の診療報酬データを用いた向精神薬処方に関する実態調査研究では，①睡眠薬と抗不安薬は，男女ともに加齢に伴った処方率の増加がみられること(65歳以上の全女性の10%が睡眠薬や抗不安薬を服用)，②抗うつ薬は，女性では65歳以上に処方率のピークがあること，③抗精神病薬は，男性では65歳以上に処方率のピークがあること，が報告されている[2]．高齢者に対して，いかに向精神薬が高い頻度で使用されているかを示している結果といえる．高齢者に対する薬物療法には，高齢者が有する身体的特性，合併する身体疾患およびその治療薬と向精神薬との薬物相互作用，高齢者に起こりやすい有害事象など，さまざまなことに注意が必要であり，本章ではそのポイントを一部症例を交えて解説する．

高齢者の身体的特性

　老化は誰しも避けることができない．高齢者では老化に伴う生理機能低下が，疾患の有無にかかわらず諸臓器で生じ，表3-1[3]のように薬物動態学的および治療学的意義に影響を与える．消化管機能，心血管系機能の低下や体液量の減少から薬物の作用開始が遅延し，筋肉量の減少および腎機能低下，血漿アルブミンの減少から薬物濃度は上昇しやすく，作用持続時間が延長することで，過量投与となったり，副作用や中毒作用が出現する可能性が高くなる．特に腎機能は，個人差はあるものの，一般的に健康な70歳の高齢者でも，健康な25歳に比べ約50%低下するといわれている．常に推定糸球体濾過量(eGFR)を把握し，腎機能低下に対応した用量設定を心がける必要がある．新規に処方する薬剤ではもちろんのこと，処方し慣れている薬剤でも，添付文書で注意事項や代謝・排泄経路を確認することが望ましい．また，長期投与中に腎機能や肝機能の低下から相対的な過量投与になってしまう場合もあり，定期的な観察と投与量の見直しは不可欠である．そのほか，高齢者では抗不安薬などによる奇異

表 3-1 高齢患者の生理学的および病理学的変化とその薬物動態学的および治療学的意義

パラメータ	生理・病理学的変化	薬物動態学的意義	治療学的意義
体重	一般的に減少	血中濃度の上昇，薬物濃度–受容体比の増加（組織の減少）	過量投与，副作用と中毒作用の増加
体液量	減少	血中濃度の上昇	過量投与，副作用と中毒作用の増加
心臓と血流量	心拍出量の減少，血管透過性の低下，血流量の減少	胃腸管・筋肉・皮膚・直腸からの吸収速度の低下，分布の遅延，血中濃度の上昇	作用開始の遅延，過量投与，副作用と中毒作用の増加
消化管	消化管運動能の低下	薬剤の溶解速度の低下，小腸への移行や吸収速度の低下	作用開始の遅延，効果の減弱，作用持続時間の延長
肝臓	肝血流量減少，第1相代謝（酸化・還元・加水分解）の低下	肝臓を介する薬物の半減期の延長	過量投与，作用時間の延長，副作用と中毒作用の増加
腎臓	腎血流量減少，腎糸球体濾過と能動分泌の低下	腎臓を介する薬物の半減期の延長	過量投与，作用時間の延長，副作用と中毒作用の増加
身体組成	筋肉量の減少，脂肪組織の増加	脂溶性薬物の排泄半減期の延長	過量投与，副作用と中毒作用の増加，高脂溶性の薬物に対する反応性低下，ハングオーバー現象（持ち越し効果）
血漿蛋白	アルブミンの減少	遊離薬物濃度の上昇	効果の増強，過量投与，副作用と中毒作用の増加

〔Ritschel WA（著），守田嘉男（監訳），岩本文一（訳）：老年期の薬物動態学．pp15-19，じほう，1991 より一部改変（原書：Ritschel WA：GERONTOKINETICS-PHARMACOKINETICS OF DRUGS IN THE ELDERLY. Telford Press, 1988）〕

反応も起こりやすく注意が必要である．

また高齢者では服薬管理上の問題が生じやすい．視力の調整能の低下や老人性白内障などの視覚機能低下から見間違いが生じ，聴力の低下や認知機能低下により薬効に対する理解度も低下するため，用法・用量や服用時間も間違えやすい．これらの問題を防ぐためにも，①最小限の服薬頻度，②簡便な用法，③剤形の工夫，④介護者が管理しやすい服用時間の設定，⑤一包化，⑥服薬カレンダーの利用，⑦わかりやすい印字，などに配慮し，家族にも積極的に協力してもらうことが望ましい[4]．

以上のように，高齢者への向精神薬の使用に際しては，さまざまな身体的特性を念頭におく必要がある．

身体疾患の治療薬と向精神薬との薬物相互作用

高齢者では，多臓器に障害がみられることが多くなり，さまざまな身体合併症が併存することが多い．身体疾患が薬物動態に影響を与えたり，身体合併症の治療薬と向

精神薬との薬物相互作用による臨床効果の減弱や増強が起こりうるため，注意が必要である．

1 | 身体疾患と注意事項，使用禁忌や慎重投与

- 心疾患に伴う心機能低下や肝血流量減少は循環血液量減少に，中枢神経系や末梢神経系疾患は脳血流量減少につながる．
- 肝・腎機能障害は薬物代謝に影響を与える．腎機能の低下がある場合，パリペリドン，リチウム，クロザピン，デュロキセチンは禁忌または慎重投与すべき薬剤であるほか，スルピリド，リスペリドン，ミルタザピン，ミダゾラムなど抗精神病薬と抗うつ薬を中心に慎重投与の薬剤が多数あり，注意が必要である[5]．消化器疾患も薬剤の吸収に影響を与える．
- 糖尿病もしくはその既往歴のある患者では，クエチアピン，オランザピン，クロザピンは禁忌である．その他の第二世代抗精神病薬でも慎重投与である．
- 三環系抗うつ薬や一部の四環系抗うつ薬は緑内障に，ベンゾジアゼピン系・非ベンゾジアゼピン系の抗不安薬や睡眠薬のほとんどが急性狭隅角緑内障に，セロトニン・ノルアドレナリン再取り込み阻害薬（SNRI）のなかではデュロキセチンがコントロール不良の閉塞隅角緑内障に禁忌である．抗精神病薬のなかでは比較的抗コリン作用が強いオランザピンとクロザピンが閉塞隅角緑内障に慎重投与である．
- 心疾患や低血圧の患者では，一過性の血圧低下のおそれがあることから，慎重投与が必要な抗精神病薬は多い．

2 | 身体疾患の治療薬との薬物相互作用

QT延長に注意する必要がある．家族性突然死症候群を対象とした調査研究において，QT延長症例でより高頻度の心事故が認められたように，QT延長は心室性期外収縮や torsades de pointes と呼ばれる多形性心室頻拍から心室細動となり，失神や突然死を引き起こす可能性がある．単独ないし薬物相互作用によってQT延長を起こす可能性がある薬剤は，向精神薬のみならず，抗不整脈薬，抗菌薬，脂質異常症治療薬など多岐にわたるため，注意が必要である（表3-2）[6]．

身体疾患の治療薬との薬物相互作用では，抗精神病薬や抗うつ薬の多くがシトクロムP450（CYP）で代謝されるため，これらの薬剤を用いる場合は生体内の薬物動態を考える必要がある．CYP2D6やCYP2C9酵素活性には，活性の差をもつ遺伝子多型があり，薬剤の分解遅延に影響しうる．また，CYPを阻害または誘導する薬を併用すると，薬物相互作用が起こる恐れがあり，注意が必要である．たとえば，主にCYP2C19で代謝されるオメプラゾールを1週間経口投与した患者では，静注したジアゼパムのクリアランスが約50％低下することが報告されている[7]．表3-3にCYP3A4，CYP2D6とCYP2C19の働きを阻害または誘導する薬剤を記載した．

表 3-2　QT 延長あるいは torsades de pointes と関係のある薬剤

①抗不整脈薬	1) クラス I A：キニジン，プロカインアミド，ジソピラミド 2) クラスⅢ：アミオダロン，ソタロール，ニフェカラント 3) クラスⅣ：ベプリジル
②抗ヒスタミン薬	エバスチン
③抗菌薬	1) マクロライド系：ほとんどすべて 2) ニューキノロン系：ガチフロキサシン 3) 抗原虫薬，抗真菌薬など：ミコナゾール，イトラコナゾール，ペンタミジン
④抗潰瘍薬	シメチジン，ラニチジン，ファモチジン
⑤第一世代抗精神病薬	1) ブチロフェノン系：ハロペリドール 2) フェノチアジン系：クロルプロマジン 3) ジフェニルブチルピペリジン系：ピモジド
⑥第二世代抗精神病薬	リスペリドン，オランザピン
⑦抗うつ薬	1) 三環系抗うつ薬：イミプラミン，アミトリプチリン，クロミプラミン，ノルトリプチリン 2) 四環系抗うつ薬：マプロチリン
⑧その他	脂質異常症治療薬（プロブコール），Ca 拮抗薬（ベプリジル）

（吉永正夫：潜在的 QT 延長症候群で，投与に注意しなければならない薬剤はありますか．小児内科 40：408-409，2008 より一部改変）

表 3-3　CYP に影響を与える阻害薬と誘導薬

サブタイプ	阻害薬	誘導薬
CYP3A4	● フルボキサミン，ミルタザピン，パリペリドン ● アゾール系抗真菌薬，マクロライド系抗菌薬，HIV プロテアーゼ阻害薬，シメチジン	● カルバマゼピン，フェノバルビタール，フェニトイン ● リファンピシン，プレドニゾロン
CYP2D6	● クロルプロマジン，ハロペリドール，フルボキサミン，パロキセチン，デュロキセチン，セルトラリン ● テルビナフィン，キニジン，オメプラゾール，シメチジン	今のところ知られていない
CYP2C19	● フルボキサミン ● オメプラゾール，チクロピジン	● フェノバルビタール ● リファンピシン

　表 3-3 に挙げたものは，身体疾患の治療薬と向精神薬との相互作用の一部ではあるが，すべてを記憶することは困難であり，そのつど添付文書を参照することが必要になる．薬物相互作用は情報の蓄積によるので使用頻度が高いものほどよくわかっているが，それでも合併症が多くなると知見が不確実となる．薬物相互作用を減らすためにも，向精神薬に限らず，極力必要最低限の処方にする必要がある．また，医療の高度化・専門化に伴い，1つの医療機関や薬局だけで処方が管理されることが困難な場合が多くなっており，いつの間にか他の診療科や施設の処方内容が変わっていることもあるので，定期的に確認することが望ましい．

高齢者でより注意が必要な有害事象と対策

2005年に米国食品医薬品局（FDA）から注意喚起されたように，高齢者に抗精神病薬を用いた場合，心疾患や脳血管障害などによる死亡率が上昇するとされている[8]．Jesteらは，認知症の高齢者に抗精神病薬を使用すると，1〜2％とわずかではあるが脳血管障害が原因と考えられる死亡率の増加があると報告している[9]．そのほか，高齢者により起こりやすい有害事象として，誤嚥性肺炎，転倒・骨折が重要である．

1 | 誤嚥性肺炎

高齢者において，第一世代・第二世代抗精神病薬ともに肺炎の危険性を高める，という報告は多い．抗精神病薬が黒質線条体系のドパミン受容体を遮断することで，迷走神経・舌咽神経の知覚枝の頸部神経節でサブスタンスPが欠乏し，誤嚥性肺炎の危険性が高まることが機序として考えられる[10]．また，抗精神病薬以外にアルコールやベンゾジアゼピン系薬剤（睡眠薬，抗不安薬）などは意識レベルの低下から嚥下機能を障害し，唾液分泌を低下させる抗コリン薬，胃液による殺菌作用を低下させるヒスタミンH_2受容体拮抗薬やプロトンポンプ阻害薬なども肺炎の危険性を高めうる．肺炎など呼吸状態が悪化した際には，向精神薬を減量・中止するかをいかに早期に判断するかが重要である．そのタイミングが遅れることで，肺炎が長引いたり，悪化したりして，生命予後に影響を与える．

2 | 転倒・骨折

高齢者は，加齢による筋力低下，視覚機能の低下，平衡機能の低下，起立性循環調節機能の低下や，認知機能低下の問題により転倒の危険性が高い．Hillらは65歳以上の高齢者（服薬の有無を問わず）では3人に1人が年間1回以上の転倒を経験し，転倒1回ごとに10〜15％の割合で重大な障害がみられ，骨折がその半数を占めると指摘している[11]．また，向精神薬と骨折の関連性は以前から指摘されている．抗精神病薬や抗うつ薬を服用中の患者では，アドレナリンα_1受容体遮断作用により起立性低血圧が生じ，歩行時の転倒につながりやすい．選択的セロトニン再取り込み阻害薬（SSRI）は，認知症を対象とした後ろ向き調査で，低用量であっても転倒の危険因子となり，用量増加に伴い危険性も上昇した，という報告がある[12]．筆者らの研究では，抗精神病薬服用時間と骨折発生時間帯に有意な相関を認めており，ドパミン受容体遮断による覚醒度の低下の影響も考えられ，注意が必要である[13]．抗不安薬についても，高齢者では副作用が発現しやすく，過鎮静，運動失調，転倒，認知機能低下の危険性が高まる[14]．睡眠薬は，ω_2受容体に影響を与えるベンゾジアゼピン系の睡眠薬を使用した症例で転倒・転落の危険性を高める，という考え方が一般的である．また，高齢患者では最高血中濃度の上昇や消失半減期の延長により，血中濃度の高い状

態が遷延する傾向があるため，睡眠薬の半減期にも注意が必要である．ラメルテオン使用者の骨折率は他の睡眠薬使用者のそれに比べ半分以下である印象があり，さらには，抑肝散が睡眠障害に効果的な症例もみられ，転倒・骨折予防の観点から，これらの薬剤で対応可能ならばより望ましいと考えられる．

高齢者に向精神薬を投与する際には，以上のような有害事象が起こりやすいことから，向精神薬の投与目的と副作用について本人・家族あるいは介護者などに十分に説明し，同意を得る必要がある．

向精神薬の使用状況の実際

高齢者にしばしば発症し，臨床上問題となりやすい精神疾患として，うつ病，せん妄，認知症からそれぞれ1症例を提示し，考察を含めて検討する．

Case 1 ● 単身生活中に抑うつ症状を呈した70歳代女性

難治例に対するm-ECTの効果

患者データ
- 年齢：79歳．
- 性別：女性．
- 診断名：重症うつ病．
- 主訴：話す元気がない，何を話したらいいかわからない．
- 既往歴：心房細動，狭心症，高血圧症，糖尿病．

生活歴
- 地元中学校卒業．結婚後は，農業と畜産業の手伝いに従事．病前性格は明るく社交的．

現病歴
- X－6年，夫が死去し，その後は単身生活であった．X－1年になくした財布が，X年1月に窃盗犯が捕まったことで本人のもとに戻ってきた．警察官に裁判を提案された頃から，「仲間が復讐に来るのではないか」と不安を感じるようになった．同年3月，不安感を家族に訴えるようになったが，単身生活は可能であった．同年4月，「何をしていいのかわからない」と語り，買い物にも悩み，眉間にしわを寄せて無為に過ごすようになった．近医にて施行された頭部MRI検査では特記すべき異常は認められず，改訂長谷川式簡易知能評価スケール（HDS-R）は30点満点中22点であった．セルトラリンを主剤に，夜間徘徊も認められたためハロペリドールも併用されたが，症状の改善はなく，同年5月当科初診となった．初診時，表情が硬く，声掛けにもほとんど返答が得られなかった．終日を無為に過ごし，食事もほとんどとれず，経鼻栄養が必要であった．

検査結果
- 心電図にて，心房細動を認め，QTc 0.439秒．
- 心エコーにて左室駆出率56%．

- 頭部 MRI では，年齢相応の脳萎縮や，軽度の側脳室周囲病変や深部皮質下白質病変以外に明らかな異常を認めなかった．
- ^{99m}Tc-ECD SPECT にて両側頭頂葉に軽度血流低下を認めたが，前頭葉に血流低下は認めなかった．

内服薬
- ワルファリン 2.5 mg（以下，すべて 1 日投与量），アスピリン 100 mg，カルベジロール 10 mg，ベニジピン 4 mg，イソソルビド 40 mg，ニコランジル 10 mg，メトホルミン 1,000 mg，シタグリプチン 50 mg，セルトラリン 50 mg，ハロペリドール 0.75 mg．

【治療経過と予後】

認知症との鑑別が必要であったが，うつ病性亜昏迷と考え，抗うつ薬を用いた薬物療法を継続した．ワルファリン内服中で，セルトラリンもプロトロンビン時間国際標準比（PT-INR）を延長させる危険性があったため注意が必要であったが，十分量を使用されていなかったことから，血液検査をこまめに行いながらセルトラリンを 100 mg/日まで増量した．不眠および夜間の興奮に対しては，ハロペリドールからミアンセリンに変更した．X 年 6 月，精神症状の改善がみられず，主剤をミルタザピンに変更した．同年 7 月，ミルタザピン 30 mg/日，ミアンセリン 30 mg/日に，アリピプラゾール 3 mg/日を追加した．しかし，その後も亜昏迷の改善が認められなかったため，同年 8 月より修正型電気けいれん療法（m-ECT）を施行した．4 回目終了後から自発的に会話し，食事もとれるようになり，日常の活動性に問題を認めなくなったため，計 8 回で終了した．m-ECT 終了後 1 年以上経過しているが，うつ病の再燃は認めない．

【本症例のまとめ】

老年期の抑うつ状態は抑うつ気分が前面に出ず，仮面うつ病のように身体症状や心気症状が中心であることが多く，病初期での発見が困難なケースが少なくない．不定愁訴が多く，それに対応するため各種身体疾患治療薬に加え抗不安薬が大量に処方され，病態が把握できなくなることもある．不安や焦燥が高度となり，うつ状態が遷延することでうつ病性の亜昏迷や激越性うつ病へと移行することもある．

三環系抗うつ薬は，抗コリン作用が関与する便秘や認知機能低下，心機能低下を起こしうるため，一般的に SSRI および SNRI を使用するのが望ましいが，CYP 阻害作用を有する薬剤もあり注意が必要である．本症例のようにワルファリン内服中の患者では，PT-INR を延長させる危険性があるフルボキサミン，デュロキセチンの使用は慎重に行うべきである．ワルファリンは，古くから広く使用されてきた薬剤であるが，血液凝固能，年齢，合併症，飲食物，遺伝子多型，そして併用薬剤などが原因で至適投与量には大きな個人差が生じる．ワルファリンは S 体と R 体が等量に混合されたラセミ体の医薬品であるが，抗凝固作用が 3〜5 倍強力な S 体の代謝はほぼ CYP2C9 で行われるため，CYP2C9 の阻害薬との併用には特に注意が必要である（表 3-4）．

表 3-4　CYP2C9 に影響を与える阻害薬と誘導薬

サブタイプ	阻害薬	誘導薬
CYP2C9	● フルボキサミン，パロキセチン，バルプロ酸 ● ST 合剤，フルコナゾール，シメチジン	● カルバマゼピン，フェニトイン，フェノバルビタール ● リファンピシン

　また，本症例では QTc が正常範囲の上限であったため，QT 延長や心室頻拍に注意が必要なエスシタロプラム[15]，やや鎮静作用が強く，抗コリン作用を有し，CYP2D6 酵素活性を阻害し，抗不整脈薬などの薬物の代謝を低下させる可能性があるパロキセチンは使用しなかった．アリピプラゾールの補助療法については，65 歳以上の大うつ病性障害患者を対象に実施した非盲検非対照試験において，SSRI または SNRI の併用下で 52 週投与追加されたところモンゴメリー-アスベルグうつ病評価尺度（MADRS）合計点の改善が認められたという報告もあり[16]，本症例でも使用した．

　本症例のように老年期うつ病は，加齢による脳機能の低下という生物学的基盤のうえに，ライフイベントに基づく心理的変化が複合的な要因となって発症することが多く，薬物の副作用が強く治療困難となる症例も多い．Wurff らは m-ECT のうつ病患者に対する寛解率はおよそ 55〜85% と報告し[17]，Zielinski らは心疾患を合併する患者の 95% が中断せずに行えたことを報告している[18]．また，Navarro らは，1 年以上の長期的な m-ECT の有効性を報告している[19]．本症例のように，心疾患を有する高齢者でも m-ECT は安全かつ効果的に行うことが可能であり，薬物療法で改善困難な症例では重要な治療法となりうる．

Case 2 ● レビー小体型認知症，夜間せん妄と診断された 60 歳代男性

夜間せん妄に抗精神病薬をどう使うか

患者データ
- 年齢：67 歳．
- 性別：男性．
- 診断名：レビー小体型認知症（DLB），夜間せん妄．
- 主訴：幽霊がトイレに出た，妻と A 氏が入れ替わり怖い．
- 家族歴：両親が脳出血で死亡．
- 既往歴：50 歳頃から C 型肝炎を指摘されていた．

現病歴
- 高等学校卒業後，会社員として 55 歳まで勤務し，その後は新聞配達を続けていた．X−10 年（57 歳時），C 型肝炎に対するインターフェロン治療中に，自室がわからなくなり中止となった．X 年 1 月，眩暈の治療で処方されたジフェニドール，イフェ

ンプロジルを服薬後，ズボンのチャックの開閉ができず，自分の名前も書けない状態となり，中止後改善した．同年8月，頻尿および排尿時痛の治療で処方されたシプロフロキサシン服用後，レム睡眠行動異常や，夜間，ハンガーに掛けられた洋服を見て「息子2人が排便しているから」と片付けようとしたり，妻と妻の同僚のA氏（すでに他界）を誤認する言動がみられた．ドロキシドパ200 mg/日服用後から人物誤認は昼夜関係なくみられ，夜間トイレの場所がわからないこともあった．ドロキシドパは中止され，オランザピン2.5 mg/日を処方されたが，服用後から流涎，構音障害が出現．その後も，物の置き忘れ，蛇口の閉め忘れ，幻視，不眠，レム睡眠行動異常を認め，人物誤認から粗暴行為に発展することもあった．同年12月，精査・加療目的で当院に初診となった．初診時，Mini-Mental State Examination (MMSE) は30点満点中22点であった．神経徴候として，表情は乏しく，両四肢の筋固縮，寡動，前傾姿勢，小刻み歩行を認めた．

検査結果
- ^{99m}Tc-ECD SPECT や ^{18}F-FDG PET 画像を用いた画像検査結果にて，後頭葉の血流低下や糖代謝低下を認めた．
- MIBG シンチグラフィにて，心筋への MIBG の集積低下がみられ，心臓/縦隔比 (H/M比) が早期相，後期相ともに 1.23 と低値を示した．

【治療経過と予後】

本症例の診断を DLB と考え，ドネペジル3 mg/日を開始したところ，幽霊の幻視や人物誤認は数日間のうちに消失した．しかし，夜間の不穏・せん妄様状態が持続したためクエチアピンを25 mg/日から開始し，37.5 mg/日まで増量したが改善がみられなかったため，適応外処方であるがクエチアピンに加えて一時的に催眠・鎮静薬であるベゲタミンB配合錠0.25錠を頓用で使用した．その結果，夜間の行動異常も軽減し興奮も改善した．その後，ドネペジルを5 mg/日に増量後，妻が別の人間に置き替わる症状が再燃することはなくなり，家事の手伝いもできるようになった．X+5年，認知症は緩徐に進行し，抗精神病薬の中止は困難であるが，精神症状は増悪せずに経過している．

【本症例のまとめ】

DLB の抗精神病薬に対する過感受性は，2003年の第3回 DLB/PDD 国際ワークショップにおいて改訂された診断基準でも示唆的特徴の1つに挙げられている[20]．DLB ではアルツハイマー型認知症や正常対照群に比べ，中前頭葉や海馬体のコリンアセチルトランスフェラーゼ活性低下が強く[21]，ドネペジルは DLB の BPSD（認知症に伴う行動・心理症状）への効果が報告されており，本症例でも効果的であった．なお，徐脈，不整脈，房室ブロック，消化性潰瘍，気管支喘息，閉塞性肺疾患などを伴う症例では，ドネペジルの使用には慎重を期すべきである．本症例は，多動で落ち着きがなく，不安・焦燥・困惑を伴った夜間せん妄もみられ，抗精神病薬を使用せざるを得なかった．本症例は糖尿病に罹患していなかったため，抗精神病薬の使用でパーキンソニズムが生じやすい DLB にも，比較的安全に使用可能なクエチアピンを使用

表 3-5　検討した抗精神病薬と治療結果

薬剤名	症例数	改善率(%)	副作用発現率(%)	平均使用量(mg/日)	平均使用量(mg/日)(有効症例)
ハロペリドール	25	68.0	16.0	5.23	4.84
クエチアピン	115	67.8	12.2	37.94	36.96
リスペリドン	74	62.2	17.6	1.08	0.95

した．オランザピンも比較的パーキンソニズムが出現しにくいが，本症例のように薬剤に対し過感受性がみられる症例ではやはり注意が必要である．

表 3-5 は 65 歳以上のせん妄患者(自験例)に対する 3 種類の抗精神病薬の有効性に関して，各抗精神病薬それぞれの改善率・副作用発現率などの調査結果をまとめたものである．せん妄の改善率はハロペリドール，クエチアピン，リスペリドンに差を認めなかったものの，副作用発現率はクエチアピンが他の 2 剤に比べ低い傾向がみられた．副作用としては，肝機能障害，日中の傾眠，過鎮静，転倒，肺炎，腸閉塞，錐体外路症状，血圧低下など多岐にわたる．高齢者の開始用量は，性差，年齢，体重，せん妄の程度や緊急性にもよるが，ハロペリドール(注射剤)は 1.25 mg/日または 2.5 mg/日，クエチアピンは 12.5 mg/日または 25 mg/日，リスペリドンは 0.25 mg/日または 0.5 mg/日として，効果と副作用を検討しながら数日単位で漸増することが望ましい．

Case 3 ● 有害事象が出現したアルツハイマー型認知症の 80 歳代女性

BPSD に対し薬物療法をどう行っていくか

患者データ
- 年齢：85 歳．
- 性別：女性．
- 診断名：アルツハイマー型認知症．
- 主訴：呂律が回らない，足腰が立たない(家族談)．
- 既往歴：高血圧症．

生活歴
高等学校卒業後，工場に勤務していたが結婚を機に退職し，その後は専業主婦．

現病歴
- X 年(79 歳)頃からもの忘れや時間の見当識障害が出現し，徐々に失行，失認，実行・遂行機能障害が加わり，単身生活困難から X＋3 年施設入所となった．もの盗られ妄想，夜間不眠，帰宅願望，徘徊，興奮などで，同年 12 月近医精神科初診．HDS-R で 30 点満点中 13 点であった．以降同院の外来や入院で治療され，ガランタミン 12 mg/日，リスペリドン 2 mg/日，クエチアピン 150 mg/日，ゾピクロン 20 mg/日まで増量されたが，BPSD は遷延した．高血圧症の治療薬として，バルサル

タン 40 mg/日，アムロジピン 5 mg/日を内服中であった．X＋6 年には，生年月日を間違え，孫の名前は見当もつかず，子どもの名前も時に失念し，他界した両親が「生きている」と語るなど重度の認知症の状態になった．X＋6 年 5 月（85 歳），夕食後に薬を服用後から呂律が回らず，流涎がみられ，足腰が立たないと当院に初診となった．血圧 105/68 mmHg，身長 148 cm，体重 39 kg．頭部 MRI では急性期の器質病変は認められなかった．
　本症例への対応として，下記①〜④の選択肢を検討した．
　　①経過観察
　　②リスペリドンないしクエチアピンの減量
　　③ガランタミンの減量ないし中止
　　④バルサルタンないしアムロジピンの減量

【治療経過と予後】

　当時の全身状態，年齢，体格からリスペリドン 2 mg/日，クエチアピン 150 mg/日，ゾピクロン 20 mg/日は過量と考えた．また，血圧もやや低めで，ガランタミン使用による BPSD の悪化も考え，前述②③④すべてを同時に行った．その後，疎通性を含めた認知機能低下や意欲低下をきたすこともなく，易怒性は軽減した．クエチアピン 37.5 mg/日，エスゾピクロン 2 mg/日まで減量したところ，午前中の活動性が亢進し，徘徊で目が離せなくなり，時に帰宅願望から険しい顔つきになった．抑肝散を使用しても症状が改善しなかったため，メマンチンを開始したところ，徐々に徘徊は目立たなくなったが，15 mg/日まで増量した際に日中の傾眠傾向が現れたので，維持量は 10 mg/日とした．降圧薬はすべて中止した．

【本症例のまとめ】

　ガランタミンは，攻撃性や興奮の改善が 20% 以上の症例で認められたが 10〜15% の症例では逆に悪化した，との報告もあるように[22]，コリンエステラーゼ阻害薬（ChEI）が BPSD を改善させることもあるが，悪化させることもある．その際に，抑肝散やメマンチン，時に抗精神病薬を追加投与されることもあるが，BPSD が改善しない結果，過量に抗精神病薬が処方され，有害事象が生じることがある．ChEI と抗精神病薬を併用せざるを得なくなった時点，あるいは抗精神病薬の投与量が増えてきた時点で，ChEI の減量・中止も検討する必要がある．
　抗精神病薬のなかの選択肢としては，忍容性を考慮し第二世代抗精神病薬を優先するべきであろう．ただ，いかなる BPSD にも有効というわけではなく，二重盲検無作為試験では，ハロペリドール[23]，リスペリドン[23]，オランザピン[24]，クエチアピン[25]などの，幻覚，妄想，焦燥，攻撃性に対する有効性が示されている．使用開始量や最大使用量は，臨床家によって多少意見に違いはあるが，必要最低限にとどめるべきで，認知症の有無も抗精神病薬の使用量に影響を与える．表 3-6 は，自験例のデータであるが，65 歳以上の認知症（DLB 以外）における BPSD，せん妄，老年期幻覚妄想状態の症状安定に必要であった抗精神病薬使用量を示している．認知症に移行しな

表 3-6 65 歳以上の認知症（DLB 以外）における BPSD，せん妄，老年期幻覚妄想状態の症状安定に必要であった抗精神病薬の使用量

	症例数	平均使用量±標準誤差(mg/日)*
DLB 以外の認知症における BPSD	78	0.82±0.05
せん妄	142	0.91±0.07
認知症に移行した老年期幻覚妄想状態**	14	1.07±0.14
認知症に移行しなかった老年期幻覚妄想状態**	9	1.71±0.22

*抗精神病薬の平均使用量はリスペリドン換算量．
**老年期幻覚妄想状態の認知症への移行は，3 年間以上経過をみた結果で判断．

かった老年期幻覚妄想状態の治療に用いた抗精神病薬の量は，BPSD に対して用いた量のおよそ 2 倍であった．抑肝散が BPSD に対して用いられることがあるが，いくつかのオープンラベル試験[26]やランダム化比較試験[27]を対象としたメタ解析[28]において有効性が示されているものの，現時点では統計学的な有意差が認められたプラセボ対照の二重盲検試験は認められない．抗てんかん薬に関して有効性が示されている報告もあるが，抗精神病薬に比べると根拠に乏しい．

　本症例では，高血圧の治療薬として用いられたバルサルタン 40 mg/日，アムロジピン 5 mg/日を最終的にはすべて中止できた．施設入所による食事内容の変化（減塩）や体重減少により，長年降圧薬の処方が必要だった高血圧が改善することは日常診療でよく経験する．75 歳以上の後期高齢者では薬物有害作用出現頻度が 15％ 以上であったことや，服薬数が 6 種類以上では薬物有害作用出現頻度が高まるといわれており，薬剤の必要性を常時検討し，適正化する努力が必要である[3]．

高齢者の特性を理解して適切な薬物療法を

　国民皆保険体制のわが国の医療では，多くの人が手厚い医療行為を受けられる状況にある．喪失体験，不安や寂しさなど，高齢者が有する心理特性が加わり，必要以上に医療機関を受診し，薬剤処方を求める高齢者も少なくない．医師も，ある程度の制限はあっても，基本的には好みの治療，特に薬物療法を自由に行える．こうした状況から，薬物療法を積極的に行うことが良質な医療だという短絡的で誤った固定観念が，患者・家族，さらには一部の医療者にまで侵食している印象がある．本章で提示した症例のように，高齢者にみられるうつ病，せん妄，認知症は合併することも多く，まず見立てをしっかりしたうえで，併存疾患およびその治療薬，すでに投与中の向精神薬，検査所見などをきちんと確認し，高齢者の特性を理解したうえで適切な薬剤選択，用量設定，注意深い経過観察が必要である．そして，非合理的な，根拠に乏しい多剤投与を漫然と続けないように自らを戒めなくてはならない．

● 文献

1) 内閣府：平成 26 年版 高齢社会白書（全体版）（http://www8.cao.go.jp/kourei/whitepaper/w-2014/zenbun/index.html）
2) 三島和夫，片寄泰子，榎本みのり，ほか：診療報酬データを用いた向精神薬処方に関する実態調査研究．厚生労働科学研究費補助金 厚生労働科学特別研究事業：向精神薬の処方実態に関する国内外の比較研究 平成 22 年度 総括・分担研究報告書（研究代表者：中川敦夫），pp15-32，厚生労働省，2011
3) Ritschel WA（著），守田嘉男（監訳），岩本文一（訳）：老年期の薬物動態学．pp15-19，じほう，1991（原書：Ritschel WA：GERONTOKINETICS-PHARMACOKINETICS OF DRUGS IN THE ELDERLY. Telford Press, 1988）
4) 秋下雅弘：高齢期の生活習慣病に対する薬物療法．Advances in Aging and Health Research（2012）：191-197, 2013
5) 日本腎臓病薬物療法学会：腎機能低下時に最も注意の必要な薬剤投与量一覧（2014 改訂 22 版）（http://jsnp.kenkyuukai.jp/images/sys%5Cinformation%5C20140917232319-B1E1C09F20D8CFF2040E1266357E86C342A7D2D6419AFD14A3F850EEFA19D93B.pdf）
6) 吉永正夫：潜在的 QT 延長症候群で，投与に注意しなければならない薬剤はありますか．小児内科 40：408-409, 2008
7) Gugler R, Jensen JC：Omeprazole inhibits oxidative drug metabolism. Studies with diazepam and phenytoin in vivo and 7-ethoxycoumarin in vitro. Gastroenterology 89：1235-1241, 1985
8) U.S. Food and Drug Administration. Public Health Advisory：Deaths with Antipsychotics in Elderly Patients with Behavioral Disturbances. 2005（http://www.fda.gov/drugs/drugsafety/postmarketdrugsafetyinformationforpatientsandproviders/ucm053171）
9) Jeste DV, Blazer D, Casey D, et al：ACNP White Paper：update on use of antipsychotic drugs in elderly persons with dementia. Neuropsychopharmacology 33：957-970, 2008
10) 長嶺敬彦：精神科の誤嚥性肺炎，これが新常識—抗精神病薬とサブスタンス P に注目．精神看護 11：94-103, 2008
11) Hill KD, Schwarz JA, Sims J：Chapter 12. Falls. Ratnaike RN（ed）：Practical Guide to Geriatric Medicine. pp155-167, McGraw-Hill, 2001
12) Sterke CS, Ziere G, van Beeck EF, et al：Dose-response relationship between selective serotonin re-uptake inhibitors and injurious falls：a study in nursing home residents with dementia. Br J Clin Pharmacol 73：812-820, 2012
13) 宇田川充隆，井上輝彦，室井千代，ほか：高齢者への睡眠薬や抗精神病薬と骨折．臨床精神医学 41：433-438, 2012
14) Billioti de Gage S, Bégaud B, Bazin F, et al：Benzodiazepine use and risk of dementia：prospective population based study. BMJ 345：e6231, 2012
15) Castro VM, Clements CC, Murphy SN, et al：QT interval and antidepressant use：a cross sectional study of electronic health records. BMJ 346：f288, 2013
16) 木村真人，堀 輝，中村 純，ほか：大うつ病性障害を対象とした aripiprazole 補助療法の長期投与における有効性および安全性に関する非盲検試験．臨床精神薬理 17：401-411, 2014
17) van der Wurff FB, Stek ML, Hoogendijk WJ, et al：The efficacy and safety of ECT in depressed older adults： a literature review. Int J Geriatr Psychiatry 18：894-904, 2003
18) Zielinski RJ, Roose SP, Devanand DP, et al：Cardiovascular complications of ECT in depressed patients with cardiac disease. Am J Psychiatry 150：904-909, 1993
19) Navarro V, Gastó C, Lomeña F, et al：Frontal cerebral perfusion after antidepressant drug treatment versus ECT in elderly patients with major depression：a 12-month follow-up control study. J Clin Psychiatry 65：656-661, 2004
20) McKeith IG, Dickson DW, Lowe J, et al：Diagnosis and management of dementia with Lewy bodies：third report of the DLB Consortium. Neurology 65：1863-1872, 2005
21) Tiraboschi P, Hansen LA, Alford M, et al：Cholinergic dysfunction in diseases with Lewy bodies. Neurology 54：407-411, 2000
22) Brodaty H, Woodward M, Boundy K, et al：A naturalistic study of galantamine for Alzheimer's disease. CNS Drugs 20：935-943, 2006
23) De Deyn PP, Rabheru K, Rasmussen A, et al：A randomized trial of risperidone, placebo, and haloperidol for behavioral symptoms of dementia. Neurology 53：946-955, 1999

24) Street JS, Clark WS, Gannon KS, et al：Olanzapine treatment of psychotic and behavioral symptoms in patients with Alzheimer disease in nursing care facilities：a double-blind, randomized, placebo-controlled trial. The HGEU Study Group. Arch Gen Psychiatry 57：968-976, 2000
25) Tariot PN, Ismail MS：Use of quetiapine in elderly patients. J Clin Psychiatry 63：21-26, 2002
26) Okahara K, Ishida Y, Hayashi Y, et al：Effects of Yokukansan on behavioral and psychological symptoms of dementia in regular treatment for Alzheimer's disease. Prog Neuropsychopharmacol Biol Psychiatry 34：532-536, 2010
27) Hayashi Y, Ishida Y, Inoue T, et al：Treatment of behavioral and psychological symptoms of Alzheimer-type dementia with Yokukansan in clinical practice. Prog Neuropsychopharmacol Biol Psychiatry 34：541-545, 2010
28) Matsuda Y, Kishi T, Shibayama H, et al：Yokukansan in the treatment of behavioral and psychological symptoms of dementia：a systematic review and meta-analysis of randomized controlled trials. Hum Psychopharmacol 28：80-86, 2013

〔宇田川充隆，石田　康〕

第 3 章

児童・思春期の患者

　児童・思春期の精神科診療において，薬物療法は欠かすことのできない介入技法となっており，成人期に比べてその知見が乏しいとはいえ，他の技法と比較してその有効性と安全性が最も検証されてきた．加えて，忍容性に優れた新規薬剤が使用可能となったことで，児童・思春期の患者に対する薬物療法の機会は飛躍的に増加している．たとえば，米国の児童・思春期患者における抗精神病薬の処方数の推移をみると，1993 年から 1995 年に比べ，2002 年には 6 倍に伸びており，その 92.3% は第二世代抗精神病薬であるという[1]．しかし，精神病性障害に対する使用は 14.2% にとどまり，ほかは破壊的行動障害，抑うつ障害や双極性障害，チック症，自閉スペクトラム症，知的能力障害などに使用された．この背景には，第二世代抗精神病薬が自閉スペクトラム症の易刺激性に対する適応を取得したこと，思春期患者，とりわけ注意欠如・多動症の併存障害として双極性障害が高頻度に認められることが強調され，同時に双極性障害に対する第二世代抗精神病薬の有効性が示されたこと[2]が関連している．

　ところが，米国精神医学会は，2013 年 9 月 20 日に Choosing Wisely[3]を発表し，そのなかで，精神病性障害以外の児童・思春期患者に抗精神病薬を処方することのリスク・ベネフィットは明らかでないとして，第 1 次治療として投与すべきではないという注意喚起を行った．この発表は，児童・思春期精神科医療にとって衝撃的であったが，現実に他の薬物療法の選択肢はないというのが実情であり，児童・思春期患者の薬物療法の実施にあたっては，適切な診断・評価とモニタリングのもと，慎重に薬物療法を実施する姿勢が求められる．

　本章では，児童・思春期患者に対して薬物療法を実施するうえでの留意点について述べる．

● 児童・思春期患者の症状の非定型性

　児童・思春期患者の臨床像は，成人と異なるところが多く，非定型的であることが強調されてきた．例として，児童・思春期のうつ病について考えてみたい．力動的な視点が優勢であった頃，抑うつ的な子どもはいても，超自我が十分に形成されていない児童・思春期には，真のうつ病は存在しないと考えられてきた．しかし，1980 年

代以降，児童・思春期のうつ病は，年齢と発達段階を考慮すれば，成人期と同様の診断基準で診断可能であると考えられるようになった．ただし，児童・思春期のうつ病は，成人期と異なり，制止症状が乏しく，抑うつ気分よりも焦燥が前景に立つなどの非定型性を有しており，そのことは米国精神医学会の診断基準(DSM-5)においても，①「抑うつ気分」ではなく「易怒的な気分」，②体重の減少ではなく期待される体重増加がみられないこと，でもよいことが記されている．

また，児童期うつ病と思春期うつ病の疫学的特徴や臨床像も異なることが示唆されている．Birmaherらは10年間の文献レビュー[4]をもとに児童期におけるうつ病の有病率を2.5%，思春期のうつ病の有病率を8.3%と推定した．DSM-Ⅳにおいても児童期の有病率は0.5〜2.5%（男：女＝1：1），思春期の有病率は2.0〜8.0%（男：女＝1：2）とされている．性比の相違はDSM-5でも言及されており，思春期以降では，女性の有病率は男性の1.5〜3倍になることが述べられている．年齢別の新規罹患率をみても，12歳を境に有病率は急激に高まる[5]．

児童期うつ病と思春期うつ病の臨床症状を比較したYorbikら[6]の研究では，K-SADS-PLでうつ病と診断された児童期患者（N＝201，女児40.8%）と思春期患者（N＝715，女児68.0%）の臨床症状を比較し，思春期うつ病よりも児童期うつ病に多い臨床症状として焦燥，児童期うつ病よりも思春期うつ病に多い臨床症状として希望のなさ，倦怠感，過眠，体重減少，自殺企図が挙げられた．また，併存障害については，思春期うつ病より児童期うつ病のほうが分離不安症や注意欠如・多動症が多く，児童期うつ病よりも思春期うつ病のほうが物質使用障害の併存が多いという．また，Zisookら[7]は，STAR*D試験に参加した4,041人（18〜75歳）のうつ病患者を発症年齢によって5群に分け，重症度や併存障害のパターンを比較した．その結果，12歳未満で発症した患者のほうが，①壮年期以降の発症に比べ重症度が高く，生活の質も低い，②18歳以降の発症に比べ，罹病期間も長く，エピソード数が多い，③思春期発症（12〜17歳）に比べ，心的外傷後ストレス障害の併存率が高い，④児童期発症例と思春期発症例は，それ以降の発症例に比べて社交不安症，神経性過食症の併存率が高い，⑤児童期発症例と思春期発症例は他の年齢の発症例に比べて自殺企図の回数が多く，18〜44歳の発症例に比べて自殺リスクが高い，ということが明らかになっている．また，Fernandoら[8]は，同様に成人期うつ病患者372人（33.3±10.8歳，女性64.2%）を，児童期発症（62人），思春期発症（101人），成人期発症（209人）に分けてその併存障害のパターンを比較している．その結果，成人期発症例に比べて，児童・思春期発症例では自殺企図，アルコール使用障害，社交不安症，強迫症，猜疑性・回避性パーソナリティ障害が多かったが，児童期発症例と思春期発症例の間に相違は認められなかった．これらのエビデンスには，児童・思春期うつ病は，成人期と異なり非特異的であることが示唆されているが，児童期と思春期を一括することは適切ではなく，児童期うつ病，思春期うつ病，成人期うつ病は，それぞれ異なる臨床像であることが示されている．

ここで問題になるのは，生物学的に同等のうつ病が，その年齢層によって異なる表

現をとるのか，それとも児童期，思春期，成人期のうつ病が少なからず異なる病態であるのかということである．児童・思春期のうつ病が，成人期になっても，自殺企図が多いなどの臨床特徴を示すことは[7,8]，後者の可能性を示唆しているといえる．そして，この病態上の相違を最も支持するのは薬物療法への反応性である．

児童・思春期患者の薬物療法への反応性の非定型性

　児童・思春期のうつ病の薬物療法への反応性は，成人期と異なっている．成人期のうつ病に対して一貫して有効性が示されてきた三環系抗うつ薬は，児童・思春期においては有効でないことが一貫して示されている[9]．その背景には，三環系抗うつ薬に対する忍容性の低さがLOCF(last observation carried forward)では有効性の評価にネガティブに働くことに加え，プラセボ奏効率が高いことが挙げられる．うつ病の自然経過をみた研究では，1年以内におよそ90%は自然軽快するが，一方では再発率が高いことが知られている．これには児童・思春期のうつ病患者がレジリエンス(回復力)をもつ，というよりも，児童・思春期のうつ病が双極性要素をもつ可能性を示唆している．

　そのことが注目されたのは，児童・思春期うつ病患者(ないしは，若年成人の患者を含む)において，新規抗うつ薬の投与開始，増量時に自殺関連事象が増加することが指摘され，この背景には，児童・思春期患者のうつ病が双極性要素を伴うことが明らかにされたことによる．児童・思春期のうつ病患者に対する選択的セロトニン再取り込み阻害薬(SSRI)の有用性は，プラセボ対照二重盲検試験で示されている[10]．そして，実際，米国では8～18歳のうつ病に対してfluoxetineが，12～17歳のうつ病に対してエスシタロプラムが適応を取得している．

　ところが，2003年に英国医薬品医療製品規制庁(MHRA)は，児童・思春期患者の強迫症，社交不安症，うつ病を対象とした9つの比較対照試験を検討し，うつ病では明確な有効性が確認できず，情動不安定(泣き，気分変動，自傷，希死念慮および自殺企図)がプラセボ群の1.5%に対してパロキセチン群では3.2%であったことから，パロキセチン投与のベネフィットがリスクを上回らないと判断した[11]．さらに，英国医薬品安全委員会(CSM，現英国医薬品委員会；CHM)は，他の新規抗うつ薬についても検討を加え，fluoxetineを除くすべての薬剤において，リスクとベネフィットのバランスは好ましくなく，18歳未満のうつ病患者に対して使用すべきではないと結論づけた[12]．

　しかし，その後の米国，欧州の規制当局における詳細な解析のもと，以下の事実が明らかになっている．欧州医薬品審査庁(EMEA，現欧州医薬品庁；EMA)は，パロキセチン，ならびにその他の抗うつ薬(アトモキセチン，citalopram，デュロキセチン，エスシタロプラム，fluoxetine，フルボキサミン，ミアンセリン，ミルナシプラン，ミルタザピン，reboxetine，セルトラリン，venlafaxine)について，28のプラセボ対照比較臨床試験および医学雑誌に公表されている8つの比較試験と複数の観察的

試験データのレビューを行った[13]．その結果，SSRIおよびセロトニン・ノルアドレナリン再取り込み阻害薬(SNRI)を服用している児童・思春期患者において，自殺企図および希死念慮を含む自殺関連事象，自傷行為，敵意，情動不安定が増加することを指摘し，特に治療初期や治療中止時に注意深い観察が必要なこと，また薬剤中止時には退薬症候の出現に注意すべきであることを指摘した．

一方，米国では，臨床試験において「自殺関連事象」として集計された事象には，自殺の意図がない自傷行為なども含まれていたことから，各臨床試験において「自殺関連事象」として集計された事象を分類し，再解析が行われた．その結果，新規抗うつ薬投与後に激越，不穏，運動亢進，脱抑制，アカシジア，易刺激性，敵意などが出現し，希死念慮や自殺企図などとの関連が示唆されること，抗うつ薬投与に伴う躁病エピソード誘発の危険性があることを指摘した[14]．さらに，米国食品医薬品局(FDA)は9つの抗うつ薬に関する24の臨床試験における自殺関連事象を再分類したコロンビア研究の結果(自殺行動/希死念慮の相対リスク1.95，自殺行動/希死念慮の可能性のある行動の相対リスク2.19)を踏まえ，児童・思春期患者において自殺関連事象のリスクが高まるという知見は検討されたすべての薬剤(fluoxetine，セルトラリン，ミルタザピン，パロキセチン，フルボキサミン，エスシタロプラム，venlafaxine, citalopram, bupropion, nefazodon)に当てはまることを指摘した[15]．その後，FDAはパロキセチンをはじめとする11種類の抗うつ薬の372件の治験データの解析結果を報告し，18～24歳の患者においても自殺関連事象がプラセボ群に比べて有意に多くみられることを報告した[16]．

わが国では，2013年3月に医薬品医療機器総合機構が「新規抗うつ薬(SSRI, SNRI，ミルタザピン)における18歳未満の大うつ病性障害患者を対象とした海外検証的試験に関する調査について」と題する報告書を公表し，6～17歳を対象にしたプラセボ対照無作為化試験において，ベースラインから最終評価時までのCDRS-R(小児うつ病評価尺度改訂版)得点の変化量，ならびにCDRS-Rを用いて調べた反応率について，実薬群とプラセボ群の間で統計学的有意差が認められなかったことから添付文書改訂を求めている[17]．この発表を受けて，日本児童青年精神医学会と日本うつ病学会は共同見解を発表しており，そのなかでは，児童・青年期うつ病に対する多面的な評価と包括的治療，慎重な薬物療法の実施が推奨されている[18]．

ところが薬物療法を含めた包括的治療に関するエビデンスは少ない．薬物(fluoxetine)と認知行動療法の併用，薬物療法のみ，認知行動療法のみ，プラセボの4群間のうつ病に対する治療効果を比較した研究では[19]，併用療法群と薬物療法群は，プラセボ群と比較し有意な改善を示した．この結果は，併用療法が単独治療より児童・思春期のうつ病の治療に効果があったこと，fluoxetineが認知行動療法よりも有効であったことを示した．認知行動療法については，この報告では抑うつ症状の軽減に関してはプラセボ群と有意差はなかったが，自殺に関連した行動の削減に関して効果が認められた．この研究は，児童・思春期のうつ病には，薬物療法と精神療法の併用が最も有効であることを示している．

児童・思春期患者の操作的診断が抱える問題

　児童・思春期患者の薬物療法のエビデンスは，年齢と発達段階を考慮したうえで下された成人と同様の操作的診断に基づいて構築されている．しかし，その診断をめぐって依然として多くの議論が存在し，薬物療法のエビデンスの解釈を複雑にしている．その最たるものが，児童・思春期の双極性障害である．

　児童期の双極性障害の報告は古く，1884年に英国の医師Grevesが，体重減少，身体愁訴，気力低下を伴ううつ病エピソードのあと，3週間にわたる急性躁病エピソードを呈した5歳の女児を報告したことに遡る[20]．1921年に発刊されたKraepelinの教科書でも，15歳以下の発症は3%，10歳以下の発症は1%未満にみられると記されている[21]．そして，Kasaninは，1931年に子どもの双極性障害の臨床症状が行動障害としての色彩を帯びることを指摘する一方で，注意欠如・多動症との鑑別がしばしば困難になることを指摘し，双極性障害の診断にあたっては気分症状の存在に着目することの必要性を説いている[22]．気分症状の軽視がもたらす過剰診断の危険性は，今日では最も注目される話題であるが，この時代にすでに警鐘が鳴らされていたことは特筆すべきであろう．

　1976年にWeinbergとBrumbackは，児童・思春期双極性障害の診断基準を作成し，躁うつ混合が多いこと，易刺激性が多いことを特徴に据えた[23]．1979年にDavis[24]は「情動の嵐」という表現を用いて，児童・思春期の双極性障害の特異性を表現している．児童・思春期の双極性障害は，当初は成人期との相違が強調されていたが，そのような特異性こそが児童・思春期の双極性障害の典型像であるととらえられるようになり，診断が拡大する素地が作られた．その後，1991年にBiedermanら[2]は，注意欠如・多動症と診断される児童の1/3に双極性障害があることを報告した．2000年のLewinsohnら[25]の報告では，子どもの双極性障害の有病率は1%，閾値下の障害を含めると4.3%の有病率と報告している．そして，GoodwinとJamisonの教科書の2007年版[26]では，双極性障害の1/4は15歳以下で発症すると記載されるに至ったのである．児童・思春期の双極性障害の薬物療法についてもさまざまな臨床試験が実施され，気分安定薬よりも第二世代抗精神病薬についてのエビデンスが集積され，児童・思春期患者に対する第二世代抗精神病薬の処方が急増するなど，児童・思春期における双極性障害の存在は広く受け入れられた．

　当初の追跡研究は，子どもの双極性障害が成人期の双極性障害と連続性を有することを示唆している．Gellerら[27]の調査によれば，双極性障害の児童の第1度親族では，28.2%に双極Ⅰ型障害を伴い，対照群や注意欠如・多動症群より多かったことを報告している．また，Gellerらの別の研究[28]では，双極Ⅰ型障害と診断された児童を8年間追跡すると，その44.4%に躁病エピソードが，35.2%に物質使用障害が併存していた．また，Lewinsohnら[25]の追跡調査でも，半数強の子どもが24歳まで双極性障害と診断されたという．

　しかし，一方では，児童・思春期の双極性障害の過剰診断についても警鐘が鳴らさ

れた．とりわけ，不機嫌など慢性のいらだちを前景とする気分の異常を双極性障害に含めてよいかという議論が行われた．そのために提唱されたのが severe mood dysregulation（SMD）の概念である．SMD は，一過性の躁状態が一日も持続せず，気分症状と過覚醒が 12 歳前に出現し慢性的に持続するという気分エピソードによって特徴づけられ，「気分の異常：慢性のいらだちがほぼ毎日半年以上続く．否定的な感情刺激に対する過剰反応が週に 3 回以上」「関連症状：不眠，興奮，注意散漫，競い合う考え，観念奔逸，行為心迫などのうち 3 項目以上」「機能障害：家，学校，友人関係の 1 つで重度，別の場所でも軽度みられる」によって診断される．そして，その有病率を調べた Brotman ら[29] の研究では，有病率が 3.3％，うち 1.8％ が重度の機能障害を有していた．追跡調査によれば，SMD 患者が躁病，混合性エピソードを呈することはなく，小児期の慢性の易刺激性は成人のうつ病，全般不安症のリスク上昇と関連し，双極性障害，Ⅱ軸障害とは関連しなかった．このことは，児童・思春期発症双極性障害の妥当性に疑問を投げかけるものであり，これまで児童・思春期の双極性障害と呼ばれてきた病像は，むしろうつ病の特徴を示していることを示唆することになる．また，利益相反が適切に申告されていなかったという問題も指摘され，注意欠如・多動症の患者に対し，第二世代抗精神病薬が処方されるよう便宜を図ったのではないかとの懸念も提出され，事態は混沌とした．

　DSM-5 では，このような一連の動きを反映し，SMD に代わり，重篤気分調節症（disruptive mood dysregulation disorder；DMDD）の概念が採用され，抑うつ障害群の一型に位置づけられた．しかし，その診断と治療における位置づけは曖昧なままである．児童・思春期においては双極性障害としての疾患形成は未完成であり，うつ病との判別も不十分である．DSM-5 において，抑うつ障害と双極性障害は，病態が異なるとして別のカテゴリーに位置づけられた．しかし，児童・思春期においては，うつ病は双極性要素を有して焦燥が前景に立ち，双極性障害は不機嫌が前景に立ち，辺縁群はうつ病との関連が指摘されるなど，その重なりは大きい．児童・思春期における臨床像が十分な疾患単位を形成していない可能性について留意することは，より慎重な薬物療法の実施に不可欠である．

神経発達症との併存をめぐる問題

　双極性障害をめぐる混乱のもう 1 つの局面は，かんしゃくの反復がみられ，かつては双極性障害，現在では抑うつ障害の 1 つである重篤気分調節症と考えられる一群が神経発達症に併存しやすく，見逃しなく適切に診断する必要がある一方，両者の臨床症状には共通性があり，鑑別が重要であるという点である．

　神経発達症は，脳機能の偏りにより認知や行動のパターンに相違をきたし，そのために日常生活に支障をきたす状態であり，自閉スペクトラム症，コミュニケーション症，注意欠如・多動症，限局性学習症，運動症などを含む．従来に比べ，臨床的関与の対象となる神経発達症の範囲は，知的能力障害のない例，軽症例へと拡大しつつあ

り，それらの場合には，神経発達症よりも併存する精神疾患のほうが主訴となり，精神科受診につながることが多い．

　注意欠如・多動症を例にとってみよう．思春期の調査では，注意欠如・多動症の単独例は31％に過ぎず，反抗挑発症（40％），素行症（14％），チック症（11％），不安症／うつ病／双極性障害（38％）を併存する[30]．成人期の調査においても，注意欠如・多動症の成人は，定型発達の成人に比べてうつ病や双極性障害，不安症，反抗挑発症や反社会性パーソナリティ障害，タバコ使用障害の有病率が有意に高い[31]．

　ここで問題となるのは，これらの併存障害が注意欠如・多動症を基盤として不適応などを呈した結果として起こりうるのか，それとも病態レベルでの結びつきがあるのか，ということである．言い換えれば，注意欠如・多動症に対する治療的取り組みが，将来の併存障害の予防になりうるのか，ということである．Biedermanら[32]は6～18歳の注意欠如・多動症の男児140人と定型発達の対照男児120人を前方視的に10年間追跡した．10年目には注意欠如・多動症患者112人（平均22歳）が評価でき，82名が中枢神経刺激薬治療を過去10年間のいずれかの時点で受けていた．平均治療開始年齢は8.8歳，平均治療期間は6年であった．13名は非中枢神経刺激薬治療を受けており，それらは三環系抗うつ薬，clonidine，guanfacineであった．中枢神経刺激薬治療を受けていた群では，中枢神経刺激薬の治療を受けなかった群に対して，双極性障害を除き，うつ病，素行症，不安症，反抗挑発症，留年のリスクが有意に小さかったという．このことは注意欠如・多動症のうつ病などの併存障害が2次障害としての要素をもち，中核症状に対する薬物療法の実施が併存障害の予防，改善に有効であることを示唆する．

　中核症状の背景には，前頭前野が担う実行機能の障害，側坐核などの担う報酬系の障害，とりわけ遅延報酬の嫌悪，小脳が担うタイミングの障害などが関与するとされる[33]．また，注意欠如・多動症の児童（平均10.6歳）で，金銭の得失を伴う意思決定課題を実行したところ，金銭獲得時，すなわちポジティブな報酬を受けたときの事象関連電位では対照群と差がなかったが，金銭損失時，すなわちネガティブな報酬を受けたときには，300～350 msと450～500 msの平均振幅が対照群に比べて各々マイナス側に有意に大きいなど[34]，注意欠如・多動症における報酬系の障害は報酬系損失時の否定的な情緒反応を伴うことが示唆される．

　注意欠如・多動症の治療薬であるメチルフェニデートやアトモキセチンは，いずれも前頭前野に高密度に分布するノルアドレナリントランスポーターに作用し，ドパミンやノルアドレナリンの再取り込みを阻害し，実行機能障害を改善する．また，メチルフェニデートは側坐核に高密度に分布するドパミントランスポーターに作用し，ドパミンの再取り込みを阻害し，報酬系の機能障害を改善する．

　機能的MRIを用いて，金銭報酬のない条件，金銭報酬の低い条件，金銭報酬の高い条件で意思決定課題実施時の脳活動を調べた研究[35]によれば，定型発達の児童（13.0±1.9歳，17人）では，金銭報酬の大きさによらず腹側線条体の有意な賦活が認められているが，注意欠如・多動症の児童（13.3±2.2歳，17人）は，高い金銭報酬に

のみ腹側線条体の賦活が得られるが，低い金銭報酬には腹側線条体の賦活は認められなかった．しかし，メチルフェニデート治療後には，注意欠如・多動症の児童においても金銭報酬の大きさによらず有意な腹側線条体の賦活がみられ，報酬系機能の改善が認められたという．

しかし，報酬系機能の改善は，定型発達と同様の機能になることを意味しないようである．7〜13歳のメチルフェニデート治療で安定した注意欠如・多動症の児童21名を対象にプラセボ対照二重盲検交差試験を行い，服薬中断後21〜28時間後と服薬の平均1.75時間後にCambridge Gambling Taskを用いて評価したところ，プラセボ服用時には，健常対照群よりもリスクの如何にかかわらず賭け率が高く，衝動的でリスクを回避できないのに対し，メチルフェニデート服用時にはプラセボ服用時よりも全課題後の平均賭け率が有意に低く，慎重な行動を招いた[36]．

これらの結果は，注意欠如・多動症の治療が，臨床症状の改善だけでなく，認知・行動パターンの変化をもたらしていることを意味しており，治療時にはそれに伴う心理的体験の変化にも留意する必要がある．

児童・思春期患者に対するインフォームド・アセント

児童・思春期患者の受診にあたっては，主訴は保護者や学校など周囲の大人の側にあることが多い．また，本人が言語的表現力に乏しいだけに，周囲の観察に基づいて問診を進めたり，生育歴を記した母子手帳や幼稚園・保育園・学校との通信など，客観的な指標を参考にしながら診断に至る．しかし，このことは本人の語りを軽視してよいとか，あるいは，薬物療法の開始にあたって，適切な説明や了解を得る必要がないということを意味しない．これらが存在しなければ，本人の服薬に基づく薬物療法は成立せず，また保護者も薬物療法の継続に不安を抱き，薬物療法の中断に至ることになる．

児童・思春期の患者においては，その理解力と同意能力に一定の制限があることが推定される．1947年に発表されたニュルンベルク綱領では，研究同意を想定した同意能力が議論されたが，被験者による自由同意が絶対的条件とされ，同意能力に制限のある児童・思春期患者は研究対象から除外された．このことにより，研究参加リスクから保護されるが，研究成果の恩恵も受けられないことが問題になった．そのため，世界医師会(World Medical Association)によるヘルシンキ宣言(1964年)では，同意能力がない被験者が研究に参加する場合，法的に権利が付与された代理人からのコンセントと患者からのアセントを得なければならない，とされた．

その後のガイドラインでは，保護者からのコンセントが法的な規制として求められる一方，未成年者からはアセントの取得が自発的努力として求められているが，アセントの内容は，積極的反対がないことから，積極的同意までさまざまである[37]．近年，患者の自己決定権を尊重する機運から積極的な同意が求められているが，コンセントは不能であるが積極的な同意(アセント)は可能であるとする根拠は明確でなく，

また，すべての患者は理解できる言葉や用語で可能な限り十分な説明を受けるべきとされるが，どの程度の理解が可能であり，どのような説明を実施すべきかは，説明を行う医師の判断に委ねられている．

最近では，児童・思春期の患者においても同意無能力ではなく，同意能力を前提とすべきであるとされ[38]，また，子どもの同意能力が親よりも低いとは限らないとされる[39]．ただし，アセントは医師との治療関係や，同席する保護者との関係性を反映する可能性がある．その一方で，親は子どもの意思とは無関係に単独に意思決定をしているのではなく，子どもの行動や言葉で判断を代行しているのであり[40]，家族における意思決定を重視すべきとの考え方もある[41]．しかし，子どもに必要な医療を受けさせないネグレクト，子どもを病気に仕立て上げ医療を受けさせる代理ミュンヒハウゼン症候群，虐待のために子どもが治療や保護の対象となるなどの事例を考えれば，そういった家庭状況においては，親がコンセントを行うことがふさわしくない場合も少なくない．

アセントの必要要件について，The National Commission for the Protection of Human Subjects of Biomedical and Behavioral Research[42]では，①どのような手順が行われるのかがわかる，②その手順を経験するか自由に選択できる，③その選択について明確にやりとりができる，④断ることが可能であるとわかっている，ことが挙げられている．また，Committee on Bioethics, American Academy of Pediatrics[43]では，①病状について年齢相応の理解を得る，②治療選択肢の性質とその内容について開示する，③与えられた情報を理解する能力があるか，病状に対する思いにどのような影響を与えるかを評価する，④介入を積極的に受け入れるかどうか表明するよう働きかける，ことが求められるとされる．すなわち，アセントの成立には，対象の能力と適切な手続きを踏むことの重要性が認識されている．アセント能力については，厚生労働省の「小児集団における医薬品の臨床試験に関するガイダンス」のように「中学生以降はアセントを取得する．7歳以上は簡単な説明に対し理解可能であり，理解できると思われる事項があれば説明し，アセントを取得すべき」とされることが多いが，実際には，自由意思と同意撤回の理解，抽象概念，自律的判断，利他行為の理解など，アセントで求められる能力の内容によって，どの年齢で可能とするか明確な線は引けないと考えられ，同意能力評価には，個別的な能力評価が必要であるとされる[44]．また，アセントを可能にする説明方法の検討もなされており，実演[45]，図解[46]，ビデオ[47]などの使用が有効であると示唆されるが，明確なガイドラインは存在しない．

薬物療法におけるアセント取得については，頻繁に行われていながら定式化されておらず，治療継続のための実務的な手続きにとどまっている感が否めない．アセント取得そのものが精神療法としての意味をもち，かつ，薬物療法のアドヒアランスにも直結する治療的行為であることに鑑み，適切に実施していくことが求められる．

Case 1 ● 双極性障害へと診断変更された14歳女性

いらいら，むしゃくしゃ，「何をやるのもうざい」

患者データ
- 年齢：14歳．
- 性別：女性．
- 主訴：いらいらする．
- 既往歴：特記すべきものなし．12歳時に初経．
- 家族歴：母親がうつ病にて通院中．弟が自閉スペクトラム症で軽度知的能力障害があり，特別支援学級に在籍している．

生活歴・生育歴
- 微弱陣痛のため陣痛促進薬を使用し，在胎41週に2,842gにて出生．定頸4か月，定坐7か月，初歩13か月，初語は18か月とやや遅かったが，その後は2語文がすみやかに出て，むしろ一方的に話し続けるので制止するのに苦労したほどである．活動的で，ショッピングセンターなどでも迷子になるが，本人はけろっとしていた．思いどおりにならないとかんしゃくを起こすが，こだわりの強さはみられなかったという．
- 幼稚園では，集団のなかで周囲に合わせることができないと指摘された．小学校では落ち着きがなく，周囲からちょっかいを出されると衝動的に手が出ることもあったが，学習面では問題がみられなかった．しかし，5年生のときから「しかと」に遭うなど，いじめられることも多かったという．6年生から登校しぶりが時折みられるようになった．中学入学後は，学校には通学できていたが，生活態度に干渉しがちな母親との間で口論になることが多かった．本児は弟の面倒をよくみていたが，一方的な「おせっかい」で，弟がかんしゃくを起こすことも多かった．
- 中学2年生になってから，いらいらとした気分を訴え，「何をやるのもうざい」と訴えて部屋に引きこもるようになった．一方では，「むしゃくしゃした」と言い，母親のクレジットカードで大量の買い物をすることもあったという．また，些細なことから激高し，壁に穴を開けたり，リストカットをするに至った．

現病歴
- 14歳時に診療所を受診し，うつ状態との診断のもと，パロキセチン20mg/日を処方されたが，焦燥が強まり，自殺企図が増加した．そこで，パロキセチンを中止し，メチルフェニデート徐放錠36mg/日を処方されたが，「周囲が私の悪口を言っている」と幻聴を訴えたため，アリピプラゾール12mg/日を追加処方され，精査加療目的で来院した．

検査結果
- 前医で実施されたWISC-IVでは，全検査IQは92で，言語理解に比べ処理速度が有意に低く，下位検査の評価点の間にもばらつきが大きかった．

診断
- 発達歴からは多動性-衝動性，不注意といった注意欠如・多動症の症状が幼少期より認められた．談話が一方的になったり，社会性や対人スキルの弱さも認められるが，こだわりは見出されず，自閉スペクトラム症の診断基準には至らない特性レベルと考えられた．気分症状は焦燥が主体で抑うつ状態が前景に立つが，過剰な買い物など躁症状とも思われるエピソードもあり，加えて，パロキセチンの投与により気分

の不安定化をきたしていること，母親の「うつ病」も病歴の再聴取から双極Ⅱ型障害と思われることなどを踏まえ，双極性障害の可能性が高いと考えた．

【治療経過と予後】

クエチアピンを開始・漸増し，300 mg/日まで増量したところ，気分の安定がみられた．しかし，不注意や衝動性が見出されることから，やはり注意欠如・多動症を併存していると考え，アトモキセチンを併用した．現在 50 mg/日を服用している．家族ガイダンスや学校との調整を行うなかで，別室登校から再登校が可能となっているが，副作用と思われる肥満から「薬を飲みたくない」と泣きじゃくることもあり，食事や運動などの生活指導を行っている．

【本症例のまとめ】

焦燥が主訴となった双極Ⅱ型障害と注意欠如・多動症の併存例と思われる女児の事例である．うつ病と自閉スペクトラム症の家族歴をもち，本児も抑うつ状態が前景に立ち，社会性の弱さもみられるなど自閉スペクトラム症と共通する特性も見出されることから，診断に苦慮する症例であった．しかし，詳細な病歴聴取と薬物に対する反応性を考慮して診断を確定した．クエチアピンとアトモキセチンの併用で奏効し，併せて家族や学校との調整などの包括的な取り組みのなかで再登校が可能になるなど改善しているが，体重増加をきたしていることで本児の薬物療法に対する思いは揺らいでいる．食事や運動などの生活指導を行いながらも薬剤の変更を視野に入れている．

● 文献

1) Olfson M, Blanco C, Liu L, et al：National trends in the outpatient treatment of children and adolescents with antipsychotic drugs. Arch Gen Psychiatry 63：679-685, 2006
2) Biederman J, Newcorn J, Sprich S：Comorbidity of attention deficit hyperactivity disorder with conduct, depressive, anxiety, and other disorders. Am J Psychiatry 148：564-577, 1991
3) American Psychiatric Association：Five Things Physicians and Patients should question. rereased September 20, 2013 (http://www.choosingwisely.org/doctor-patient-lists/american-psychiatric-association/)
4) Birmaher B, Ryan ND, Williamson DE, et al：Childhood and adolescent depression：a review of the past 10 years. Part Ⅰ. J Am Acad Child Adolesc Psychiatry 35：1427-1439, 1996
5) Hasin DS, Goodwin RD, Stinson FS, et al：Epidemiology of major depressive disorder：results from the National Epidemiologic Survey on Alcoholism and Related Conditions. Arch Gen Psychiatry 62：1097-1106, 2005
6) Yorbik O, Birmaher B, Axelson D, et al：Clinical characteristics of depressive symptoms in children and adolescents with major depressive disorder. J Clin Psychiatry 65：1654-1659, 2004
7) Zisook S, Lesser I, Stewart JW, et al：Effect of age at onset on the course of major depressive disorder. Am J Psychiatry 164：1539-1546, 2007
8) Fernando K, Carter JD, Frampton CM, et al：Childhood-, teenage-, and adult-onset depression：diagnostic and individual characteristics in a clinical sample. Compr Psychiatry 52：623-629, 2011
9) Hazell P, O'Connell D, Heathcote D, et al：Efficacy of tricyclic drugs in treating child and adolescent depression：a meta-analysis. BMJ 310：897-901, 1995
10) American College of Neuropsychopharmacology：Preliminary report of the task force on SSRIs and suicidal behavior in youth. Executive summary. January 21, 2004
11) Medicines and Healthcare Products Regulatory Agency：Safety of seroxat (paroxetine) in

children and adolescents under 18 years : contraindication in the treatment of depressive illness. Epinet message from Professor G Duff, Chairman of Committee on Safety of Medicines (CSM). 2003
12) Committee on Safety of Medicines : Use of selective serotonin reuptake inhibitors (SSRIs) in children and adolescents with major depressive disorder (MDD). 2003
13) European Agency for the Evaluation of Medicinal Products : Press release, CAMP meeting on Paroxetine and other SSRIs. December 9, 2004
14) Food and Drug Administration : FDA talk paper, FDA Issues Public Health Advisory on Cautions for Use of Antidepressants in Adults and Children. March 22, 2004
15) Food and Drug Administration : Questions and Answers on Antidepressant Use in Children, Adolescents, and Adults. March 22, 2004
16) Food and Drug Administration : FDA news release, FDA Proposes New Warnings About Suicidal Thinking, Behavior in Young Adults Who Take Antidepressant Medications. May 2, 2007
17) 独立行政法人医薬品医療機器総合機構：調査結果報告書，新規抗うつ薬（SSRI，SNRI，ミルタザピン）における18歳未満の大うつ病性障害患者を対象とした海外検証的試験に関する調査について．2013
18) 日本うつ病学会，日本児童青年精神医学会：大うつ病性障害の小児に対する新規抗うつ薬の投与にかかる添付文書改訂に対する見解．2013
19) March J, Silva S, Petrycki S, et al : Fluoxetine, cognitive-behavioral therapy, and their combination for adolescents with depression : Treatment for Adolescents With Depression Study (TADS) randomized controlled trial. JAMA 292 : 807-820, 2004
20) Greves EH : Acute mania in a child of five years ; recovery ; remarks. Lancet Nov. 8 : 824-826, 1884
21) Kraepelin E : Manic-depressive insanity and paranoia. E & S Livingstone, 1921
22) Kasanin J : The affective psychoses in children. Am J Psychiatry 10 : 897-926, 1931
23) Weinberg WA, Brumback RA : Mania in childhood : case studies and literature review. Am J Dis Child 130 : 380-385, 1976
24) Davis RE : Manic-depressive variant syndrome of childhood : a preliminary report. Am J Psychiatry 136 : 702-706, 1979
25) Lewinsohn PM, Klein DN, Seeley JR : Bipolar disorder during adolescence and young adulthood in a community sample. Bipolar Disord 2 : 281-293, 2000
26) Goodwin FK, Jamison KR : Manic-Depressive Illness : Bipolar Disorders and Recurrent Depression. Oxford University Press, 2007
27) Geller B, Tillman R, Bolhofner K, et al : Controlled, blindly rated, direct-interview family study of a prepubertal and early-adolescent bipolar I disorder phenotype : morbid risk, age at onset, and comorbidity. Arch Gen Psychiatry 63 : 1130-1138, 2006
28) Geller B, Tillman R, Bolhofner K, et al : Child bipolar I disorder : prospective continuity with adult bipolar I disorder ; characteristics of second and third episodes ; predictors of 8-year outcome. Arch Gen Psychiatry 65 : 1125-1133, 2008
29) Brotman MA, Schmajuk M, Rich BA, et al : Prevalence, clinical correlates, and longitudinal course of severe mood dysregulation in children. Biol Psychiatry 60 : 991-997, 2006
30) The MTA Cooperative Group : Moderators and mediators of treatment response for children with attention-deficit/hyperactivity disorder. Arch Gen Psychiatry 56 : 1088-1096, 1999
31) Biederman J, Petty CR, Woodworth KY, et al : Adult outcome of attention-deficit/hyperactivity disorder : a controlled 16-year follow-up study. J Clin Psychiatry 73 : 941-950, 2012
32) Biederman J, Monuteaux MC, Spencer T, et al : Do stimulants protect against psychiatric disorders in youth with ADHD? A 10-year follow-up study. Pediatrics 124 : 71-78, 2009
33) Sonuga-Barke E, Bitsakou P, Thompson M : Beyond the dual pathway model : evidence for the dissociation of timing, inhibitory, and delay-related impairments in attention-deficit/hyperactivity disorder. J Am Acad Child Adolesc Psychiatry 49 : 345-355, 2010
34) van Meel CS, Oosterlaan J, Heslenfeld DJ, et al : Telling good from bad news : ADHD differentially affects processing of positive and negative feedback during guessing. Neuropsychologia 43 : 1946-1954, 2005
35) Mizuno K, Yoneda T, Komi M, et al : Osmotic release oral system-methylphenidate improves

neural activity during low reward processing in children and adolescents with attention-deficit/hyperactivity disorder. Neuroimage Clin 2：366-376, 2013
36) DeVito EE, Blackwell AD, Kent L, et al：The effects of methylphenidate on decision making in attention-deficit/hyperactivity disorder. Biol Psychiatry 64：636-639, 2008
37) Baines P：Assent for children's participation in research is incoherent and wrong. Arch Dis Child 96：960-962, 2011
38) Alderson P, Montgomery J：Volunteering children for bone marrow donation. Children may be able to make their own decisions. BMJ 313：50, 1996
39) Cheah PY, Parker M：Consent and assent in paediatric research in low-income settings. BMC Med Ethics 15：22, 2014
40) John T, Hope T, Savulescu J, et al：Children's consent and paediatric research：is it appropriate for healthy children to be the decision-makers in clinical research? Arch Dis Child 93：379-383, 2008
41) Gibson BE, Stasiulis E, Gutfreund S, et al：Assessment of children's capacity to consent for research：a descriptive qualitative study of researchers' practices. J Med Ethics 37：504-509, 2011
42) The National Commission for the Protection of Human Subjects of Biomedical and Behavioral Research：Report and Recommendations：Research Involving Children. 1977
43) Committee on Bioethics, American Academy of Pediatrics：Informed consent, parental permission, and assent in pediatric practice. Pediatrics 95：314-317, 1995
44) Waligora M, Dranseika V, Piasecki J：Child's assent in research：age threshold or personalisation? BMC Med Ethics 15：44, 2014
45) Vaknin O, Zisk-Rony RY：Including children in medical decisions and treatments：perceptions and practices of healthcare providers. Child Care Health Dev 37：533-539, 2011
46) Adcock KG, Hogan SM, Elci OU, et al：Do Illustrations Improve Children's Comprehension of Assent Documents? J Pediatr Pharmacol Ther 17：228-235, 2012
47) O'Lonergan TA, Forster-Harwood JE：Novel approach to parental permission and child assent for reseach：improving comprehension. Pediatrics 127：917-924, 2011

〔岡田　俊〕

第4章

発達障害のある患者

発達障害のある患者への薬物療法はどうあるべきか

　発達障害のある患者の治療や支援を考えるにあたり，大切なのは患者を「発達障害」としてみるのではなく，患者個人を知ろうとすることである．患者がどのように物事をとらえ対処するのか，何につまずき苦しんでいるのかを知り，その症状に至った成り立ちを多面的に理解したうえで，画一的ではない，本人に合った対応方法をみつけることが重要である．薬物治療に偏ることなく，心理社会的なアプローチを必要とすることはもちろんであり，現時点では薬物治療で発達障害の特性が治癒するものではないし，治癒させるべきものでもない．しかし，実際には薬物治療をうまく活用することで，発達障害の特性とうまく付き合えるようになり，生活のしづらさが軽減するケースも少なくはない．ただしその際には，薬物治療そのものが患者に与える影響をよく考えて薬物治療を選択すべきである．また薬剤選択や使用用量，導入するタイミング，その際の説明方法などにはさまざまな工夫が必要である．

　発達障害のある患者の支援は社会全体で取り組むべきことではあるが，薬物治療を行えるのは唯一医療だけである．そこで本章では，発達障害のある患者への薬物治療について，なかでもより繊細な工夫を要する自閉スペクトラム症(autism spectrum disorder；ASD)や注意欠如・多動症(attention-deficit/hyperactivity disorder；ADHD)を中心に3つの症例を通じて検討し，その工夫をまとめたい．

Case 1 ● 強迫症状などの周辺症状を呈した10歳代男性

予測がつきにくい反応性や副作用

患者データ
- 初診時年齢：13歳．
- 性別：男性．
- 既往歴：特記事項なし．
- 家族歴：弟がASDの傾向を指摘されている．父親が融通の利かない性格である．両

親，弟との4人暮らし．

生活歴
- 出生時に問題はなかったが，初歩が1歳3か月とやや遅く，始語が2歳，2語文は3歳と言葉の遅れを認めた．人見知りはなく，偏食が強かった．発達相談にてASDを指摘され療育を開始したが，就学する頃には言語発達の遅れの問題は目立たなくなっており，その後医療機関などは利用しなかった．地図を好み，地名をよく覚えた．また数字や日付にこだわることが多かった．生活場面では物の置き場所や並べ方にこだわり，ときどきかんしゃくを起こしたが，小学生の頃は学校生活で特に目立ったトラブルはなく経過した．

現病歴
- 中学校に進学しクラスに馴染めなくなった．クラブ活動でもいじめの対象となった．この頃からいらいらすることが増え，学校を休みがちになった．また父親から登校するよう忠告されたことを契機に，父親の触ったものを「汚い」と言い，手洗いや儀式的な行動のために何時間も洗面所を占領した．さらに爪で身体を傷つける，食事を拒否するなどの自傷行為を認めるようになり当科に初診となった．

初診時所見
- 表情は硬く，焦燥感が顕著であり，父親や友人への否定的な感情を一方的に話した．不潔恐怖は訴えるものの，自我違和感は明確ではなかった．洗浄行為に加えて，儀式的に水を出したり止めたりを繰り返しており，洗面室や便所に数時間こもった．また入浴時にはシャワーを出しっぱなしにしながら固まってしまい，何時間も立ちすくむことがあった．

検査結果
- WISC-Ⅲ　全IQ 70（言語性IQ 67，動作性IQ 79）

【治療経過と予後】

　まず枠組みを設定したうえで，本人の思いや怒りの感情を支持的に傾聴し，本人との信頼関係の構築に努めた．両親とも話し合い，強迫症状や怒りの感情が引き起こされやすい環境を少しでも遠ざけるように環境調整を試みた．しかし症状の改善は乏しく，本人や家族の疲弊がピークとなった．そこで薬物治療を提案した．その際には症状が本人の心身を強く苦しめており，生活に大きく支障をきたしていることを説明し，薬物治療がこれらの症状を軽減させる1つの選択肢であることを伝えた．また具体的な治療薬の作用や副作用について説明し，生活が安定した際には中止することが可能であることなどをできるだけ詳しく説明した．本人および家族が薬物治療の開始を希望したため，不潔恐怖，洗浄行為，常同行為や自傷行為に対してフルボキサミン25 mg/日を開始した．焦燥感が増悪しないかを十分に確認しながら，ゆっくり増量した．1か月後に75 mg/日に増量した段階で，不潔恐怖や洗浄行為のために手洗いや入浴にかかる時間が3時間から2時間に減った．しかし自傷行為や儀式的な行動が続いたため100 mg/日に増量したが，この頃から母親に対して些細なことで易怒的になり，暴力行為に及ぶなど興奮状態になることが増えた．そこでフルボキサミンを75 mg/日に減量すると同時に，リスペリドン1 mg/日の併用を開始した．この際にも起こりうる副作用やその対処方法を詳しく説明した．リスペリドンを1.5 mg/日まで増量したところ，興奮は軽減したが，リスペリドン併用開始から1か月が経過した頃に眼球上転などのジストニアを認めた．そこでリスペリドンも0.5 mg/日まで減量

し，フルボキサミン 75 mg/日を継続した．この頃には強迫症状，焦燥感ともに軽減しており，学校生活について考える余裕もみられるようになったため，学校との話し合いを設け，別室登校を検討するなど負担なく学校生活が送れるように配慮した．その後少しずつ登校できるようになり，情動も安定したためリスペリドンを中止した．ただ，ときおりこだわりや強迫症状により混乱することがみられたため，本人や家族と相談のうえフルボキサミン 75 mg/日はその後も継続することとした．

【本症例のまとめ】

本症例は境界知能水準で幼少時から ASD 特性がはっきりしており，常同行為やこだわりを認めていたが，周囲のサポートもあり大きな問題なく生活していた．ところが思春期になり友人関係につまずいたことを契機に，こだわりや儀式的行動がより強まったと同時に2次的に強迫症状を併存し，易刺激性，自傷行為や攻撃的行動などの多岐にわたる関連症状を伴うようになったため，これらを標的症状として薬物治療を行った．心理社会的なアプローチを行うためにも，ある程度の精神症状の鎮静化が必要であり，薬物治療が有効であった．

処方薬剤としては，選択的セロトニン再取り込み阻害薬(selective serotonin reuptake inhibitors；SSRI)と第二世代抗精神病薬を併用し，いずれの薬剤も比較的少量で効果がみられたが，増量にて焦燥感の増悪や錐体外路症状などの副作用を呈するなどその用量設定には注意を要した．丁寧に服薬指導し，副作用の可能性や今後の治療の見通しを明確にしておくことで，副作用発現後も大きく混乱することなく薬物治療を継続することができた．

Case 2 ● 成人期になりうつ病を併存した 30 歳代女性

ADHD に併存障害がある場合に気をつけるポイントは？

患者データ
- 初診時年齢：32歳．
- 性別：女性．
- 既往歴：特記すべき事項なし．
- 家族歴：母親と姉が感情的に不安定になりやすい．同胞3名中第3子．両親，兄，姉と生活していたが，母親や姉と折り合いが悪く，4年前から1人暮らしを始めた．

生活歴
- 家族からの情報が聴取できず不明な点は多いが，出生時に異常はなく，乳幼児健診でも異常は指摘されていない．母親は本人に無関心であったという．小学生の頃から忘れ物や失くし物が多く，友達が1人しかいなかった．学校で「人の話を聞きなさい，なぜわからないの」とよく叱責された．テレビゲームに熱中することが多かった．その後も友達はできず，高校生の頃は学校を休みがちであった．夜間のデザイ

現病歴	ナー専門学校を卒業し，アルバイトや派遣の仕事を始めたが，すぐに解雇されるため仕事を転々とした．特にレジを打ち間違える失敗が多かった． ・仕事でのミスが続き，落ち込むことが多くなった．次第に食欲がなくなり，不眠になった．希死念慮も認めるようになったため，当科初診となった．
初診時所見	・表情は乏しく，身なりは乱れていた．自尊心の低下が著しく，「昔から私はずっとだめです」と言い涙を流した．やや杓子定規な言動が目立った．
検査結果	・WAIS-III　全 IQ 91（言語性 IQ 103，動作性 IQ 78）

【治療経過と予後】

　生活歴から発達障害が疑われたが，初診時に優先すべき問題はうつ症状の改善であった．これまでのつらさを労い，休養を勧めると同時に薬物治療の開始を提案した．効果や副作用を説明し，効果がなければ他の薬剤へ変更する可能性を伝えたうえでミルタザピン 15 mg/日を開始した．しかし気分不良から内服継続が困難であり，抗うつ薬を内服することに対する不安を訴えた．そこで不眠や不安に対してブロチゾラム 0.25 mg/日およびロフラゼプ酸エチル 1 mg/日を開始し，支持的なかかわりなど精神療法的アプローチを続けた．治療開始から 1 か月半が経過した頃には，徐々にうつ症状は軽減した．そこで改めてこれまでの生活を振り返り，本人の特性や社会生活でつまずきやすかったポイントを話し合った．対人関係における不器用さや生真面目さに加えて，幼少時から続く不注意さがトラブルの原因になりやすいことがわかった．そこで，本人へ ADHD の特性をもつ可能性が高いことを伝えた．また生活の工夫を考えることを提案し，同時に ADHD 治療薬が生活を助けてくれる可能性についても説明した．本人が薬物治療を希望したため，アトモキセチン 40 mg/日を開始し，副作用などを確認しながら 2 週ごとに 40 mg ずつ 120 mg/日まで増量した．治療開始 3 か月後には，「生きる希望がもてました」と言い，発達障害者支援センターのスタッフと相談しながら就労支援を開始し，軽作業を開始した．生活リズムがよくなったため，睡眠薬や抗不安薬は中止した．そして治療開始 1 年後には，短時間ではあるが就労することが可能となった．以前に比べると不注意なミスが減り，抑うつ状態が再燃することもなく経過している．

【本症例のまとめ】

　幼少時より ADHD と軽い ASD 傾向はみられたが，周囲には気づかれずつまずき体験を繰り返しており，成人期になりうつ病を併存したことから医療受診に至った症例である．うつ症状は主に精神療法的アプローチと少量のベンゾジアゼピン系薬剤で軽快したが，再発予防のためには ADHD に対するアプローチが重要であった．心理社会的支援や選択的ノルアドレナリン再取り込み阻害薬であるアトモキセチンによる薬物療法を含めた ADHD に対する治療が奏効し，自尊心の回復につながり社会復帰が可能となった．

　発達障害に併存障害がある場合，特に ADHD に併存障害を伴う場合は，優勢な症

状を優先して治療を開始することが必要となるケースが多い．つまり，本症例のようにうつ症状が優勢であれば，うつ症状の治療後にADHDの治療を始める．ただしその際に注意すべき点としては，アトモキセチンはCYP2D6で代謝されるため，CYP2D6を阻害するパロキセチンのような薬剤との併用や，ノルアドレナリン系を強化する抗うつ薬との併用によるノルアドレナリンへの相加相乗的効果には注意が必要である．なお，ASDやADHDに併存する抑うつ症状への抗うつ薬使用に関する大規模な研究報告はまだなく，抗うつ薬使用のアルゴリズムは確立されていない．またベンゾジアゼピン系薬剤の使用に関しては，依存や漫然とした長期投与が問題（児童，青年期では奇異反応なども生じる）になることも多く，その使用は慎重に検討すべきである．

Case 3 ● 思春期になりASD特性が顕在化し，精神病様症状を呈した10歳代男性

薬物療法そのものが与える影響

患者データ
- 初診時年齢：17歳．
- 性別：男性．
- 既往歴：特記事項なし．
- 家族歴：兄がASDと診断されている．同胞2名中第2子．両親，兄との4人暮らし．

生活歴
- 出生時に問題なし．言葉の遅れはなく，乳幼児健診でも異常は指摘されていない．手のかからない子どもであり，電車などの模型で1人遊びすることが多かった．小・中学生の頃は特に大きなトラブルはなかった．ただ音には敏感であり，スリッパの擦れる音を極端に嫌がり，家族にスリッパを履かせなかった．不器用であり，2つのことを同時に行うことが苦手であった．また正義感が強かった．

現病歴
- 高校は本人が希望する公立高校ではなく，父親が勧めた私立高校に進学した．そこで本人の真面目さを複数の生徒にからかわれた．この頃から焦燥感が高まり，勉強に集中することができなくなった．不登校となり，一日中ゲームばかりして過ごすようになったため，心配した母親に連れられ，初診となった．

検査結果
- WAIS-Ⅲ　全IQ 83（言語性IQ 85, 動作性IQ 83）

初診時所見
- 律儀で丁寧な口調で話すものの，焦燥感は強く，ときおり舌打ちしながらぶつぶつ怒りの言葉を独語した．このままではいけないと自身の状況を認識している様子であったが，「登校できない理由は高校側の対応の問題で，無理矢理その高校に進学させた父親が原因であるため，自分が病院を受診させられる理由がわからない」と述べた．

【治療経過と予後】

　生活歴よりASD傾向が考えられた．学校や父親への被害的感情から情動不安定となり，生活に支障をきたしていた．しかし本人にとっては通院自体が自身の非を認めることにつながり，侵襲的であると考えた．そこで困ったことがあれば診療範囲内で対応することを保証したうえで，受診は本人のペースに任せることとした．当初は不規則であったが，半年が経過した頃から定期的に通院するようになった．受診時にはいつも「どれだけ父親が一方的に自分の考えを押し付けてきたか」を語り，治療者のアドバイスに対しては「本当に状況を全部理解したうえでの助言であるか」を確認した．初診から1年が経過した頃，父親と進路のことで言い合いになった．興奮し衝動的に物を壊すなどの行動化を認めるようになった．また聴覚過敏も増悪し，自宅でもイヤホンが手放せなくなった．さらに「監視カメラがついている」など被害妄想や関係念慮を訴えるようになった．このとき，環境調整だけでは解決が難しくなり，服薬が必要と判断し薬物治療を提案した．薬物治療も通院と同様に本人にとっては受け入れ難いものであったが，何度か相談するうちに本人自身も試してみたいと考えるようになった．そこでアリピプラゾール6 mg/日を開始したところ，情動は少しずつ安定し，本人もその効果を実感しているようであった．しかし，薬物治療開始3か月後に些細なことで再び父親と喧嘩し，興奮した際に，事情を確認されずに母親から一方的に「ちゃんと薬を飲んでいるのか」と問われたことを契機に薬物治療や通院を再び拒否するようになった．その後は引きこもりと興奮を繰り返しており，ときどき医療には登場するものの，継続的な治療や支援にはつながっていない．

【本症例のまとめ】

　幼少時からASD傾向はみられたが，高校生活でのつまずきからASDの特性がより顕在化し，ASDの関連症状や関係念慮，被害妄想などの精神病様症状を併存した症例である．少量の第二世代抗精神病薬は情動の安定化や精神病様症状に奏効した．しかし薬物治療そのものが本人にとっては自身を否定するものであり，受け入れ難いという側面があった．精神症状に対して薬物治療が一時的にも必要であったと考えるが，結果的には少しずつ築き上げていた治療関係を壊してしまうこととなった．薬物治療の開始を選択する難しさや，その際の家族への対応を含めた心理・社会的配慮の重要性を考えさせられた症例であった．

自閉スペクトラム症の薬物治療

　症例でも提示したように，発達障害のある患者といってもその背景はさまざまであり，薬物治療を必要とする症状や状況は多岐にわたる．そこでASDの薬物治療について整理したい．まずは状態像や標的症状の違いから主に薬剤選択にかかわる知見をまとめ，次にそれらの薬剤による反応性や副作用において注意すべき点を述べ，最後に投薬を開始する際の心理的配慮について考える．

1 | 状態像や標的症状の違いによる薬剤選択の工夫

　薬物療法において標的症状を何に据えるかというポイントは重要である．ASDの場合，その標的症状のなかでもASDの基本症状，あるいはそれに関連した随伴特性や周辺症状に対する治療と，併存障害や合併症状に対する治療に大別される．

(1) 中核症状によって生活のしづらさが顕著である場合

　ASDの中核症状の二大特性としては，対人相互性の困難と同一性へのこだわりがある．近年，オキシトシンによる社会性の障害の改善に関する臨床試験などが進行しているものの，現時点で薬物療法による直接的改善は難しいと考えられている．一方，激しい常同行為や特定のものごとに関する強いこだわり，随伴特性である感覚過敏・攻撃性などに関しては，ある程度効果が期待できる．

a 常同行為や強いこだわりに対して

　主にSSRIを中心とする抗うつ薬が用いられる．しかし近年検討された反復的行動に対するSSRIと三環系抗うつ薬に関するメタアナリシスにて，SSRIには若干の有意な効果が示されるものの，バイアスを考慮するとプラセボに対する有意差がみられなくなったという報告がある[1]など，その効果へのエビデンスが十分に確立しているとはいえない．なお，抗精神病薬でも同様の効果が期待できることがある．限局した興味や反復的行動に関する領域，特に感覚・運動に関する領域の症状に対し，リスペリドンが効果を示したという報告がある[2]．

b 随伴特性や周辺症状に対して

　随伴特性である緊張亢進や感覚過敏，周辺症状としての攻撃性や不適応行動に対して薬物療法を試みることは多い．なかでも知的能力障害を伴う場合によくみられる誘因のはっきりしないイライラ，攻撃性などに対しては薬物療法の効果が期待できる場合がある．易刺激性や攻撃的行動に対するリスペリドンの効果については何度も検証されており，系統的レビューによっても論じられている[3]．アリピプラゾールに関してもその有効性や安全性は比較的多く検討されており[4]，両薬剤は小児のASDにおける興奮性への使用について，米国では正式に承認されている．なお，わが国においては，小児に対する使用に限定されているがピモジドの適応が承認されている．ただし，ピモジドはQT延長を引き起こすことがあり，特にパロキセチン，セルトラリンとの併用により血中濃度が上昇するためより注意を要する．

　そのほか，バルプロ酸やカルバマゼピンなどの気分安定薬が有効な場合もある．自傷行為，放尿や異食などの不適応行動に対してはSSRIを中心とした抗うつ薬が用いられることも多い．

(2) 併存障害や合併症状によって生活のしづらさが顕著である場合

　基本的にはその併存する各疾患や症状への標準的な治療を行う．

a 生得的な併存障害に対して

薬物治療の効果が期待できるASDの生得的な併存障害として頻度が高いものとして，てんかん，ADHDやチック症などが挙げられる．なかでもADHDはDSM-5より正式にASDとの併存が認められるようになった．わが国でADHDに対する適応薬として承認されているのは，中枢神経刺激薬であるメチルフェニデート徐放剤とアトモキセチンであるが，近年これらが小児のみならず，成人期においても相次いでその適応を拡大した．また近年，わが国でも思春期症例を中心にASDと双極性障害の併存についても注目されることが増えている．現時点では，定型発達における双極性障害の治療とそのアルゴリズムは変わらない．ASDに抗うつ薬を使用する機会は多いが，その際にはこの併存の問題を念頭に，易刺激性や衝動性などの増悪には十分に注意する必要がある．

そのほか，ASDとの近縁性を指摘されている強迫症の併存に関して，その病態上の中核症状としてのこだわりとの相違や，2次障害としての強迫症状との異同の議論はあるが，ASDが強迫症を併存する割合は一般人口より高いといわれている．クロミプラミンの強迫症状への効果は報告されているが，頻脈，QT延長，てんかん発作などの副作用の多さも指摘されている[5]．現在ではSSRIが主流で用いられることが多いが，主に成人期ASDにおいてその有効性が報告されている[6]．SSRIと第二世代抗精神病薬の併用が儀式的行動に有効なケースがあるとの報告もある[7]．しかし，一方ではSSRIは強迫症単独例より有効性が低く，リスペリドンの有効性が顕著であるとの報告もあり，ASDにおける強迫症状の多様性を検討する必要性が示されている[8]．

b 2次的な機序で生じた併存障害，合併症状に対して

後天的に環境への不適応や，ストレスによる2次障害と考えられる機序で発症した併存障害や合併症状のために薬物治療を要することも多い．特に思春期以降のASDに気分障害や不安症の合併頻度が高いことはよく知られている．また真に中核群の併存を指すのか，操作的診断のうえでの併存例ととらえるべきなのかという議論はあるが，ASDの12％に精神病性障害が併存していたという報告がある[9]．少なくとも医療に登場するASDの多くは，診断にまでは至らないとしても2次障害としての不安の亢進，気分の変動，解離症状，被害関係念慮や幻覚などがみられる．これらの症状に対する薬物治療のエビデンスは乏しく，特別なアルゴリズムがあるわけではない．ASDの特性に配慮し，十分な症状の成り立ちの検討や環境調整を並行して行うことを前提に，定型発達者と同様にうつ症状・強迫症状にはSSRIを中心とした抗うつ薬，不安症状にはSSRIや抗不安薬，統合失調症様症状には第二世代抗精神病薬，強い焦燥や気分変動には第二世代抗精神病薬や気分安定薬が検討される．

2 反応性や副作用の違いから工夫すべき投薬のポイント

前述のように発達障害のある患者に投与される薬物は，ADHD治療薬を除いて

SSRIを中心とした抗うつ薬，抗精神病薬，気分安定薬，抗不安薬であり，他の精神疾患と変わらない．ただその反応性や副作用に関しては，定型発達者と少し違いがあるといわれている．以下に，これらの薬剤を投与する際の注意点をまとめる．

- 薬剤効果および副作用の発現に個人差が大きく，予測がつきにくい．年齢や知的発達などの個体要因にも留意する必要があるが，いずれも投与は少量から開始することを原則とし，慎重に増量していき，効果や副作用の判定は，患者本人の申告や診察場面の様子だけでなく，家族からの報告も参考に慎重に行う．
- 少量の抗うつ薬(例：パロキセチン5 mg/日)でも焦燥感や不穏が増悪する場合があり，SSRIの使用による衝動コントロールの低下が自殺のリスクを高めることにも十分な留意が必要である．また少量の抗精神病薬(例：リスペリドン0.5 mg/日以下)で過鎮静，錐体外路症状や体重増加を呈しやすいなど，セロトニン，ドパミン系薬剤に過敏性を示すケースがある．
- 比較的少量の薬剤で効果を示すケースもあることが報告されている．たとえば，杉山[10]は抗うつ薬や抗精神病薬に関して，最低量の半量以下を初回に用いることを推奨している．また，いわゆる「フラッシュバック」が気分変動の引き金として働いていると推測される場合には，少量の気分安定薬を主体とした処方が有効であり，抗うつ薬の使用は慎重に行うべきであると杉山は述べている．しかし一方では，十分な用量の薬物治療が必要(例：統合失調症様症状に対して最大用量の抗精神病薬の使用が必要)な場合もある．必要以上の投薬にならないように配慮は必要であるが，このようなケースがあることも念頭において，患者の個別性に留意して用量設定を行う必要がある．

3 | 服薬指導のポイント

薬物治療を行う場合，服薬指導や処方時の治療者の対応が薬剤の直接的な効果以上に治療に影響することがある．ASDの場合，曖昧さが苦手であり，極端なとらえ方になりやすく，またその考えを簡単には修正できないという特性に配慮した服薬指導がより重要となる．以下にその工夫のポイントを述べる．

- なぜ薬物治療を選択したのかを本人および家族に丁寧に説明する．告知の有無やその受け入れ状況にもよるが，基本的には「生活しやすくするための工夫の1つ」であることを伝え，他の生活の工夫と一緒に行うことを伝える．
- その薬物にどのような効果が期待できるか，服用方法，効果発現にかかる時間，予想される増量などについて，一般的に報告されているものを伝えると同時に経験的な例も付け加えて具体的に説明する．なお多くの場合，使用する向精神薬が適応外使用(小児ASDに対するピモジド，ADHDに対するメチルフェニデート徐放剤とアトモキセチン，その他併存するチック症やてんかんなどに対する治療薬を除く)であるため，その旨もしっかり伝えておく必要がある．
- 頓用薬を使用する際にも，症状の目安，1日の最大服用量や服用時間の間隔なども

細かく具体的に指示する．
- 効果がなかった場合に次にどのような治療を考えているか，また副作用について，副作用が生じた場合にはどのような対処が必要かを詳しく説明する．
- 標的症状を明らかにし，具体的な治療目標を一緒に考える．また効果がわからない状態で漫然と薬剤を使用してしまうことがないよう，効果の有無を判断しやすいように工夫する（例：ADHD症状の場合，遅刻の回数を△回から○回にしよう，など具体的に回数や時間を数値化してわかりやすく評価する）．
- 継続の見通しについても本人の思いを汲みながら話し合っていく．
- 一度にすべてを伝えようとはせず，優先順位をつけて伝えることで適切な情報量にする．また視覚的な提示も行うなど，患者や家族に伝わりやすい方法を工夫する．

薬物療法をうまく活用するために

発達障害の治療や支援で大事なことは患者が少しでも生活しやすくすること，また自信を失いすぎないようにサポートすることであり，2次障害を防ぐことである．薬物療法はそのための1つの選択肢ではあるが，偏りすぎではいけないし，選択せずに済むならばそのほうがよい．しかし少しでも薬物療法を効果的に行うためには，しっかりとした信頼関係を築くことを前提に，薬剤選択やその使用方法だけではなく，薬物治療に際しての心理的配慮にも工夫をすることが大切である．また効果や副作用はもちろんであるが，薬物治療そのものが与える影響についても考えていく視点を忘れずに，薬物治療をうまく活用していきたい．

●文献

1) Carrasco M, Volkmar FR, Bloch MH：Pharmacologic treatment of repetitive behaviors in autism spectrum disorders：evidence of publication bias. Pediatrics 129：e1301-1310, 2012
2) McDougle CJ, Scahill L, Aman MG, et al：Risperidone for the core symptom domains of autism：results from the study by the autism network of the research units on pediatric psychopharmacology. Am J Psychiatry 162：1142-1148, 2005
3) Jesner OS, Aref-Adib M, Coren E：Risperidone for autism spectrum disorder. Cochrane Database Syst Rev（1）：CD005040, 2007
4) Owen R Sikich L, Marcus RN, et al：Aripiprazole in the treatment of irritability in children and adolescents with autistic disorder. Pediatrics 124：1533-1540, 2009
5) Gordon CT, State RC, Nelson JE, et al：A double-blind comparison of clomipramine, desipramine, and placebo in the treatment of autistic disorder. Arch Gen Psychiatry 50：441-447, 1993
6) Williams K, Brignell A, Randall M, et al：Selective serotonin reuptake inhibitors（SSRIs）for autism spectrum disorders（ASD）. Cochrane Database Syst Rev 8：CD004677, 2013
7) 中川彰子，山下陽子：強迫性障害と広汎性発達障害．臨床精神医学 37：1543-1549, 2008
8) 岡田 俊：広汎性発達障害における強迫症状．強迫性障害の研究 10：27-38, 2009
9) Hofvander B, Delorme R, Chaste P, et al：Psychiatric and psychosocial problems in adults with normal-intelligence autism spectrum disorders. BMC Psychiatry 9：35, 2009
10) 杉山登志郎：成人の広汎性発達障害（コラム）．精神科治療学 25：270, 2010

●Further reading
- 田中康雄：軽度発達障害―繋がりあって生きる．金剛出版，2008
「発達障害を抱える人々が自分や世界をどのように体験しているのか理解しようとする姿勢」を基盤に，発達障害への理解やかかわり方について記されている．そのなかで，薬物療法に関して処方時の「精神療法的態度」の重要性について述べられている．
- 齊藤万比古（総編集），宮本信也，田中康雄（責任編集）：子どもの心の診療シリーズ2 発達障害とその周辺の問題．中山書店，2008
さまざまな発達障害について，障害ごとに医学的な診断概念，症状，評価方法，検査，治療，予後について詳細に記されているとともに，発達障害全般に対する薬物療法，精神療法，障害告知，療育，支援のあり方について詳細に記されている．

〔中西葉子，飯田順三〕

第 5 章

糖尿病患者

Case 1 ● 抗精神病薬治療により糖尿病発症リスクが高まった20歳代女性

体重増加とインスリン抵抗性増大

患者データ
- 年齢：28歳.
- 性別：女性.
- 診断名：統合失調症.
- 既往歴・合併症：子宮筋腫術後(24歳時).
- 家族歴：母親が糖尿病.

生活歴
- 成長発達に問題はなかった．大学を卒業後は証券会社に勤務した．

現病歴
- X−1年2月，「電話に盗聴器が仕掛けられている」といった被害妄想で発症し，A病院精神科に統合失調症の診断で入院した．入院中にオランザピン15 mg/日による治療を受け，精神病症状が改善したため1か月後に退院し，復職した．しかし，徐々に体重が増加し「薬を飲むと太るから飲みたくない」と言って拒薬するようになった．外来で空腹時血糖を測定しようとしたが，外来受診前に朝食や清涼飲料水を摂取してくることが多く，十分な評価ができなかった．X年2月，「スパイが悪口を言いふらしている」といった被害妄想が出現し，行動もまとまらなくなったため，A病院精神科に2回目の入院となった．

検査結果
- Body mass index (BMI)：23.4 (1年前のBMI：19.5)
- 空腹時血糖値 108 mg/dL，空腹時血中インスリン値 10 μU/mL，HbA1c 5.7%
- 75 g 経口糖負荷試験 (75 g OGTT)

	負荷前	30分	60分	120分	180分
血糖値 (mg/dL)	105	143	170	152	145
血中インスリン値 (μU/mL)	9	27	61	84	62

- その他肝機能などに異常所見なし．

【治療経過と予後】
　以下の点を考慮し，薬剤を変更する方針とした．
・患者とオランザピン継続について話し合いをしたが，体重増加のため服薬したくないとのことであった．
・糖尿病の家族歴があり，BMIが1年で3.9増加した．
・外来では正確な空腹時血糖値を測定できず，入院時の空腹時血糖値は正常範囲であるものの，糖尿病診断基準では「正常高値」に位置づけられる状態であった．また空腹時血中インスリン値を測定し，インスリン抵抗性の指標であるHOMA-Rを算出したところ，2.67とインスリン抵抗性の存在が疑われた．糖尿病かどうか診断するため糖負荷試験を施行したところ，負荷後2時間値は境界型の基準を満たしていたため，すみやかに糖尿病専門医を受診させた．

　本症例は体重増加や糖尿病発症リスクが高いと考え，糖尿病専門医と相談し，こうした副作用が少ないと報告されているアリピプラゾールで治療開始する方針とした．アリピプラゾール12 mg/日を1か月投与したところ，精神病症状は改善した．

　入院1か月後には，BMIは22.1まで低下し，体重増加傾向は認められなかった．また，同時点では，空腹時血糖値100 mg/dL，空腹時血中インスリン値8.1 μU/mLであり，HOMA-Rも2.0まで低下していた．患者自身も「前薬に比べてお腹が減らなくなった．これなら薬をしっかり飲みたい」とアドヒアランス良好となった．精神病症状が再発しないよう，疾患の説明および治療薬の必要性や副作用などを再度説明し，また退院後体重が増加しないよう栄養指導を行ったうえで退院とした．

【本症例のまとめ】
　薬物治療反応性は良好であったが，体重増加や糖尿病発症リスクが高まり薬剤変更を余儀なくされた．オランザピンからアリピプラゾールへ変更することで，精神病症状の改善と糖尿病発症リスクが軽減された1例である．

糖尿病発症を予防するために必要なポイント

　統合失調症の薬物療法には常に糖尿病発症リスクが伴うため，適正なリスク管理が必要である．しかし，総合病院は別として単科精神科病院やクリニックなどでは糖尿病専門医のアドバイスを得ることが容易ではない場合も多い．このため，ある程度までのリスク管理は精神科医自身が行う必要がある．

　体重増加は糖尿病発症のリスクファクターであり，さらに大規模追跡調査において，心筋梗塞の既往がない非糖尿病患者における心筋梗塞発症率が3.5％であったのに対し，2型糖尿病患者における心筋梗塞発症率は20.2％に達しており，糖尿病自体が心筋梗塞発症のリスクファクターであることが示されている[1]．

　体重増加作用について，第二世代抗精神病薬と第一世代抗精神病薬との比較試験をメタ解析した研究[2]，および第二世代抗精神病薬投与後1年間における体重変化量の

薬剤間差を検討した研究[3]では，すべての第二世代抗精神病薬に体重増加作用があることがわかっており，特にオランザピンとクロザピンで体重増加作用が強く，アリピプラゾールは最も増加量が少なかった．しかし，同じ抗精神病薬でも患者によって体重増加作用は大きく異なる．なお，抗精神病薬による体重増加作用はヒスタミン H_1 受容体親和性と関係している可能性が示唆されているが，詳細は不明である[4]．抗精神病薬の内服によって体重増加をきたし，その結果糖代謝・脂質代謝異常が出現すると考えられているが，一部の抗精神病薬には体重増加を経由せず，耐糖能異常を発症させる可能性も指摘されている．

糖尿病の家族歴，肥満，急激な体重増加，高血圧，脂質異常症などは糖尿病のリスクファクターであり，抗精神病薬の投薬開始前に情報を得るべきである．こうしたリスクファクターをもつ患者にとって抗精神病薬の内服はさらにリスクファクターを追加することになるため，より注意深くモニタリングすべきである．日本人の膵β細胞からのインスリン分泌能は欧米人に比べて低いため，軽度の体重増加で糖尿病を発症する．体重測定は糖尿病発症予防のため，簡便に行うことができる最も重要な指標であり，患者に自己測定を促すなど積極的に利用すべきである．体重増加は，糖代謝・脂質代謝異常リスクを増大させるだけでなく，自尊心の低下からアドヒアランス不良をもたらすことも指摘されているため，治療方針の決定は患者の意思を確認し，患者に対する説明を十分に行ったうえで慎重に行う必要がある．

実際のモニタリング法の工夫

糖尿病の診断は図 3-1，図 3-2[5]のように行われている．

現時点で，体重増加，糖代謝・脂質代謝異常を予防するための実証されたモニタリング法はない．クロザピンで行われている Clozaril Patient Monitoring Service（CPMS）における血糖モニタリングを基本に，日本精神神経学会が作成したモニタリングマニュアルを示す（表 3-7）[6]．糖尿病発症を予防するためのモニタリングとしては空腹時血糖値が用いられることが多いが，食事や運動による変動が大きく，採血時に 9 時間以上の絶食を必要とするため，外来では正確な値を得にくい．一方，HbA1c（正常値：6.5％未満）は食事や運動の影響を受けないため，空腹時血糖値が得にくい場合は，随時血糖値と同時に HbA1c の測定を考慮すべきである．

わが国における空腹時血糖値の正常値は 110 mg/dL 未満であるが，米国糖尿病学会の基準では 100〜126 mg/dL を「前糖尿病（pre-diabetes）」として，「糖尿病を発症する危険性が高い」と判定し，発症を予防するための保健指導が必要と定めている．わが国でも最近では空腹時血糖値 100〜109 mg/dL の群を「正常高値」と定義しており，この集団は糖尿病へ移行しやすい群を含むため，より詳細な検査が必要である．ただ，空腹時血糖値が正常であっても食後の血糖値が高いこともあり，さらに近年では空腹時高血糖よりも食後高血糖のほうが心血管疾患による死亡リスクを上昇させるといわれており[7]，臨床的に糖尿病発症のリスクが高い患者では，経口糖負荷試験を

① 早朝空腹時血糖値 126 mg/dL 以上
② 75 g OGTT で 2 時間値 200 mg/dL 以上
③ 随時血糖値 200 mg/dL 以上
④ HbA1c（JDS 値）が 6.1％以上
　［HbA1c（国際標準値）が 6.5％以上］

①〜④のいずれかが確認された場合は「糖尿病型」と判定する．ただし①〜③のいずれかと④が確認された場合には，糖尿病と診断してよい．

⑤ 早朝空腹時血糖値 110 mg/dL 未満
⑥ 75 g OGTT で 2 時間値 140 mg/dL 未満

⑤および⑥の血糖値が確認された場合には「正常型」と判定する．

- 上記の「糖尿病型」「正常型」いずれにも属さない場合は「境界型」と判定する．
- 別の日に行った検査で，糖尿病型が再確認できれば糖尿病と診断できる．ただし，初回検査と再検査の少なくとも一方で，必ず血糖値の基準を満たしていることが必要で，HbA1c のみの反復検査による診断は不可．
- 血糖値が糖尿病型を示し，かつ次のいずれかが認められる場合は，初回検査だけでも糖尿病と診断できる．
  1) 口渇，多飲，多尿，体重減少などの糖尿病の典型的な症状．
  2) 確実な糖尿病網膜症．
- 検査した血糖値や HbA1c が糖尿病型の判定基準以下であっても，過去に糖尿病型を示した資料（検査データ）がある場合や，上記 1)，2) の存在の記録がある場合は，糖尿病の疑いをもって対応する．

図 3-1　糖代謝異常の判定区分と判定基準
〔日本糖尿病学会（編著）：糖尿病治療ガイド 2014–2015．p18，文光堂，2014 より筆者作成〕

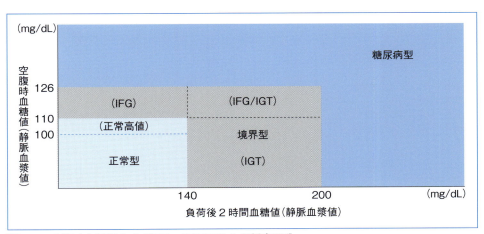

図 3-2　空腹時血糖値および 75 g OGTT による判定区分
IFG：impaired fasting glycaemia，IGT：impaired glucose tolerance
正常高値：空腹時血糖値 100〜109 mg/dL
〔日本糖尿病学会（編著）：糖尿病治療ガイド 2014–2015．p22，文光堂，2014〕

積極的に行うなどして，糖尿病発症リスクを軽減させるべきである．
　また，空腹時血糖値が正常であっても，血中のインスリン濃度に見合ったインスリン作用が得られない状態（インスリン抵抗性）が進行している場合もあり，以下の指標のいずれかを満たしているかが目安となる．
・早朝空腹時血中インスリン濃度 ≧ 15 μU/mL

表 3-7 薬物投与開始前および薬物治療中の血糖値・HbA1c 測定結果とその対応

	正常型 （プロトコール A）	境界型 （プロトコール B）	糖尿病・糖尿病を強く疑う （プロトコール C）
空腹時血糖値	110 mg/dL 未満	110～125 mg/dL	126 mg/dL 以上
随時血糖値	140 mg/dL 未満	140～179 mg/dL	180 mg/dL 以上
HbA1c	6.0％(NGSP)未満 ［5.6％(JDS)未満］	6.0～6.4％(NGSP) ［5.6～6.0％(JDS)］	6.5％(NGSP)以上 ［6.1％(JDS)以上］

- プロトコール A
  プロトコール A に従い治療する．
  服薬継続中に「境界型」「糖尿病・糖尿病を強く疑う」と判断された場合は，各々プロトコール B，プロトコール C に移行する．
  臨床症状に変動があった場合や感染などを契機に急激に血糖値が変動した場合には，糖尿病内科医に相談する．
- プロトコール B
  プロトコール B に従い，検査を継続し，慎重に投与を継続する．
  服薬継続中に「糖尿病・糖尿病を強く疑う」と判断された場合は，プロトコール C に移行する．
  本人・家族への注意喚起，栄養士と連携し食事指導，運動療法を行う．
  臨床症状に変動があった場合や感染などを契機に急激に血糖値が変動した場合には，糖尿病内科医に相談する．
- プロトコール C
  糖尿病内科医に相談し，服薬継続の安全性が確認されたうえで，プロトコール C に従い，検査を継続し慎重に服薬の継続を行う．
  服薬中も，適宜糖尿病内科医に服薬継続の可否について相談する．
  本人・家族への注意喚起，栄養士と連携し食事指導，運動療法を行う．
  プロトコール C の検査間隔をプロトコール B，A の検査間隔に変更する場合は，糖尿病内科医の指示のもとに行う．
  最終的に，服薬を継続するか，中止するかは，リスクとベネフィットを総合的に勘案して，精神科医と糖尿病内科医の合議のもと決定する．

プロトコール A　薬物投与開始前および「正常型」でのモニタリング法

	投与開始前	2 週後	4 週後	8 週後	12 週後	3 か月以降は 6 か月ごと，リスクファクターありの場合は 3 か月ごと
糖尿病の存在もしくは既往歴	○					
糖尿病の家族歴	○					
糖尿病危険因子（既往歴含む） 　肥満，高血圧，脂質異常症	○					
体重	○	○	○	○	○	○
空腹時血糖	○	○			○	(○)
HbA1c	○				○	○
臨床症状*	○	○	○	○	○	○
血圧（収縮期＜140 mmHg　拡張期＜90 mmHg）	○	○			○	○
空腹時血清脂質 （LDL-C＜140 mg/dL　HDL-C≧40 mg/dL　中性脂肪＜150 mg/dL）	○	○			○	○

（　）内は正常値
＊口渇，多飲，多尿，頻尿，過食，ソフトドリンク摂取

（つづく）

表 3-7 薬物投与開始前および薬物治療中の血糖値・HbA1c 測定結果とその対応（つづき）

プロトコール B 「境界型」でのモニタリング法

	投与開始前	2 週後	4 週後	8 週後	12 週後	12 週以降
体重	○	○	○	○	○	受診ごと
空腹時血糖	○	○	○	○	○	4 週間ごと
HbA1c	○		○	○	○	4 週間ごと
臨床症状*	○	○	○	○		受診ごと
血圧（収縮期＜140 mmHg 拡張期＜90 mmHg）	○	○				3 か月ごと
空腹時血清脂質 （LDL-C＜140 mg/dL HDL-C≧40 mg/dL 中性脂肪＜150 mg/dL）	○	○			○	3 か月ごと

（　）内は正常値
＊口渇，多飲，多尿，頻尿，過食，ソフトドリンク摂取

プロトコール C 「糖尿病・糖尿病を強く疑う」でのモニタリング法

	投与開始前	2 週後	4 週後	8 週後	12 週後	12 週以降
体重	○	○	○	○	○	受診ごと
空腹時血糖	○	○	○	○	○	4 週間ごと
HbA1c	○		○	○	○	4 週間ごと
臨床症状*	○	○	○	○		受診ごと
血圧（収縮期＜140 mmHg 拡張期＜90 mmHg）	○	○			○	3 か月ごと
空腹時血清脂質 （LDL-C＜140 mg/dL HDL-C≧40 mg/dL 中性脂肪＜150 mg/dL）	○	○			○	3 か月ごと

（　）内は正常値
＊口渇，多飲，多尿，頻尿，過食，ソフトドリンク摂取

〔日本精神神経学会：向精神薬の副作用モニタリング・対応マニュアル．日本精神神経学会，2013 より一部改変〕

・HOMA-R≧1.6

HOMA-R＝空腹時血中インスリン濃度（μU/mL）×空腹時血糖値（mg/dL）/405

　糖尿病発症予防は将来の動脈硬化性疾患のリスクを減少させる点で重要であるが，同じく腹腔内脂肪蓄積とインスリン抵抗性を基盤としたメタボリックシンドローム（MetS）を管理することも動脈硬化性疾患リスクを減少させると考えられている．わが国における MetS 診断基準の特徴は，内臓脂肪増大と関係するウエスト周囲径を必須としていることであり，ウエスト周囲径測定も糖代謝・脂質代謝異常をモニタリングするうえで有用かもしれない（表 3-8）[8]．

　わが国においては，オランザピン，クエチアピンは，糖尿病および糖尿病の既往のある患者には禁忌であるため投与してはならない．

Case 2 ● 肥満と清涼飲料水多飲で緊急入院となった統合失調症の 30 歳代男性

糖尿病ケトアシドーシス

患者データ ●年齢：35 歳．

- 性別：男性．
- 既往歴・合併症：肥満，脂質異常症．
- 家族歴：特記事項なし．

現病歴
- X−10年，統合失調症と診断され，リスペリドン4 mg/日による治療で精神症状は安定していた．もともと肥満体型であったが，抗精神病薬による治療開始後さらに過食，体重増加がみられ，X−2年時点で身長169 cm，体重90 kgであった．また，同時期に脂質異常症を指摘され，食事療法を行っていた．X年5月，トリグリセリド値を低下させるためにフェノフィブラートを使用し，一時トリグリセリド値は低下した．しかし，精神症状が不安定となったためX年7月，クエチアピン300 mg/日へ置換した．この時点の空腹時血糖値は98 mg/dLと正常であった．その後，過食が止まらず体重は100 kgまで増加，トリグリセリド値も450 mg/dLとなった．クエチアピン投与28日目，随時血糖値が350 mg/dLを示し，口渇，大量の清涼飲料水摂取，ケトアシドーシスが疑われたため，総合病院精神科病棟に緊急入院となった．

入院時現症
- 意識清明，脈拍115整．その他の身体的所見に異常なし．

検査結果
- 血糖値405 mg/dL，HbA1c 8.0％，トリグリセリド値560 mg/dL．
- 尿検査所見：尿糖(＋)，尿ケトン体(2＋)，尿蛋白(−)．
- 血液ガス所見：動脈血 pH 7.12，P_{aCO_2} 32 mmHg，P_{aO_2} 114 mmHg，血漿 HCO_3^- 濃度 12 mEq/L．

【治療経過と予後】

糖尿病ケトアシドーシスと診断し，クエチアピンは中止，糖尿病専門医にコンサルトしつつ，生理食塩液点滴静注，インスリン持続点滴静注にて高血糖はすみやかに改善した．クエチアピン中止後は抗精神病薬投与を行わなかったが，入院2週間後から幻聴が出現したため，ペロスピロンを開始し24 mg/日まで増量したところ，幻聴は消失した．ペロスピロン開始後は体重増加やケトアシドーシスは出現しなかった．

入院後徐々に体重は減少し，過食も消失したため，疾患教育および外来での体重測定の重要性，清涼飲料水の過剰摂取の危険性などについて栄養指導を行ったうえで，

表3-8 日本におけるメタボリックシンドローム診断基準

必須項目	腹部肥満	男性　ウエスト周囲径≧85 cm
		女性　ウエスト周囲径≧90 cm
3項目中2項目以上	高血圧	収縮期血圧≧130 mmHg かつ/または 拡張期血圧≧85 mmHg
	脂質代謝異常	中性脂肪≧150 mg/dL かつ/または HDL-C＜40 mg/dL
	高血糖	空腹時血糖値≧110 mg/dL

（メタボリックシンドローム診断基準検討委員会：メタボリックシンドロームの定義と診断基準．日本内科学会雑誌 94：794-809, 2005 より一部改変）

以後糖尿病専門医への受診を継続する方針とし，3か月後に退院となった．

【本症例のまとめ】
　もともと肥満体型であったが，抗精神病薬投与後，体重増加に加え清涼飲料水多飲から急激に糖尿病を発症し，ケトアシドーシスをきたした1例である．緊急入院にて適切な処置が行われたため生命の危険を回避できたが，対応が遅れていれば重篤な状態をきたしていた可能性が高い．

高血糖の予防と早期発見

　抗精神病薬は高血糖のリスク因子の1つであり，この状態で発症する可能性の高い糖尿病ケトアシドーシスや高浸透圧高血糖症候群は，放置すれば死に至る重篤な状態であるので，予防・早期発見とすみやかな対応が必要である．この2つの病態の鑑別ポイントを表3-9[5]に示した．
　わが国では，オランザピン，クエチアピンは市販後に因果関係の否定できない高血糖，糖尿病ケトアシドーシス，糖尿病性昏睡が報告されたため，糖尿病およびその既往のある患者には投与禁忌となっている．しかし，これら2剤以外の抗精神病薬にもリスクは存在すると考えられている．
　10～30歳代では，清涼飲料水の多量摂取による糖尿病ケトアシドーシス，いわゆるペットボトル症候群が多いため，外来などで聴取し，早めの対応を行うことが重要である．
　糖尿病の薬物治療を行っている場合などは，低血糖により昏睡を起こすこともあるので，高血糖性昏睡との鑑別が必要である．高血糖の患者側リスク因子としては，①過去に血糖値高値があった，②肥満傾向，③高血圧，もしくは降圧薬を内服中，④糖尿病の家族歴がある，⑤40歳以上，⑥外食が多い，野菜の摂取量が少ない，⑦運動量が少ない，⑧妊娠糖尿病の既往，が挙げられる[8]．

1｜高血糖の症状[9]

　自覚症状は，高血糖がかなり進行してから出現することが多いので，症状を認めたら直ちに血糖値検査を施行する．
・口渇，倦怠感，多飲，多尿，体重減少などがみられる．
・脱水が著明な場合には，皮膚粘膜乾燥，頻脈が認められ，さらにケトアシドーシスや極度の高血糖により血漿浸透圧亢進を伴う場合には，意識レベルの低下も認められる．
・インスリン欠乏が高度のときは，ケトアシドーシスの合併により，嘔気，嘔吐，腹痛を呈することもある．

表 3-9 糖尿病ケトアシドーシスと高浸透圧高血糖症候群の鑑別

	糖尿病ケトアシドーシス	高浸透圧高血糖症候群
糖尿病の病態	インスリン依存状態	インスリン非依存状態，発症以前には糖尿病と診断されていないこともある
発症前の既往，誘因	インスリン注射の中止または減量，インスリン抵抗性の増大，感染，心身ストレス，清涼飲料水の多飲	薬剤(降圧利尿薬，グルココルチコイド，免疫抑制薬)，高カロリー輸液，脱水，急性感染症，熱傷，肝障害，腎障害
発症年齢	若年者(30歳以下)が多い	高齢者が多い
前駆症状	激しい口渇，多飲，多尿，体重減少，はなはだしい全身倦怠感，消化器症状(悪心，嘔吐，腹痛)	明確かつ特異的なものに乏しい，倦怠感，頭痛，消化器症状
身体所見	脱水(＋＋＋)，発汗(－)，アセトン臭(＋)，Kussmaul大呼吸，血圧低下，循環虚脱，脈拍頻かつ浅，神経学的所見に乏しい	脱水(＋＋＋)，アセトン臭(－)，血圧低下，循環虚脱，神経学的所見に富む(けいれん，振戦)
検査所見 　血糖 　ケトン体 　HCO₃⁻ 　pH 　浸透圧 　Na 　K 　Cl 　FFA 　BUN/Cr 　乳酸	 300〜1,000 mg/dL 尿中(＋)〜(＋＋＋)，血清総ケトン体3 mM以上 10 mEq/L以下 7.3未満 正常〜300 mOsm/L 正常〜軽度低下 軽度上昇，治療後低下 95 mEq/L未満のことが多い 高値 高値 約20％の症例で＞5 mM	 600〜1,500 mg/dL 尿中(－)〜(＋)，血清総ケトン体0.5〜2 mM 16 mEq/L以上 7.3〜7.4 350 mOsm/L以上 ＞150 mEq/L 軽度上昇，治療後低下 正常範囲が多い 時に低値 著明高値 しばしば＞5 mM，血液pH低下に注意
鑑別を要する疾患	脳血管障害，低血糖，代謝性アシドーシス，急性胃腸障害，肝膵疾患，急性呼吸障害	脳血管障害，低血糖，けいれんを伴う疾患
注意すべき合併症 (治療経過中に起こりうるもの)	脳浮腫，腎不全，急性胃拡張，低K血症，急性感染症	脳浮腫，脳梗塞，心筋梗塞，心不全，急性胃拡張，横紋筋融解症，腎不全，動静脈血栓，低血圧

FFA：遊離脂肪酸，BUN/Cr：血液尿素窒素／クレアチニン比

〔日本糖尿病学会(編著)：糖尿病治療ガイド 2014-2015．p75，文光堂，2014 より一部改変〕

2 | 早期発見に必要な検査と実施時期[9]

- 高血糖を疑った場合は，まず，血糖値，尿糖値の上昇を確認する．
- 空腹時血糖値は正常範囲でも食後血糖値のみ著しく上昇する場合があるので，可能であれば食後血糖値の測定が望ましい．
- ケトアシドーシスの合併は治療の緊急性にかかわるため，尿ケトン体のチェックは必須である．
- HbA1c値は平均血糖値の指標であり，高血糖が出現した直後では正常範囲にあることをしばしば経験するので，必ず血糖値測定を併用する．

3 | 治療法[9]

以下のどちらの病態も専門医と連携して治療すべきである．

(1) 糖尿病ケトアシドーシス

インスリンが絶対的に欠乏し，生命維持のためインスリン治療が不可欠なインスリン依存状態の病態から発症する．血糖値が 500 mg/dL 以上（ただし血糖値は 300 mg/dL 前後のこともありうる）あり，尿ケトン体が強陽性で，嘔吐や腹痛などの消化器症状とともに脱水が加わって起こる意識障害によって診断される．糖尿病専門医との連携のもと，直ちに生理食塩液とインスリンの点滴静注を開始し，至急糖尿病専門医のいる医療機関に移送する．

(2) 高浸透圧高血糖症候群

高カロリー輸液やステロイド，降圧利尿薬，免疫抑制薬や薬剤による肝機能障害・腎機能障害などによって著しい脱水が先行し循環不全から発症する．糖尿病専門医との連携のもと，直ちに生理食塩液とインスリンの点滴静注を開始し，至急糖尿病専門医のいる医療機関に移送する．

● 文献

1) Haffner SM, Lehto S, Rönnemaa T, et al：Mortality from coronary heart disease in subjects with type 2 diabetes and in nondiabetic subjects with and without prior myocardial infarction. N Engl J Med 339：229-234, 1998
2) Leucht S, Corves C, Arbter D, et al：Second-generation versus first-generation antipsychotic drugs for schizophrenia：a meta-analysis. Lancet 373：31-41, 2009
3) Casey DE：Metabolic issues and cardiovascular disease in patients with psychiatric disorders. Am J Med 118 Suppl 2：15S-22S, 2005
4) Kroeze WK, Hufeisen SJ, Popadak BA, et al：H1-histamine receptor affinity predicts short-term weight gain for typical and atypical antipsychotic drugs. Neuropsychopharmacology 28：519-526, 2003
5) 日本糖尿病学会（編著）：糖尿病治療ガイド 2014-2015．文光堂，2014
6) 日本精神神経学会：向精神薬の副作用モニタリング・対応マニュアル．日本精神神経学会，2013 (https://www.jspn.or.jp/info/member/2013/0026_pharmaceutical.html#maintitle)（会員のみ閲覧可能）
7) 佐野浩斎，田嶼尚子：食後高血糖の病態・診断・治療．Current Therapy 特別号：13-17, 2006
8) メタボリックシンドローム診断基準検討委員会：メタボリックシンドロームの定義と診断基準．日本内科学会雑誌 94：794-809, 2005
9) 厚生労働省：重篤副作用疾患別対応マニュアル 高血糖 平成 21 年 5 月 (http://www.mhlw.go.jp/topics/2006/11/dl/tp1122-1d13.pdf)

〈鈴木雄太郎〉

第6章

肝機能障害患者

　本章では，肝機能障害と精神科薬物療法について，筆者らが臨床でよく経験する「肝機能障害を合併する精神科症例への精神科薬物療法」と「使用薬剤による肝機能障害が疑われる症例への対応」の2場面について症例を交えながら，臨床上，押さえておくべきポイントを中心に述べる．

● 肝機能障害を合併する精神科症例への精神科薬物療法

　「肝機能障害患者が初めて幻覚妄想，不眠，抑うつ，不穏といった病的な精神症状を呈したために精神科薬物療法を必要とする場面」，または「これまで精神科薬物療法を受けていた精神科患者が，肝機能障害を合併しているにもかかわらず引き続き精神科薬物療法の継続使用が必要な場面」は日常臨床場面でよく経験する．一般的に，そのような場面では肝機能障害の原因よりも重症度に依存して薬物代謝機能が低下する．たとえば肝機能障害患者の重症度の指標として汎用されているChild-Pughスコア(表3-10)においては，Child-Pugh分類B，Cのレベルになると薬物代謝に大きく影響が出るようになると考えられている．また，経口摂取した向精神薬の血中濃度(Cp)を縦軸に，横軸に時間(t)をとって図3-3のようなグラフを作成したとき，描かれた濃度曲線下の面積は薬物血中濃度-時間曲線下面積(area under the blood con-

表3-10　肝機能障害のChild-Pugh分類

項目	ポイント		
	1点	2点	3点
脳症	なし	軽度	ときどき昏睡
腹水	なし	少量	中等量
血清ビリルビン値(mg/dL)	2.0未満	2.0〜3.0	3.0超
血清アルブミン値(g/dL)	3.5超	2.8〜3.5	2.8未満
プロトロンビン活性値(%)	70超	40〜70	40未満

各項目のポイントを加算しその合計で分類する．
Child-Pugh分類…A：5〜6点，B：7〜10点，C：10〜15点
※B，Cのレベルになると薬物代謝に大きく影響するようになると考えられている．
〔鈴木映二：年齢，性別，各種病態と薬物動態—肝障害．加藤隆一(監修)，鈴木映二(著)：向精神薬の薬物動態学—基礎から臨床まで．p167，星和書店，2013より一部改変〕

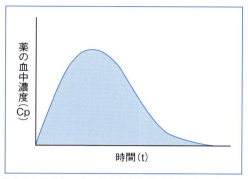

図 3-3 薬物血中濃度-時間曲線下面積（AUC）
AUC は薬の血中濃度を縦軸に，横軸に時間をとってグラフを作成したときに描かれた濃度曲線下の面積のことであり，薬の累積血中濃度の指標となる．
〔鈴木映二：薬物動態を理解するためのキーワード—最高血中濃度（C_{max}），最高血中濃度到達時間（T_{max}），半減期（$T_{1/2}$），定常状態（SS）．加藤隆一（監修），鈴木映二（著）：向精神薬の薬物動態学—基礎から臨床まで．p32, 星和書店，2013 より一部改変〕

centration time curve；AUC）と呼ばれているが，たとえば肝機能障害患者に向精神薬を使用した場合に，薬剤の種類によっては AUC が増加し通常以上に効果や副作用が出やすいものがある．肝機能障害患者に対し，表 3-11 に示すような AUC が増加しやすい向精神薬を使用する際には，特に注意が必要である．具体的には，抗うつ薬ではセルトラリン，デュロキセチンなど，抗精神病薬ではペロスピロン，クエチアピン，リスペリドンなど，抗てんかん薬ではクロバザム，ラモトリギン，レベチラセタムなど，抗認知症薬ではガランタミン，リバスチグミンなど，中枢神経刺激薬/非中枢神経刺激薬ではアトモキセチン，モダフィニルなどである[1]．そして肝臓は予備能に余裕があるため，肝機能検査は肝代謝能の適切な指標とはならないこともあるので，常に発熱，頭痛，関節痛，全身倦怠感，悪心，食欲不振といった臨床症状や徴候を考慮に入れることが必要である．

　肝機能障害患者に向精神薬を使用する場合の一般原則は次のようになる．①処方する薬剤の数をなるべく少なくする，②通常よりも低用量から開始する，③広範な肝代謝を受ける薬剤は慎重に使用する（ほとんどの向精神薬），④増量の間隔を長くとる，⑤常に副作用の有無を綿密に監視する，⑥肝性脳症のおそれがあるため鎮静作用の強い薬剤の使用は避ける，⑦肝性脳症のおそれがあるため強い便秘作用のある薬剤の使用は避ける，⑧それ自体に既知の肝毒性のある薬剤の使用は避ける，⑨肝機能障害リスクの低い薬剤を選択し，少なくとも投与開始初期には週 1 回の割合で肝機能検査によるモニタリングを実施する，⑩新しい薬剤を導入した結果，肝機能検査値が悪化した場合は別の薬剤への切り替えを検討する．特に重度肝機能障害患者の場合（アルブミン低値，凝固時間延長，腹水，黄疸，脳症を呈する場合など）は，これらの原則を遵守すべきである[2]．

表 3-11 肝機能障害で AUC が増加しやすい向精神薬一覧

	向精神薬名（商品名）	肝機能障害時の AUC/非肝機能障害時の AUC（%） （カッコ内は対象者および肝機能障害の重症度）
抗うつ薬	セルトラリン（ジェイゾロフト）	442（軽度～中等度）
	デュロキセチン（サインバルタ）	289（中等度肝硬変）
	パロキセチン（パキシルほか）	196（軽度～重度）
	エスシタロプラム（レクサプロ）	167（中等度）
	フルボキサミン（デプロメール，ルボックスほか）	153
	ミルタザピン（リフレックス，レメロン）	150（軽度～中等度，高齢者）
	ミルナシプラン（トレドミン）	140
抗精神病薬	ペロスピロン（ルーランほか）	1,000（ラット）
	クエチアピン（セロクエルほか）	156
	リスペリドン（リスパダールほか）	153
	アリピプラゾール（エビリファイ）	76～133（軽度～重度）
	オランザピン（ジプレキサ）	NS
	パリペリドン（インヴェガ）	72（中等度）
	クロザピン（クロザリル）	NA
	ブロナンセリン（ロナセン）	NA
抗てんかん薬	クロバザム（マイスタン）	半減期 2.32 倍
	ラモトリギン（ラミクタール）	160～360（重度）
	レベチラセタム（イーケプラ）	254（重度）
	トピラマート（トピナ）	129
	ガバペンチン（ガバペン）	NA
抗認知症薬	ガランタミン（レミニール）	133（中等度，NS） 172（重度，1 症例のみ）
	リバスチグミン［試験には液剤を使用］ （イクセロンパッチ，リバスタッチパッチ）	123～127（肝硬変）
	ドネペジル（アリセプトほか）	NS（慢性肝硬変）
	メマンチン（メマリー）	NS
中枢神経刺激薬／非中枢神経刺激薬	アトモキセチン（ストラテラ）	386（重度肝硬変成人）
	モダフィニル（モディオダール）	232（8 日間経口摂取）
	メチルフェニデート（コンサータ，リタリン）	NA
	ペモリン（ベタナミン）	NA

NS：有意差なし，NA：該当データなし
色字は特に注意が必要なもの
〔鈴木映二：年齢，性別，各種病態と薬物動態―肝障害．加藤隆一（監修），鈴木映二（著）：向精神薬の薬物動態学―基礎から臨床まで．pp169-170, 星和書店，2013 をもとに作成〕

Case 1 ● C 型肝炎，肝不全，肝性脳症を呈した 60 歳代男性

肝硬変患者の精神症状が悪化したときどうするか

患者データ
- 年齢：60 歳代．
- 性別：男性．
- 診断名：肝性脳症．
- 受診の経緯：輸血後慢性 C 型肝炎，肝硬変にて入院を繰り返していた．

現病歴
- X－5 年頃から怒りっぽくなり，妻に暴力を振るったり玄関や室内で排便するようになった．X 年 11 月，食道静脈瘤からの吐血の治療のために A 病院に入院した．それまでは入院中に問題を起こすことはなかったが，今回の入院の際には無断で外出したり，看護師を怒鳴りつけて威嚇したりしたために A 病院での治療継続が困難となり，精神科治療のため X 年 12 月当院に転院となった．

入院時所見
- T-Bil 2.0 mg/dL，Alb 2.96 g/dL，プロトロンビン活性 51.5％，少量の腹水を認めており，肝硬変は Child-Pugh 分類 B で高アンモニア血症（134μg/dL）もみられた．フィッシャー比は 1.3 と著明な低下がみられた．

診断
- 脳波では三相波，頭部 MRI では淡蒼球に T2 で高信号がみられたことから，肝性脳症による認知機能低下と性格変化と診断した．

【治療経過と予後】

前医ですでにリスペリドンを処方されていたが，錐体外路症状の増悪を避けるために，抗精神病薬をクエチアピンに変更した．クエチアピンは肝機能障害によって AUC が約 1.5 倍になることを考慮して，同様の精神症状に対して通常処方する場合の投与量の 70％に減量した．同時に，ラクツロースと分枝鎖アミノ酸製剤の投与を開始し，夜食により夜間の低血糖を防ぐなどの食事療法や栄養指導を行い，肝機能保護と高アンモニア血症に対する治療を行った．その後，アンモニア値の低下と抗精神病薬の調整にて易怒性や周囲への暴力・暴言がみられなくなり，試験外泊を経て X＋1 年 1 月自宅退院となった．

【本症例のまとめ】

肝性脳症などの肝機能障害を合併する患者の精神科薬物療法においては，向精神薬の代謝機能が低下しているために少量からの処方開始が必要であるとともに，向精神薬のみで精神症状の改善を図るのではなく，肝機能の改善や保護のための身体科治療や栄養療法が重要である．

使用薬剤による肝機能障害が疑われる症例への対応

　これまで精神科薬物療法を受けていた精神科患者が肝機能障害を合併した場合,「向精神薬を含む薬剤による副作用(薬物性肝障害)が原因なのか?」,それとも「ウイルス性肝炎などのほかの非薬物性肝障害が原因なのか?」との判断を迫られる場面がある.判断の基本は,薬剤服用と肝機能障害の時間的経過が関連すること,およびほかの肝機能障害の除外診断である.このような場合における診断基準として,わが国では2004年に作成された「DDW-J 2004薬物性肝障害ワークショップのスコアリング」(表3-12[3]の①〜④)が汎用されている.まず①にてALT値とALP値から肝機能障害を分類し,②,③にて8つの項目ごとにスコアリングを行い,④の判定基準で判断する.このスコアリングを薬物性肝障害683例と除外症例99例とに当てはめたところ,感度は98.7%,特異度は97.0%と良好な判定がなされている[4-6].しかし,このスコアリングを使用した結果,現在起こっている肝機能障害を薬物性肝障害と判断したとしても,引き続きその原因薬剤の使用が必要となる場面も日常臨床でよく経験する.このような場面では,薬物投与により一過性にトランスアミナーゼ値が上昇してそのまま低下する,いわゆる「慣れ現象」がよくみられ,重篤な薬物性肝障害や急性肝不全になることはまれであるため,軽度のトランスアミナーゼ値上昇があるからといって直ちに原因薬剤の投薬を中止する必要はない.しかし,少数ではあるが原因薬剤により肝機能障害が悪化し続けるといった経過となった場合には,治療者は「薬物性肝障害の原因薬物が引き続きその使用が必要なkey drugであった場合に,肝胆道系酵素の値がどのくらいまでなら投与を継続するのか?」という判断をしなければならない.この点については以下のような指針が示されている[7].

・ALT値が100 IU/L以上に上昇した場合は,数日ごとに経過を注意深く観察する.
・ALT値が300 IU/L以上に上昇した場合は原因薬剤を中止する.
・総ビリルビンが3.0 mg/dL以上に上昇するか,肝機能障害に基づく症状や皮疹を認める場合は原因薬剤を中止する.

　一方で,通常は原因薬剤中止により薬物性肝障害は軽快したにもかかわらず,中止後,数週間にわたる検査値の異常や症状の持続,重篤化する肝細胞障害型症例や黄疸遷延型症例も経験する.このような例に対する基本的薬物療法は以下のようになる.

　中等度以上の肝細胞障害型症例(ALT値300 IU/L以上)では,基本的薬物療法としてはグリチルリチン製剤で抗アレルギー作用のある強力ネオミノファーゲンシー®の1回20〜100 mLの静脈注射と同時に,肝細胞膜保護作用を有するウルソデオキシコール酸の経口投与を行い,ALT値を300 IU/L以下に低下させることを目標とする.次に黄疸遷延型症例については,利胆作用のあるウルソデオキシコール酸が副作用が少なく第1選択薬となるが,遷延化がみられる場合は副腎皮質ステロイドを使用する.しかし,肝庇護薬自体がさらに肝機能障害を引き起こすこともあるので注意が必要である[4].

表 3-12 DDW-J 2004 薬物性肝障害ワークショップのスコアリング

①タイプ別に分類

肝細胞障害型	ALT＞2N＋ALP≦N　または　ALT比/ALP比≧5
胆汁うっ滞型	ALT≦N＋ALP＞2N　または　ALT比/ALP比≦2
混合型	ALT＞2N＋ALP＞N　かつ　2＜ALT比/ALP比＜5

N：正常上限，ALT比＝ALT値/N，ALP比＝ALP値/N

② DDW-J 2004 薬物性肝障害ワークショップのスコアリング

	肝細胞障害型		胆汁うっ滞型または混合型		スコア
	初回投与	再投与	初回投与	再投与	
1. 発症までの期間[1]					
a. 投与中の発症の場合					
投与開始からの日数	5〜90日	1〜15日	5〜90日	1〜90日	＋2
	＜5日，＞90日	＞15日	＜5日，＞90日	＞90日	＋1
b. 投与中止後の発症の場合					
投与中止後の日数	15日以内	15日以内	30日以内	30日以内	＋1
	＞15日	＞15日	＞30日	＞30日	0
2. 経過	ALTのピーク値と正常上限との差		ALPのピーク値と正常上限との差		
投与中止後のデータ	8日以内に50％以上の減少		（該当なし）		＋3
	30日以内に50％以上の減少		180日以内に50％以上の減少		＋2
	（該当なし）		180日以内に50％未満の減少		＋1
	不明または30日以内に50％未満の減少		不変，上昇，不明		0
	30日後も50％未満の減少か再上昇		（該当なし）		−2
投与続行および不明					0
3. 危険因子	肝細胞障害型		胆汁うっ滞または混合型		
	飲酒あり		飲酒または妊娠あり		＋1
	飲酒なし		飲酒，妊娠なし		0
4. 薬物以外の原因の有無[2]	カテゴリー1，2がすべて除外				＋2
	カテゴリー1で6項目すべて除外				＋1
	カテゴリー1で4つか5つが除外				0
	カテゴリー1の除外が3つ以下				−2
	薬物以外の原因が濃厚				−3
5. 過去の肝障害の報告					
過去の報告あり，もしくは添付文書に記載あり					＋1
なし					0
6. 好酸球増多（6％以上）					
あり					＋1
なし					0
7. DLST					
陽性					＋2
擬陽性					＋1
陰性および未施行					0
8. 偶然の再投与が行われた時の反応	肝細胞障害型		胆汁うっ滞型または混合型		
単独再投与	ALT倍増		ALP(T. Bil)倍増		＋3
初回肝障害時の併用薬と共に再投与	ALT倍増		ALP(T. Bil)倍増		＋1
初回肝障害時と同じ条件で再投与	ALT増加するも正常域		ALP(T. Bil)増加するも正常域		−2
偶然の再投与なし，または判断不能					0
				総スコア	

[1] 薬物投与前に発症した場合は「関係なし」，発症までの経過が不明の場合は「記載不十分」と判断して，スコアリングの対象としない．投与中の発症か，投与中止後の発症かにより，aまたはbどちらかのスコアを使用する．
[2] カテゴリー1：HAV，HBV，HCV，胆道疾患(US)，アルコール，ショック肝．カテゴリー2：CMV，EBV．ウイルスはIgM HA抗体，HBs抗原，HCV抗体，IgM CMV抗体，IgM EB VCA抗体で判断する．

（つづく）

表 3-12 DDW-J 2004 薬物性肝障害ワークショップのスコアリング（つづき）
③薬物性肝障害診断基準の使用マニュアル

①	肝障害をみた場合は薬物性肝障害の可能性を念頭におき，民間薬や健康食品を含めたあらゆる薬物服用歴を問診すべきである．
②	この診断基準は，あくまで肝臓専門医以外の利用を目的としたものであり，個々の症例での判断には，肝臓専門医の判断が優先するものである．
③	この基準で扱う薬物性肝障害は肝細胞障害型，胆汁うっ滞型もしくは混合型の肝障害であり，ALT が正常上限の 2 倍，もしくは ALP が正常上限を超える症例と定義する． ALT および ALP 値からタイプ分類を行い（ステップ 1），これに基づきスコアリングする（ステップ 2）．
④	重症例では早急に専門医に相談すること（スコアが低くなる場合がある）．
⑤	自己免疫性肝炎との鑑別が困難な場合（抗核抗体陽性の場合など）は，肝生検所見や副腎皮質ステロイド薬への反応性から肝臓専門医が鑑別すべきである．
⑥	併用薬がある場合は，そのなかで最も疑わしい薬を選んでスコアリングを行う．薬物性肝障害の診断を行った後，併用薬のなかでどれが疑わしいかは，1. 発症までの期間，2. 経過，5. 過去の肝障害の報告，7. DLST の項目から推定する．
⑦	項目 4．薬物以外の原因の有無 で，経過からウイルス肝炎が疑わしい場合は，鑑別診断のためには IgM HBc 抗体，HCV-RNA 定性の測定が必須である．
⑧	DLST が擬陽性になる薬物がある（肝臓専門医の判断）．アレルギー症状として，皮疹の存在も参考になる．
⑨	項目 8．偶然の再投与が行われた時の反応 は，あくまで偶然，再投与された場合にスコアを加えるためのものであり，診断目的に行ってはならない．倫理的観点から原則，禁忌である．なお，代謝性の特異体質による薬物性肝障害では，再投与によりすぐに肝障害が起こらないことがあり，このような薬物ではスコアを減点しないように考慮する．
⑩	急性期（発症より 7 日目まで）における診断では，薬物中止後の経過が不明のため，2. の経過を除いたスコアリングを行い，1 点以下を可能性が少ない，2 点以上を可能性ありと判断する．その後のデータ集積により，通常のスコアリングを行う．

④判定

総スコアによる判定基準
2 点以下：可能性が低い
3，4 点：可能性あり
5 点以上：可能性が高い

（滝川 一，恩地森一，高森頼雪，ほか：DDW-J 2004 ワークショップ薬物性肝障害診断基準の提案．肝臓 46：85-90，2005 をもとに作成）

【処方例】
・ウルソデオキシコール酸錠（100 mg）　1 回 1〜2 錠　1 日 3 回　毎食後（保険適用外）
・強力ネオミノファーゲンシー®注（グリチルリチン製剤）　1 回 20〜100 mL　1 日 1〜2 回　静注（保険適用外）
・プレドニゾロン錠（5 mg）　1 回 1〜4 錠　1 日 2 回　朝・昼食後

Case 2 ● バルプロ酸により肝機能障害を起こした 30 歳代女性

原因不明の発熱などがみられたとき，どうするか

患者データ
- 年齢：30 歳代．
- 性別：女性．
- 診断名：境界性パーソナリティ障害．

現病歴
- 20 歳代前半に市販の鎮痛薬を過量服薬して包丁を振り回し，B 病院に入院した．その頃から些細なきっかけで情動不安定となり，家族に対して自殺をほのめかしたり責め立てるような言動を繰り返していた．職場でも対人関係のトラブルのために長期間勤めることができず，職を転々としていた．
- X 年 2 月にタクシーの無賃乗車で警察が介入したが，警察署内で「死んだほうがまし」と壁に頭をぶつけたり，両手首を噛みながら泣き喚き続けていたため当院に搬送された．警察官 5 人がかりで病床まで搬送し，精神運動興奮状態で自殺をほのめかし続けたために医療保護入院となったあと，隔離拘束処遇となった．情動不安定と衝動コントロールの欠如に対して，バルプロ酸 600 mg/日による薬物治療を開始した．入院後も他患者といさかいを起こしたり，それを機に希死念慮を訴えたり，衝動的な大声や粗暴行為が続いた．薬物治療 10 日目には静穏に過ごせるようになったが，突然 39.3℃の発熱がみられた．

診断
- 血液検査では，AST 484 IU/L，ALT 313 IU/L，LDH 561 IU/L，ALP 283 IU/L と肝逸脱酵素の上昇がみられた．「ALT 比 /ALP 比≒9.3＞5」であり，肝細胞障害型の薬物性肝障害であると考えた．

【治療経過と予後】

直ちにバルプロ酸の投与を中止して，ウルソデオキシコール酸 600 mg/日を投与して肝細胞保護を図った．幸い投与中止後には解熱し，3 日後の再検査では，AST 36 IU/L，ALT 174 IU/L，LDH 211 IU/L と肝逸脱酵素が低下した．その後も肝機能検査値が正常化するまで，ウルソデオキシコール酸の投与を続けた．

【本症例のまとめ】

薬物治療開始後に黄疸が出現した場合はもちろんだが，原因を同定できない発熱や全身倦怠感，消化器症状，皮膚症状を認めた場合には，薬物性肝障害の可能性も考慮し迅速に血液検査を施行することが重要である．

肝機能障害を合併する精神科症例に薬物療法を行う際には，肝機能障害による AUC への影響を考慮しながら向精神薬を選択し，さらに低用量から開始して増量の間隔も長くとる．そして，向精神薬のみで精神症状の改善を図るのではなく，肝機能の改善や保護を目的とした身体科治療が重要である．

薬物治療開始後に黄疸などの臨床症状や徴候が出現した場合にはもちろんだが，原因を同定できない発熱や全身倦怠感，消化器症状，皮膚症状を認めた場合には，薬物性肝障害の可能性も考慮し迅速に血液検査を施行することが重要である．その結果，肝機能障害が疑われる際には，薬剤服用と肝機能障害の時間的経過の関連や「DDW-J 2004 薬物性肝障害ワークショップのスコアリング」を参考にその肝機能障害の原因について判断する．そして薬物性肝障害と判断された場合でも，一般的には重篤な薬物性肝障害や急性肝不全になることはまれであり，一過性にトランスアミナーゼ値が上昇してそのまま低下する，いわゆる「慣れ現象」が多いため軽度のトランスアミナーゼ値の上昇があるからといって直ちに投薬を中止する必要はない．しかし，注意深く経過を観察し ALT が 300 IU/L 以上に上昇した場合や総ビリルビンが 3.0 mg/dL 以上に上昇した場合，肝機能障害に基づく症状を認める場合には，原因薬剤の中止や肝庇護薬などの使用を検討する．

●文献
1) 鈴木映二：年齢，性別，各種病態と薬物動態―肝障害．加藤隆一(監修)，鈴木映二(著)：向精神薬の薬物動態学―基礎から臨床まで．pp167-171，星和書店，2013
2) Taylor D, Paton C, Kapur S：モーズレイ処方ガイドライン 第11版 下巻．pp465-470，ワイリー・パブリッシング・ジャパン，2013
3) 滝川 一，恩地森一，高森頼雪，ほか：DDW-J 2004 ワークショップ薬物性肝障害診断基準の提案．肝臓 46：85-90, 2005
4) 厚生労働省：重篤副作用疾患別対応マニュアル 薬物性肝障害 平成 20 年 4 月．pp53-60(http://www.mhlw.go.jp/topics/2006/11/dl/tp1122-1i01.pdf)
5) 熊木天児，村田洋介，恩地森一：薬物性肝障害の診断基準をめぐって―新しい診断基準の有用性と問題点．医学のあゆみ 214：779-784, 2005
6) 考części達哉，由雄祥代：薬剤性肝障害．林 紀夫，竹原徹郎(監修)：消化器疾患治療マニュアル 改訂 2 版．pp99-109，金芳堂，2013
7) 滝川 一：薬剤性肝障害患者で，原因薬剤が(同一患者の他疾患の)key drug である場合，肝胆道系酵素の値がどのくらいまでなら投与継続をするのか？ 跡見 裕，上村直実，白鳥敬子，ほか(編)：臨床に直結する肝・胆・膵疾患治療のエビデンス．pp116-117，文光堂，2007

（渡邊治夫，出口靖之）

第 7 章

腎機能障害患者

腎機能障害患者は増えている

　腎臓は，老廃物の排泄，水・電解質の代謝，エリスロポエチンを介する造血機能調節など，人体のホメオスターシスを保つさまざまな役割を演じ，腎臓が障害されるとホメオスターシスが崩れる．腎機能の低下を早期にみつけるために，慢性腎臓病（chronic kidney disease；CKD）の早期診断が重要視されている[1]．現在，日本人の 8 人に 1 人が CKD の状態であるといわれており，腎臓専門医のみが診療を行う範囲にとどまらず，どの分野の医師でも必ず診療に携わる状況である[2]．

　近年の透析患者の増加や，潜在的な腎機能障害のある高齢者の増加により，腎機能障害時の薬物動態の把握がさらに重要視されている．高齢者では他臓器の合併症が存在することも多く，腎機能の指標である糸球体濾過量（glomerular filtration rate；GFR，推定値は estimated GFR；eGFR），腎血流量などが減少し，腎クリアランス〔簡便な指標としてクレアチニンクリアランス（creatinine clearance；C_{cr}）〕が低下しているため，治療域が狭く腎排泄型の薬物の使用については投与量の調節が必要である[3]．

　また，重度腎機能障害患者の平均 44％（20〜83％）に睡眠障害がみられ[4,5]，ほかにも不安，うつ病，せん妄，認知症，むずむず脚症候群などが合併することが知られており[4,6]，向精神薬の投与を要することが少なくない．重度腎機能障害患者の 15〜60％ に抑うつ症状（大うつ病性障害〜抑うつを伴う適応障害を含む）が生じるといわれており[6,7]，治療する際は腎機能に十分に配慮し，薬物の安全性，薬物動態のプロファイル，有効性を熟知しておく必要がある[4]．

　本章では，CKD など腎機能障害患者，透析を導入している患者に対する精神科的薬物治療に関して気を付けるべき点を挙げたい．

肝代謝と腎排泄

　投与された薬物は，その投与部位（消化管など）から吸収され，循環血に移行し，各組織や臓器に分布して薬理作用を示す．その後，分布した薬物は血液により肝臓や腎臓などに運ばれ代謝，排泄される．基本的に水溶性の薬物は，代謝を受けずに未変化体のまま腎臓などから排出される．脂溶性の薬物は，肝臓内に運ばれ，肝臓に発現す

る代謝酵素により代謝され，代謝産物が水溶性であれば腎臓より尿として（あるいは胆汁中へ），不溶性であれば胆汁中への排泄を介して糞便中へ排泄される．薬物はそれぞれ消失経路が異なり，肝代謝や腎排泄などの割合によって血中濃度が決まるため，年齢に伴う肝機能や腎機能の変化，併用薬の有無などの患者背景を考慮して投薬されなければならない[3]．

中枢神経に作用する薬物の多くは脂溶性で，大多数が肝代謝であるが，腎排泄性の薬物も少なからず存在する．腎排泄性の薬物は，シトクロム P450（cytochrome P450；CYP）を介した競合的阻害などを考えなくてよい利点があるが，なかには代謝産物が活性をもつものもあるので注意が必要である[1,8]．

腎機能障害患者で主に気を付けるべき点

腎機能障害により薬物の慎重投与もしくは禁忌となるものについて，大きく分けて2つ，「腎毒性」と「腎排泄性」の問題がある．

腎毒性の場合は，薬物自体が腎機能障害を惹起するので，腎機能障害がある場合は使用しないことが原則である．例として非ステロイド性抗炎症薬（non-steroidal anti-inflammatory drugs；NSAIDs）がある．NSAIDs は腎血流量を減少させ，腎機能障害を悪化させるため，腎機能が低下している場合はできるだけ使用を控えるべきである．

腎排泄性の問題は，薬物が腎機能を低下させるのではなく，薬物が蓄積することが問題である．したがって，投与量や投与間隔の調節で対処可能な場合がある[1]．

腎機能障害で慎重投与となる薬物の多くは，直接的な腎毒性より腎排泄性のほうで，腎機能が低下すると腎排泄性の薬物の排泄が遅れ，体内に蓄積することが危惧される[1]．よって，薬物やその活性代謝産物が腎排泄性の場合，できる限り使用を避けるのが原則である．

CKD 患者において，尿中未変化体排泄率が 40％を超える薬物は蓄積しやすいといわれており，蓄積すれば薬効の増強や副作用の発現が増えることから，CKD 患者ではその率が高い薬物は減量すべきとされている[2]．また，CKD 患者のなかには，蛋白尿による蛋白喪失のために血漿アルブミン濃度が低下することがある．腎機能障害患者においては，薬物排泄の遅延とともに薬物吸収や尿毒素による蛋白結合阻害なども認められるため[3]，薬物との蛋白結合率が低下することが知られている．薬物の蛋白結合型と非結合型では，非結合型のみが細胞膜を通過して作用部位に達し薬理効果をあらわす．

よって，一般的に腎機能障害患者では，薬物と結合する蛋白の喪失および蛋白結合阻害の影響のため非結合型の薬物が増加し，その結果腎排泄性の薬物の半減期が延長するため，CKD 患者の薬物投与については，投与量，投与間隔の調節を考慮して個々の病態に応じて計画を立てなければならない[2,3]．また，肝臓を通過した際に除去される割合が低い肝代謝型薬物で，蛋白結合率の高い薬物では，CKD によって蛋白結合率が低下することで非結合型の薬物が増加し，肝臓で代謝されることで半減期

が短縮するものもある(例:バルプロ酸ナトリウム)ので注意が必要である[2]．

透析患者では吸収，分布，代謝，排泄において薬物動態が変化することが知られており，通常用量を投与しても期待した効果が得られない場合や副作用を引き起こす可能性があるので注意が必要である[9]．炭酸リチウムや一部の抗てんかん薬などを除き，ほとんどの向精神薬は透析性がないため，腎排泄性の薬物はできる限り使用を避けるのが望ましい[10]．

各薬物の実際の投与方法については，日本腎臓学会の「CKD 診療ガイド 2012」[11]や，日本腎臓病薬物療法学会の「腎機能低下時に最も注意の必要な薬剤投与量一覧」[12]，「腎機能低下時の主な薬剤投与量一覧」[13]などが参考になる．以下に，各向精神薬について注意すべき主な薬物を列挙し説明する．

抗精神病薬

1 | 第一世代抗精神病薬

フェノチアジン系，ブチロフェノン系各薬物は基本的に肝代謝を受けるため，腎機能障害による影響は少ない[14,15]．しかし，腎機能障害患者は一般に血漿アルブミン濃度が低下しており，肝代謝の薬物であっても，蛋白結合率の低下により遊離型薬物の割合が上昇し薬物作用が増強される(同じ理由で半減期が短縮する薬物もある)ため注意を要する．腎機能障害患者では薬物の半減期が延長しているため，少量から開始し慎重に増量するのが安全である[14]．

統合失調症やせん妄をきたした腎機能障害患者の場合，第１選択としてブチロフェノン系のハロペリドールが推奨される[14,16,17]．ハロペリドールは肝代謝を受け，抗コリン作用が少なく，呼吸器系，循環器系への影響が少ない利点がある．また，同剤は錠剤，散剤，液剤，注射剤の剤形が揃っており，患者の状態に合わせた剤形の使い分けができる．早急に鎮静をかける必要がある場合はハロペリドール 5～10 mg の筋注または静注を行う[14,17]．パーキンソニズムや遅発性ジスキネジアなど錐体外路症状の出現リスクが高い患者には，第二世代抗精神病薬(例:クエチアピン)などが適している(適応外処方であることに注意)[14,18]．

フェノチアジン系のクロルプロマジンやレボメプロマジンも同様に肝代謝であり，投与量の補正を要しないが，レボメプロマジンの末梢性 α_1 受容体遮断作用などによる血圧低下や，QT 間隔延長などの心血管系へのリスク，鎮静，抗コリン作用による口渇や便秘などの副作用が強いため，少量からの使用を心がける[4,19]．

ゾテピンも肝代謝(主に CYP3A4)であり，排泄は糞便中[20]，腎機能障害による影響は少ないと推測される．

ベンザミド系は未変化体で腎排泄されるものが多い．たとえばスルピリドは未変化体の約 95％が腎臓から排泄されるため，腎機能障害患者では蓄積するおそれがあり，可能な限り使用を避ける[4,21]．

2 | 第二世代抗精神病薬

　第一世代抗精神病薬と比較し，第二世代抗精神病薬は，陽性症状に加えて陰性症状にも効果があるとされ，前述の錐体外路症状を惹起しにくく，高プロラクチン血症を呈しにくいという特性をもつ[4]．しかし，糖尿病や脂質代謝障害の発病・悪化などが起こる危険性は第一世代抗精神病薬よりも高く，オランザピンとクエチアピンは糖尿病患者には禁忌である．

　リスペリドンは肝代謝を受け，抗コリン作用が少なく，呼吸器系，循環器系への影響が少ないという点でハロペリドールと共通であり，欧米ではせん妄に対する使用報告もあるが，その活性代謝産物が未変化体とほぼ同等かやや弱い活性を示すといわれている．また，腎機能障害患者において活性代謝産物のクリアランスが50％低下する，すなわち半減期が延長するという報告[14,22]があるため，少量から開始し，副作用に十分注意して漸増する[4,21]．

　パリペリドンはリスペリドンの活性代謝物であり，肝代謝はほとんど受けない腎排泄型（約60％は尿中に未変化体で排泄）であるゆえ，腎機能低下に伴い排泄が遅延し血中濃度が上昇するおそれがあり，$C_{cr}<10〜50$ mL/分では通常量の25〜50％に減量するよう推奨されている[11]．同剤の薬剤添付文書[23]では，中等度〜重度腎機能障害（$C_{cr}<50$ mL/分）では禁忌とされる．

　他の第二世代抗精神病薬については肝代謝であり，腎機能障害患者において用量補正の必要はなく比較的安全に使用できる[4]．ただし，2009年にわが国で上市されたクロザピンについては，同じく肝代謝であるが，腎機能が悪化するおそれがあることから慎重投与とされ，特に重度腎機能障害患者では禁忌とされている[11,24]．また，無顆粒球症などの重大な副作用があり，使用する際は事前にクロザリル患者モニタリングサービス（CPMS）に登録しておく必要がある[24]．

抗うつ薬

　さまざまな身体的疾患，薬物などによってうつ病が併発，発症することが知られている．

　うつ病に対する第1選択薬としてSSRI，SNRI，NaSSAを用いることが多いが，Maudsleyのガイドライン[4,21]ではセルトラリンとcitalopram（本邦未承認）を腎機能障害患者に対して合理的な選択肢として挙げている．

1 | 三環系抗うつ薬，四環系抗うつ薬，ほか

　三環系抗うつ薬（tricyclic antidepressant；TCA）のうち，ドスレピンは活性代謝産物の56％が腎排泄であるため，腎機能障害患者，透析患者では蓄積による過鎮静などの危険がある[4,21]．

その他のTCAは用量補正の必要はなく比較的安全に使用できる[4,19]が，低血圧やQT間隔延長など心血管系のリスク，抗コリン作用による副作用があるため注意を要する．

四環系抗うつ薬は肝代謝（主にCYP2D6）であり，この酵素を阻害・誘導する他の薬物を併用している場合は注意を要する[25]．

トラゾドンは，三環系・四環系抗うつ薬とは化学構造の異なるトリアゾロピリジン系の抗うつ薬で，主に肝代謝（CYP3A4，CYP2D6）であり，心血管系の副作用が軽微で抗コリン系副作用が少ないことなどから使用しやすい[26-28]．

2 | 選択的セロトニン再取り込み阻害薬（SSRI）

SSRIはうつ病のみならず，パニック症，強迫症，社交不安症などにも適応を有する．わが国ではフルボキサミン，パロキセチン，セルトラリンに加え，2011年にエスシタロプラムが上市されている．

パロキセチンは腎機能障害で血中濃度が上昇するため，常用量の50％に減量して用いる．フルボキサミン，セルトラリンについては用量調整の必要はないとの見解がある[4,19,21]．エスシタロプラムは肝代謝で，軽度〜中等度腎機能障害患者には通常用量の調整は不要とされているが，GFR＜30 mL/分の場合は低用量から始めて漸増するよう推奨されている[21]．日本腎臓学会の「CKD診療ガイド2012」[11]では，重度腎機能障害患者では「腎機能正常者と同量を慎重投与」としている．

SSRIは比較的安全な抗うつ薬であるが，各薬物は肝代謝を受けるとともにCYP阻害作用を有しており（例：フルボキサミンのCYP1A2，CYP2C19阻害作用，パロキセチンのCYP2D6阻害作用など）[29]，これらの酵素により代謝される薬物を併用している場合，その薬物の血中濃度を上昇させる可能性があるため，薬物相互作用には十分注意する[4]．

ここで，膜性腎症によるネフローゼ症候群でステロイド治療を施行したところ気分障害を発症した症例で，薬物治療を検討したので紹介したい（病歴などは一部改変した）．

Case 1 ● 膜性腎症発症後に抑うつ症状などをきたした50歳代女性

ステロイド誘発性気分障害

患者データ
- 年齢：59歳．
- 性別：女性．

- 主訴：抑うつ気分，不安・焦燥．
- 既往歴：今回の膜性腎症発症まで特記なし．
- 家族歴：精神科遺伝負因なし．

生活歴
- 同胞4名中第1子として生育．元来明るい性格．高校卒業後，百貨店などに勤務し，23歳で結婚し2子をもうけ，結婚後は専業主婦となった．

現病歴
- X年Y−3月より浮腫が出現し，徐々に悪化したため近医を受診したところネフローゼ症候群が疑われ，当院内科を紹介受診した．四肢浮腫，低蛋白血症，高度尿蛋白，高脂血症を認め，精査目的で同年Y−2月，同科入院．腎生検にて膜性腎症の確定診断となり，ステロイド治療（プレドニゾロン40 mg/日）が開始された．開始4週後より徐々に漸減されたが，同時期より抑うつ気分，倦怠感などが出現したため，同年Y月，当科依頼（紹介時，プレドニゾロン30 mg/日）．抑うつ気分，倦怠感，食欲低下，不眠，自責感，希死念慮などを認め，ステロイド誘発性気分障害の診断で精神症状の評価・加療目的で当科転科となった．

検査結果
- 当科初診時の採血は肝機能，電解質は正常範囲内，TP 4.7 g/dL，Alb 1.8 g/dL と低値．ステロイド治療前の尿蛋白/尿クレアチニン比は9.1 g/gCr で，初診時は3.9 g/gCr まで改善．頭部MRIは特記所見なし．

【治療経過と予後】

　薬物療法としてセルトラリン25 mg/日を開始，75 mg/日まで漸増したところ食欲が戻り抑うつ気分が軽減するなど変化がみられた．セルトラリンを最大量まで増量することも検討したが，後述の理由から増量せず，増強療法としてアリピプラゾール3 mg/日の併用を開始した．同剤を6 mg/日まで増量したところ抑うつ気分はさらに改善し，外泊も適応良好であるなど精神症状の軽快を認めた．プレドニゾロンは7.5 mg/日まで漸減し，経過良好にて転科後約3か月で退院となった．

【本症例のまとめ】

　膜性腎症によるネフローゼ症候群に対して行われたステロイド治療により気分障害を発症した症例である．向精神薬の調整およびネフローゼ症候群の軽快に伴いプレドニゾロンを漸減できたこともあり，精神症状の改善を認めた．セルトラリン，アリピプラゾールはいずれも肝代謝で，日本腎臓学会の「CKD診療ガイド2012」[11]では薬物調整は「腎機能正常者と同じ」とされているが，ネフローゼ症候群では血漿蛋白が減少しており，遊離型の薬物が増加して血中濃度が上昇するおそれがあり，セルトラリン，アリピプラゾールともに最小量（それぞれ25 mg/日，3 mg/日）で開始した．

3 | セロトニン・ノルアドレナリン再取り込み阻害薬（SNRI）

　わが国ではミルナシプランとデュロキセチンが該当する．ミルナシプランは腎排泄であるため，腎機能障害患者では蓄積性を考慮し原則として使用を避ける．デュロキセチンは，軽度腎機能障害患者では問題ないが，少量から開始し漸増する．GFR＜

30 mL/分の患者では禁忌とされる[21]．

4 ノルアドレナリン作動性・特異的セロトニン作動性抗うつ薬（NaSSA）

ミルタザピンが該当するが，75％が未変化体として腎排泄され，中等度〜重度腎機能障害患者で30〜50％のクリアランス低下がみられるため，GFR＜10 mL/分の重度腎機能障害患者では少量から始めるなど注意を要する[21]．

抗不安薬，睡眠導入薬

腎機能障害患者や透析患者にみられる不眠の多くは原発性不眠症だが，むずむず脚症候群や周期性四肢運動障害，睡眠時無呼吸症候群なども頻繁に合併する[30,31]．

ベンゾジアゼピン（benzodiazepine；BZD）系各薬物は基本的に肝代謝であり，腎機能障害による影響は少なく[14,15]，通常用量の補正を要しない．しかし，ジアゼパムなどの多くの代謝物が活性をもつため，これらの蓄積により特に高齢者での過鎮静や転倒に注意すべきである[4]．ロラゼパムは活性代謝物がないこと，BZD系抗不安薬で唯一グルクロン酸抱合のみで代謝され，高齢者や肝機能低下時にも使用しやすいことから，Maudsleyのガイドラインでは腎機能障害患者に対して合理的な選択肢とされている[4,21]が，排泄障害の報告もあるので慎重を要する[10,32]．

非BZD系睡眠導入薬は，脳内BZDのω_1受容体（催眠・鎮静作用に関連）にのみ作用し，ω_2受容体（抗不安・筋弛緩作用に関連）にはほとんど作用しないため，ふらつき，転倒のリスクを軽減できる．また，非BZD系も肝代謝であるため安全性が高く，Maudsleyのガイドラインではゾピクロンを腎機能障害患者に対して合理的な選択肢として挙げている[21,30]．

以上より，BZD系各薬物，非BZD系睡眠導入薬は，通常用量の補正を要しないものの，より安全に使用するには通常の1/2程度の用量から開始し漸増するのがよい[30]．

例外として，全身麻酔の導入および維持，集中治療における人工呼吸中の鎮静などに用いるミダゾラムは，肝代謝だが活性代謝産物の排泄が遅延し蓄積することがあるため，重度腎機能障害患者では通常用量の1/2以下に減量するよう推奨されている[11,32,33]．

そのほか，セロトニン作動性抗不安薬のタンドスピロンは肝代謝であり，用量補正は必要ない[4]．

また，メラトニンが腎機能障害患者・透析患者の不眠に有効であると報告されている[30,34]．2010年にわが国で上市されたメラトニン受容体作動薬のラメルテオンは肝代謝であり，透析患者に対して安全に使用できる．

抗てんかん薬，気分安定薬

1 | 従来の抗てんかん薬

　日本てんかん学会のガイドライン[35]によると，部分発作にはカルバマゼピン，全般発作にはバルプロ酸ナトリウムが第1選択薬に位置づけられ，またフェニトインも頻用されているが，これら3剤は蛋白結合率が高く，肝代謝であるため，一般的には腎機能障害患者でも用量を補正する必要はない[4,36]．

　ただし，カルバマゼピンを腎機能障害患者に投与する場合，低アルブミン血症や尿毒症物質によって蛋白結合阻害が生じ，毒性のある活性水酸化代謝物が蓄積しやすくなるため，使用には注意が必要と考えられており[37,38]，GFR＜10 mL/分では通常量の75％に減量することを推奨する意見もある[4,39]．

　バルプロ酸ナトリウムはほとんどが肝代謝で，1％のみが腎臓に移行するため，腎機能正常者と比較しても半減期の変化がほとんどない．そのため，投与量の補正は不要で，透析性も低く，血中濃度の管理が容易で安全に使用できることから，一般的に腎機能障害患者で抗てんかん薬，気分安定薬を検討する場合，バルプロ酸ナトリウムを選択すべきと考えられている[37,40]．

　フェノバルビタールは透析により相当量が除去され，血中濃度が低下しけいれん発作を惹起してしまうため，透析の前後で投与量の補正が必要である[4,39]．

　プリミドンは主に肝代謝だが，薬物動態が複雑で，抗けいれん作用のあるフェニルエチルマロンアミドやフェノバルビタールなどの半減期の長い活性代謝産物に変換されるため，できれば腎機能障害患者に対する使用を避ける[4,39,41]．

　Okayasuらは腎硬化症による慢性腎不全で血液透析を導入している双極性障害患者に対してバルプロ酸ナトリウムを用い，急性膵炎を発症した稀有な症例を報告している[42]．同薬物はほとんど肝代謝で透析性も低く，一般的に腎機能障害を合併した症例では同剤を使用すべきと考えられている．しかし，Okayasuらが報告しているように透析患者では，バルプロ酸ナトリウムの数種類の中間代謝産物が体内に蓄積して，膵臓の細胞障害を引き起こし急性膵炎に至る場合がまれにあるため，投与の際は注意が必要である．

　ゾニサミドは肝代謝であるが，尿中排泄率がやや高く（未変化体28～47％），透析で50～70％が除去される[43]ため，透析前後の調整が必要かと推測されるが，腎機能障害でも血中濃度上昇は顕著ではないため腎機能正常者と同じ調整をするよう推奨されている[13]．

2 | 新規抗てんかん薬

　わが国で2006年以降に上市された薬物である．
　ガバペンチン，トピラマート，ラモトリギンはいずれも腎機能障害で蓄積ないし半

減期の延長をきたす[4, 36)]．ガバペンチンは腎排泄，トピラマートは肝腎代謝であるが，どちらも蛋白結合率が低く透析性が高いため，透析後の血中濃度低下によるけいれん発作誘発のリスクがあり，透析前後の調整が必要である[4, 36)]．ラモトリギンは肝腎代謝で，透析性は 20％ と低いものの，重度腎機能障害患者・透析患者で半減期の延長がみられており，減量を要する[11, 13, 44)]．

わが国で 2010 年に上市されたレベチラセタムは腎排泄で，腎機能障害患者への投与は薬物の排泄が遅延するため，腎機能障害が重度となるに従い，投与量を減量するなど慎重な調節が必要となる[45)]．

また，海外で抗てんかん薬として承認されているプレガバリンも腎排泄であり，腎機能障害が重度となるにつれて厳格な投薬コントロールを要する[11, 46)]．

抗躁薬

炭酸リチウムは最も広く使われている双極性障害の治療薬の 1 つである．同剤は血中濃度の治療域と中毒域が近接しており，治療域を保つために定期的な血中濃度測定の必要性があることは周知のとおりである．

しかし，炭酸リチウムは，腎機能障害患者において最も気を付けるべき薬物である．リチウムは 1 価の陽イオンで，腎排泄性であり，約 95％ が未変化体のまま尿中に排泄されるため，腎機能低下によるリチウムクリアランス低下から蓄積により容易に中毒を生じ，重篤な中枢神経系の後遺症を残しうる．また，腎毒性もあり，長期のリチウム治療を受けた患者の 15％ に GFR 低下がみられるとの報告がある[4, 47)]．そして，透析性が高い[32)]ため，透析患者に投与する際は血中濃度の維持が困難になる．

したがって，炭酸リチウムは急性腎不全では禁忌であり，慢性腎不全，透析患者でも原則として使用を避けるが，それでも使用する場合はリチウム血中濃度と腎機能の厳重なモニタリングを要する[4, 48)]．

炭酸リチウム投与中の患者が，腎臓でのリチウムクリアランスを低下させる薬物〔NSAIDs，サイアザイド系利尿薬，アンジオテンシン変換酵素（ACE）阻害薬など〕を併用した際は，リチウムの血中濃度が上昇するため，これらの薬物は併用を避けることが望ましい[49, 50)]．

抗認知症薬

わが国では 1999 年から使用されているドネペジルに加え，2011 年にガランタミン，リバスチグミン，メマンチンの 3 剤が上市されている．腎機能低下は認知機能に悪影響を及ぼすと考えられており，最近の研究では CKD は認知機能低下の独立した危険因子であることが明らかになっている[51, 52)]．わが国の透析患者の認知症の頻度は，2009 年の日本透析医学会の報告では 9.8％ とされている[51)]．

ドネペジルは主に肝代謝であるが，36％ は腎排泄（未変化体は 10％）で，透析によ

る薬物除去量は約26%との報告がある．しかし，透析患者での薬物動態の検討では，非透析患者と大きな変化はなく，蛋白結合率も93%と高く透析の影響は少ないと考えられ，用法・用量補正は不要との報告がある[51]．わが国の薬剤添付文書では慎重投与の記載はないが[53]，透析患者への投与には十分注意が必要である．

　ガランタミンは肝代謝であるが，93%が腎排泄であり，重度腎機能障害患者ではクリアランスの低下，薬物血中濃度-時間曲線下面積（area under the blood concentration time curve；AUC）の増加，半減期の延長を認め，血中濃度上昇のおそれがある[51]．薬剤添付文書では慎重投与とされ[54]，Maudsley のガイドラインでは GFR＜10 mL/分の場合は低用量から始めてゆっくり漸増するか，または使用を控えるよう推奨されている[21]．

　リバスチグミンも肝代謝で，90%が腎排泄であるが，海外のデータでは GFR による薬物動態への影響はみられないとされている[51,55]．薬剤添付文書では腎機能障害患者への使用注意の記載はなく[55]，Maudsley のガイドラインでは腎機能障害患者に対して合理的な選択肢としている[21]．

　メマンチンはほとんど代謝されず腎排泄されるため，腎機能障害の程度に応じて AUC が増加，半減期が延長する[51]．薬剤添付文書では C_{cr}＜30 mL/分の重度腎機能障害患者に対しては 1 日 1 回 10 mg を維持量とし，状態を観察しながら慎重投与とされている[56]．

その他の薬剤

1 | ADHD 治療薬

　注意欠如・多動症（attention-deficit/hyperactivity disorder；ADHD）やナルコレプシーに適応のあるメチルフェニデートと，小児期における ADHD に続き 2012 年に成人期への適応が追加されたアトモキセチンは，どちらも腎機能障害時および透析時に通常量使用可能な薬物として紹介されている[57]．

　メチルフェニデートは肝代謝を受け，薬理学的に不活性である脱エステル体のリタリン酸が主代謝産物で，主に腎排泄される．この主代謝産物は投与量の約80%を占め，未変化体の排泄は少ない[58]．わが国のインタビューフォーム[59]では，腎機能障害患者への慎重投与の記載はない．

　アトモキセチンは主に肝代謝（CYP2D6）で，CYP2D6 の通常活性を有する患者において投与量の約96%が尿中に代謝物として排泄され，うち未変化体は約1%と少ない[60]．しかし，CYP2D6 の通常活性を有する重度腎機能障害患者では，健常者と比較し64%の AUC 増大を認め，体重で補正した投与量で換算しても24%の AUC 増大がみられたとの報告がある[61]．わが国のインタビューフォーム[61]では，腎機能障害患者には慎重投与とされ，一定の注意が必要である．

表 3-13　腎機能低下時および透析患者の向精神薬のリスクと使用方法について

向精神薬		低リスク	中等リスク	高リスク
分類		●肝代謝性で，透析患者においても排泄の遅延がほとんどみられない．	●主に肝代謝性だが，透析患者で若干の排泄遅延が生じたり，約10％程度が未変化体で腎排泄される． ●肝代謝性だが，活性代謝産物が産生され腎排泄される（高リスク寄り）．	●肝代謝がほとんどなく，大部分が未変化体（活性型）のまま腎排泄される．
抗精神病薬	第一世代	右記以外の多数	―	スルピリド（ネモナプリド以外のベンザミド系に注意）
抗精神病薬	第二世代	右記以外の多数	リスペリドン（高リスク寄り） クロザピン（重度腎機能低下なら禁忌）	パリペリドン（中等～重度腎機能低下で禁忌）
抗うつ薬	三環系，四環系，ほか	右記以外の多数	ドスレピン	―
抗うつ薬	SSRI，SNRI，NaSSA	フルボキサミン セルトラリン（透析患者で排泄遅延あり，中等リスクとする意見もある） エスシタロプラム（重度腎機能低下なら中等リスク）	パロキセチン デュロキセチン（重度腎機能低下なら禁忌） ミルタザピン	ミルナシプラン
抗不安薬，睡眠導入薬		右記以外の多数のBZD系，非BZD系（ジアゼパムなどは活性代謝物の蓄積に注意） タンドスピロン ラメルテオン	ロラゼパム ミダゾラム（活性代謝物が蓄積する）	―
抗てんかん薬，気分安定薬，抗躁薬		注）を参照		炭酸リチウム
抗認知症薬		ドネペジル	ガランタミン，リバスチグミン（どちらも肝代謝で，大半は腎排泄）	メマンチン（慎重投与）
その他		抑肝散 メチルフェニデート アトモキセチン（慎重投与）	―	―
使用方法		●通常，用量の補正を必要としない． ●より慎重に行うなら，中等リスクに準じて少量から開始しゆっくり漸増する．	●用量の補正を必要としないものもある． ●通常の初期用量の1/3～1/2から開始し，副作用の出現を慎重に観察しながら少量ずつ漸増し，通常の最高用量の1/2～2/3程度にとどめる．	●ガイドラインや一覧を参照して慎重投与するか，あるいは使用を避ける．なかには投与禁忌もある． ●透析患者では，透析性がある場合が多く一概に禁忌とはいえないが，蓄積の危険性が高いため使用を避けることが望ましい．

注）抗てんかん薬，気分安定薬は上記区分けが困難なため短評を記載する．
- カルバマゼピン：肝代謝；蛋白結合率が高いが透析性も少しある．補正はいらないが重度腎機能低下なら注意．
- バルプロ酸ナトリウム：肝代謝；蛋白結合率が高く透析性がないため管理しやすい．
- フェニトイン：肝代謝；蛋白結合率が高く透析性がないため管理しやすい．
- フェノバルビタール：肝代謝；蛋白結合率が低く透析性があるため慎重な調節を要する．透析前後で補正を行う．
- プリミドン：肝代謝；代謝産物が活性をもつなど代謝経路が複雑なため使用を避けるのが無難．
- ゾニサミド：肝代謝；蛋白結合率が50％前後で透析性があるも，調整不要との見解がある．

▼以下の新規抗てんかん薬は蓄積に注意．
- ガバペンチン：腎排泄；蛋白結合率が低く透析性があり慎重な調節を要する．透析前後で補正を行う．
- プレガバリン：腎排泄；蛋白結合はなく透析性があり慎重な調節を要する．透析前後で補正を行う．
- トピラマート：肝代謝・腎排泄；蛋白結合率が低く透析性があり慎重な調節を要する．透析前後で補正を行う．
- ラモトリギン：肝代謝・腎排泄；蛋白結合率は50％前後で透析性は少しあり，減量調整を要する．
- レベチラセタム：腎排泄；蛋白結合率が低く透析性があり慎重な調節を要する．透析前後で補正を行う．

2 | 抑肝散

精神科領域でよく用いられる漢方薬に抑肝散がある．小児の夜泣きや小児疳症，成人の不眠症に対して効果があるとされる[62,63]が，神経症，認知症における精神症状や行動異常，境界性パーソナリティ障害などの精神疾患に対しても幅広い効果が報告されている[62,64]．抑肝散に含まれる甘草は血圧上昇や低カリウム血症，浮腫などを呈する偽アルドステロン症を惹起することがあるため，投与の際は定期的に血中カリウム濃度を測定する必要がある．腎機能障害患者では，尿中に排泄されるはずのカリウムが排泄されず蓄積して高カリウム血症をきたすことが多い．その点，抑肝散は体外へのカリウム排泄を進める特性があり，腎機能障害患者には比較的安全ではないかと考えられている[64]．また，透析患者においても有用であることが示唆されている[10,65]．

腎機能障害患者に対する向精神薬のリスク

これまでの各文献に加え，堀川による「腎不全・透析に関係する薬物動態の変化・特徴による向精神薬の分類」の表[66,67]と，西村の「腎機能低下時の向精神薬のリスク」の表[6,68]を参考にして表3-13を作成した．

文献により統一した見解がないものがあり，各薬物がどのリスク群に属するかは意見が分かれ一概にはいえず，文中の記載とリスク群の区分けで異なる点もあるが，大まかな目安として掲載した．実際の臨床では，腎機能障害患者，透析導入中の患者に対して向精神薬の投与を検討する際，この表3-13を参考に，その薬物が中等リスク～高リスク群に該当する場合には各薬剤の添付文書や医薬品インタビューフォームを確認し，前述の日本腎臓学会の「CKD診療ガイド2012」[11]や日本腎臓病薬物療法学会の「腎機能低下時に最も注意の必要な薬剤投与量一覧」[12]，「腎機能低下時の主な薬剤投与量一覧」[13]などを参考に投薬を検討するのがよいかと思われる．

安全性の高い治療法の選択を

腎機能障害患者に向精神薬を使用する際，薬物の吸収，分布，代謝，排泄（および透析性）に十分注意を払い，原則として腎排泄性の薬物は使用しないことが望ましい．また，透析患者の薬物動態は不明な点が多いため，少量から開始し臨床症状を観察しながら慎重に調整することが推奨される[6,68]．

現代の医療では複数種類の薬物が併用されて治療が行われることが多く，そのため，各薬物の代謝や排泄経路の違いにより予期せぬ相互作用や副作用が発現することも少なくない．さらに高齢化により，腎機能障害のみならず他臓器の機能障害もみられるため，使用する向精神薬と身体疾患およびその治療薬との相互作用も十分理解し，安全性の高い治療法を選択する必要がある[3,14]．

● 文献

1) 長嶺敬彦：精神科と腎機能—慢性腎臓病（CKD）に焦点をあてて．最新精神医学 15：389-397, 2010
2) 宮本大資，藤田恵美子，鶴岡秀一：CKD 合併時の薬剤投与の注意と禁忌薬．成人病と生活習慣病 44：158-163, 2014
3) 西澤健司：薬物動態における薬物代謝の違い—肝代謝・腎代謝．成人病と生活習慣病 44：129-134, 2014
4) 西村勝治：透析医療に必要な薬の使い方—中枢神経系（抗てんかん薬，向精神薬）．腎と透析 70：627-631, 2011
5) Murtagh FE, Addington-Hall J, Higginson IJ：The prevalence of symptoms in end-stage renal disease：a systematic review. Adv Chronic Kidney Dis 14：82-99, 2007
6) 西村勝治：精神疾患と腎・泌尿器疾患．成人病と生活習慣病 40：1157-1162, 2010
7) Hedayati SS, Finkelstein FO：Epidemiology, diagnosis, and management of depression in patients with CKD. Am J Kidney Dis 54：741-752, 2009
8) 長浜正彦：透析時の薬剤投与の注意と禁忌薬．成人病と生活習慣病 44：219-222, 2014
9) 田中章郎，平田純生：透析医療に必要な薬の使い方—透析患者の薬物動態．腎と透析 70：472-477, 2011
10) 西村勝治：サイコネフロロジーの最前線—よくみる精神神経症状の薬物療法．Modern Physician 33：1142-1146, 2013
11) 日本腎臓学会（編）：CKD 診療ガイド 2012．日本腎臓学会誌 54：1031-1191, 2012
12) 日本腎臓病薬物療法学会：腎機能低下時に最も注意の必要な薬剤投与量一覧（2014 改訂 22 版）（http://jsnp.kenkyuukai.jp/images/sys%5Cinformation%5C20140917232319-B1E1C09F20D8CFF2040E1266357E86C342A7D2D6419AFD14A3F850EEFA19D93B.pdf）
13) 日本腎臓病薬物療法学会：腎機能低下時の主な薬剤投与量一覧改訂 38 版（2014 年 5 月）．（http://jsnp.kenkyuukai.jp/images/sys%5Cinformation%5C20140803222509-A4520DD9CE5CDD4378AF210A3016BF852D2EB9AFA805057CE9D389E93294B2B0.pdf）
14) 青木顕子，石黒 慎，渡邊 崇，ほか：一般救急における精神科医の役割—身体救急時に注意すべき向精神薬．精神科治療学 26：1297-1301, 2011
15) 浅野智之，井家上譲，河瀬雅紀，ほか：腎透析, psycho-nephrology. 精神科治療学 17：1361-1366, 2002
16) 加茂登志子，坂元 薫，堀川直史：腎透析患者にみられる精神症状に対する薬物療法．臨床精神薬理 3：123-129, 2000
17) 清水徹男：睡眠障害のタイプと治療のポイント—不眠・過眠とせん妄．臨牀透析 11：2127-2133, 1995
18) 中島満美，中村 純，江藤義典，ほか：痴呆に重畳したせん妄に対する quetiapine の効果．臨床精神薬理 5：63-70, 2002
19) Baghdady NT, Banik S, Swartz SA, et al：Psychotropic drugs and renal failure：translating the evidence for clinical practice. Adv Ther 26：404-424, 2009
20) アステラス製薬：ロドピン．医薬品インタビューフォーム，改訂第 10 版．2014 年 4 月
21) Taylor D, Paton C, Kapur S (eds)：The Maudsley Prescribing Guidelines in Psychiatry, 11th Edition. Wiley-Blackwell, 2012
22) Snoeck E, Van Peer A, Sack M, et al：Influence of age, renal and liver impairment on the pharmacokinetics of risperidone in man. Psychopharmacology 122：223-229, 1995
23) ヤンセンファーマ：インヴェガ．添付文書情報，第 5 版．2013 年 11 月改訂
24) ノバルティスファーマ：クロザリル．添付文書情報，第 7 版．2014 年 11 月改訂
25) 仙波純一：精神科治療薬ごとの副作用—抗うつ薬—四環系抗うつ薬．精神科治療学 22：194-197, 2007
26) 内村直尚：抗うつ薬導入 50 年—四環系抗うつ薬の果たした役割と今後への期待．臨床精神薬理 13：1867-1874, 2010
27) Brogden RN, Heel RC, Speight TM, et al：Trazodone：a review of its pharmacological properties and therapeutic use in depression and anxiety. Drugs 21：401-429, 1981
28) ファイザー：デジレル．医薬品インタビューフォーム，改訂第 7 版．2012 年 6 月
29) Hemeryck A, Belpaire FM：Selective serotonin reuptake inhibitors and cytochrome P-450 mediated drug-drug interactions：an update. Curr Drug Metab 3：13-37, 2002
30) 西村勝治：身体疾患に併発した精神障害への薬物療法Ⅱ—腎不全・透析患者に併発した不眠．精

神科治療学 29：431-436, 2014
31) Novak M, Shapiro CM, Mendelsohn D, et al：Diagnosis and management of insomnia in dialysis patients. Semin Dial 19：25-31, 2006
32) Cohen LM, Tessier EG, Germain MJ, et al：Update on psychotropic medication use in renal disease. Psychosomatics 45：34-48, 2004
33) アステラス製薬：ドルミカム．医薬品インタビューフォーム，改訂第14版．2014年4月
34) Aperis G, Prakash P, Paliouras C, et al：The role of melatonin in patients with chronic kidney disease undergoing haemodialysis. J Ren Care 38：86-92, 2012
35) 日本てんかん学会ガイドライン作成委員会報告：成人てんかんにおける薬物治療ガイドライン（http://square.umin.ac.jp/jes/pdf/SEIJIN.pdf）
36) Israni RK, Kasbekar N, Haynes K, et al：Use of antiepileptic drugs in patients with kidney disease. Semin Dial 19：408-416, 2006
37) 岡安寛明，尾関祐二，下田和孝：そこが知りたい薬物療法Q&A―慢性腎不全のため透析している双極性障害患者に治療薬を選択する際の注意点を知りたい．臨床精神薬理 17：1139-1141, 2014
38) McLaren KD, Marangell LB：Special considerations in the treatment of patients with bipolar disorder and medical co-morbidities. Ann Gen Hosp Psychiatry 3：7, 2004
39) 臨牀透析編集委員会（編）：腎不全時の薬物使用 原書第5版 成人および小児における適正投与法のガイドライン 4 その他の薬物．臨牀透析 23：136-151, 2007
40) Gupta M, Annadatha S：Treating bipolar disorder in patients with renal failure having haemodialysis：two case reports. Clin Pract Epidemiol Ment Health 4：21, 2008
41) 日医工：プリミドン．医薬品インタビューフォーム，第4版．2012年2月改訂
42) Okayasu H, Shinozaki T, Osone A, et al：Development of acute pancreatitis caused by sodium valproate in a patient with bipolar disorder on hemodialysis for chronic renal failure：a case report. BMC Psychiatry 14：93, 2014
43) 大日本住友製薬：エクセグラン．医薬品インタビューフォーム，第26版．2014年8月改訂
44) グラクソ・スミスクライン：ラミクタール．医薬品インタビューフォーム，第4版．2014年8月改訂
45) 渡邊さつき，松浦雅人：新規抗てんかん薬levetiracetamのすべて―Levetiracetamの薬物動態．臨床精神薬理 13：1701-1707, 2010
46) 越智靖夫，原田拓真，菊地主税，ほか：新薬紹介総説―プレガバリン（リリカカプセル25 mg・75 mg・150 mg）の薬理学的特徴および臨床試験成績．日本薬理学雑誌 136：165-174, 2010
47) Presne C, Fakhouri F, Noël LH, et al：Lithium-induced nephropathy：Rate of progression and prognostic factors. Kidney Int 64：585-592, 2003
48) Wyszynski AA：The patients with kidney disease. Wyszynski AA, Wyszynski B（eds）：Manual of Psychiatric Care for the Medically Ill. pp69-84, American Psychiatric Publishing, 2005
49) 山田和男：今こそ，リチウム療法を考える―リチウムの副作用と中毒．臨床精神医学 42：1397-1404, 2013
50) 山田和男，黒木俊秀，神庭重信（監訳）：カプラン精神科薬物ハンドブック 第4版．pp173-188，メディカル・サイエンス・インターナショナル，2007
51) 樋口千恵子：透析患者に対する薬の使い方―対症療法―認知症．腎と透析 74：458-461, 2013
52) Kurella Tamura M, Yaffe K：Dementia and cognitive impairment in ESRD：diagnostic and therapeutic strategies. Kidney Int 79：14-22, 2011
53) エーザイ：アリセプトD錠．添付文書情報，第21版．2014年9月改訂
54) ヤンセンファーマ：レミニール．添付文書情報，第5版．2013年9月改訂
55) ノバルティスファーマ：イクセロンパッチ．添付文書情報，第4版．2014年10月改訂
56) 第一三共：メマリー．添付文書情報，第6版．2014年5月改訂
57) 乾 賢一，土井俊夫（編著）：改訂3版 腎機能別薬剤使用マニュアル．pp51-58，じほう，2010
58) Kimko HC, Cross JT, Abernethy DR：Pharmacokinetics and clinical effectiveness of methylphenidate. Clin Pharmacokinet 37：457-470, 1999
59) ノバルティスファーマ：リタリン．医薬品インタビューフォーム，改訂5版．2013年11月
60) Sauer JM, Ponsler GD, Mattiuz EL, et al：Disposition and metabolic fate of atomoxetine hydrochloride：the role of CYP2D6 in human disposition and metabolism. Drug Metab Dispos 31：98-107, 2003
61) 日本イーライリリー：ストラテラ．医薬品インタビューフォーム，改訂第9版．2014年7月

62) 堀口 淳：抑肝散の臨床応用―統合失調症，パーソナリティ障害，ジスキネジアなど．精神神経学雑誌 114：708-718, 2012
63) Aizawa R, Kanbayashi T, Saito Y, et al：Effects of Yoku-kan-san-ka-chimpi-hange on the sleep of normal healthy adult subjects. Psychiatry Clin Neurosci 56：303-304, 2002
64) 萬谷昭夫：透析中の認知症患者に対する抑肝散の効果と安全性．漢方医学 36：132-136, 2012
65) Sumiyoshi H, Mantani A, Nishiyama S, et al：Yokukansan treatment in chronic renal failure patients with dementia receiving hemodialysis：an open label study. Am J Geriatr Psychiatry 19：906-907, 2011
66) 堀川直史：透析患者に対する薬の使い方―対症療法―精神科合併症．腎と透析 74：454-457, 2013
67) 堀川直史：各科疾患における向精神薬の使用法―腎臓疾患．日本臨牀 70：104-109, 2012
68) Bazire S：Psychotropic Drug Directory 2014. Lloyd-Reinhold Communications, 2014

（藤平明広，大曽根彰，下田和孝）

第8章 循環器疾患患者

　循環器疾患は，心筋梗塞，不整脈，心筋症，心不全など多岐にわたる．臨床場面では，精神疾患患者に不整脈や心不全など循環器疾患が合併することもあれば，心筋梗塞後の抑うつやせん妄など循環器疾患をもつ患者に精神疾患や精神医学的な問題が発生することもしばしばみられる．精神疾患患者は，向精神薬など精神科治療薬の副作用，運動不足などにより，肥満や脂質代謝異常などの生活習慣病を合併することが多く，結果として，心筋梗塞や狭心症などの循環器疾患の発症につながることがある．また，心不全などの際は，薬物動態が変化して，精神科治療薬の副作用や効果が増減することがある．

　一般臨床のなかで，卵が先か鶏が先かはともかく，循環器疾患と精神疾患の関係は深く，精神科治療薬投与の際には，循環器疾患および関連疾患の罹患の有無，精神科治療薬の循環器系への影響の有無，身体疾患治療薬と精神科治療薬の相互作用などさまざまなことへの配慮と留意が必要である．

● 精神疾患と循環器疾患の関係

　急性心筋梗塞で入院した患者の20％がDSMのうつ病の診断基準を満たし，また，サブクリニカルな抑うつ症状を示す割合はもっと高いとされる．これは米国の一般人口におけるうつ病患者の頻度である4％よりも罹患頻度が高い．また，多くの前向き研究やメタ解析が，急性心筋梗塞後のうつ症状をもつ患者群はうつ症状をもたない患者群と比べて，急性心筋梗塞の罹患率や死亡率が高いことを報告しており，予後にもかかわる．うつ病と心血管性疾患との関連は複雑で不明点が多いが，うつ状態での心臓の自律神経の活動性の変化により心室性不整脈や心疾患による突然死が起こりやすくなるという仮説もある[1]．

　一方で，一般人口に比較して，統合失調症など重症精神疾患患者において，心血管性疾患や代謝性疾患などの罹患率や死亡率が高いことが以前からいわれている．この理由として，疾患そのものによる活動性低下や不規則な生活習慣などライフスタイルの問題以外に，統合失調症患者に投与されている抗精神病薬の影響が示唆されている．クロザピンやオランザピンなどの多くの受容体結合親和性をもつ第二世代抗精神病薬は，程度の差こそあれ，体重増加，肥満，メタボリック症候群，2型糖尿病など

のリスクを増大させるとされている．抗精神病薬により誘発される有害な代謝作用の根本的メカニズムは不明であるが，ヒスタミン H_1 受容体，セロトニン 5-HT_{2C} および 5-HT_{1A} 受容体，ムスカリン M_3 受容体，ドパミン D_2 受容体，およびアドレナリン作動性受容体などの代謝への関与の可能性が示唆されている[2]．これらのことより，循環器疾患と精神疾患には疾患的にも薬物療法的にもある程度の関連があることが示唆される．

Case 1 ● 骨折後にせん妄をきたした 60 歳代男性

心室性期外収縮を誘発した可能性の高い薬剤は？

患者データ
- 初診時年齢：61 歳．
- 性別：男性．
- 既往歴：アルコール使用障害．

現病歴
- アルコール使用障害の診断で，X－9 年から A 病院精神科に通院し，X 年 9 月まで約 3 か月間入院していた．自己申告によると，退院後飲酒はせず，同年 9 月中旬，山菜採り中に 10 m 下の沢に転落して，両恥骨・坐骨・右大腿骨頸部・左股関節脱臼骨折，腹腔内出血などを生じて，当院整形外科に緊急入院した．入院翌日の Hb 10.3 g/dL，Plt 8.1 万/μL，入院 2 日目の Hb 6.7 g/dL，Plt 6.3 万/μL と，出血性ショック，播種性血管内凝固症候群（DIC）併発のため，輸液，輸血，絶飲食で加療されていた．入院 3 日目夜より，「虫が見える」「殺される」などと幻視，妄想を生じて，点滴スタンドを倒すなど不穏興奮を生じたため，入院 4 日目の X 年 9 月 15 日，当科紹介・初診となった．
- 服薬歴：事故直前，前医により，ロラゼパム 1.5 mg/日，トリアゾラム 0.25 mg/日，フルニトラゼパム 2 mg/日，ビタミン B_1 製剤を処方されていた．

【治療経過と予後】

せん妄の診断で，絶飲食・内服困難のため，ハロペリドール点滴静注を開始．当日，ハロペリドール 1/2 A（2.5 mg）を 1 日 2 回定期でそれぞれ 30 分かけて点滴静注した．不穏のためハロペリドール 1 A（5 mg）（60 分で施行）が追加で投与されたので，翌日よりハロペリドール 1 A（5 mg）をそれぞれ朝夕で定期投与した．精神症状は改善をみたが，ハロペリドール開始 7 日目の 9 月 21 日夜より，心室性期外収縮（VPC）散発，VPC short run（VPC 連発）が出現した（図 3-4）．検査結果は，VPC 発作時，炎症反応亢進は認めるも，低カリウムなどの電解質異常はなかった．ハロペリドール血中濃度は 11 ng/mL（治療範囲 3～17 ng/mL）で，血漿マグネシウム濃度は未測定であった．整形外科入院時の心電図は QTc 0.425 秒と正常範囲内であったが，VPC 発作翌日（9 月 22 日）は QTc 0.442 秒と正常値上限をわずかに超えていた．

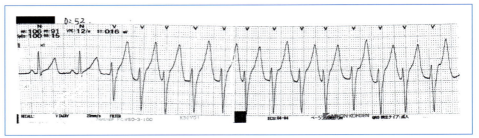

図 3-4　VPC 連発時のモニター心電図

　ハロペリドールによる不整脈が疑われ，ハロペリドール中止後は VPC はなくせん妄も改善しており，9 月 26 日より内服可能となったため，前医処方薬を再開した．精神症状改善後，改めて事故前のアルコール摂取状況を確認したが，飲酒は否定した．その後，不整脈，せん妄の再発はなく，10 月，大腿骨頸部骨折の手術を行い 12 月に一般科を退院した．

【本症例のまとめ】
　転落事故による多発骨折での入院数日後よりせん妄を発症し，ハロペリドール投与後，精神症状は改善も投与 1 週間程度で VPC を生じた．ハロペリドール中止後は，VPC 再発はなく，精神症状もコントロールされていた．VPC 発作時の電解質異常など基質的要因は明らかでなく，ハロペリドールの影響が示唆された．

● 循環器疾患と向精神薬

　高齢者や重症身体疾患を伴う患者にせん妄の発症率が高いことはいうまでもない（表 3-14, 15）[3]．症例 1 は，多発外傷，貧血，DIC など多くのせん妄発症の危険因子や促進因子を有している．このような場合は原則として身体科の担当医とも相談し，できる限りの身体状態や環境の改善を図って非薬物療法的アプローチを探るが，現実問題として，対症療法的な薬物治療や身体拘束を選択せざるを得ないことが多い．せん妄治療の中心は抗精神病薬であるが，不整脈など薬物治療による副作用の出現の可能性に注意しながら，薬物治療をしていく必要がある．

1 | 向精神薬による心血管性の副作用

　向精神薬が心血管系に作用し，起立性低血圧や QT 延長症候群などの循環器系の副作用を生じることがあることはよく知られている[4]．クロザピンでの心筋炎や心筋症など薬剤特異的な副作用もあるが，起立性低血圧は，最も一般的な向精神薬の自律神経系の副作用であり，「仰臥位または座位から立位への体位変換にともない，起立 3 分以内に収縮期血圧が 20 mmHg 以上低下するか，または収縮期血圧の絶対値が 90

表 3-14 せん妄の危険因子

属性	65歳以上 男性
認知状態	認知症 認知機能障害 せん妄の既往 うつ病
機能状態	機能的依存(要介助) 不動性 活動性低下 転倒の既往
感覚障害	視覚障害 聴覚障害
経口摂取の減少	脱水症 低栄養状態
薬物	複数の向精神薬による治療 複数の薬物による治療 アルコール乱用
併存疾患	重症疾患 複数の併存疾患 慢性腎疾患および肝疾患 脳卒中の既往 神経疾患 代謝異常 骨折または外傷 終末期の疾患 HIV感染

(Inouye SK:Delirium in older persons. N Engl J Med 354:1157-1165, 2006 より)

表 3-15 せん妄の促進因子

薬物	鎮静催眠薬 オピオイド 抗コリン作用薬 多剤併用による治療 アルコール,または薬物の離脱
一時的神経疾患	脳卒中,特に非優位半球 頭蓋内出血 髄膜炎,または脳炎
合併症	感染症 医原性合併症 重症急性疾患 低酸素症 ショック 発熱,または低体温 貧血 脱水症 低栄養状態 低アルブミン血症 代謝異常(電解質,血糖,酸塩基)
手術	整形外科手術 心臓手術
環境	ICU入室 身体拘束の使用 膀胱カテーテルの留置 複数の処置 疼痛 環境ストレス
睡眠	重度の睡眠不足

(Inouye SK:Delirium in older persons. N Engl J Med 354:1157-1165, 2006 より一部改変)

mmHg 未満に低下,あるいは拡張期血圧の 10 mmHg 以上の低下」[5]と定義される.脳血流の低灌流により,めまい感や認知機能障害,湿疹などを引き起こし,特に高齢者では転倒により大腿骨頸部骨折などを生じることもあるため,注意が必要である.ハロペリドールのようなブチロフェノン系などの高力価第一世代抗精神病薬に比較して,クロルプロマジンなどの低力価第一世代抗精神病薬や,クロザピンやオランザピンなどの第二世代抗精神病薬などに多いとされ,薬剤の末梢 α_1 アドレナリン受容体阻害作用などにより引き起こされると推定されている.同様の機序で三環系抗うつ薬でも起立性低血圧の報告が多い.

2 | 向精神薬による QT 延長症候群や torsades de pointes

クロルプロマジン,三環系抗うつ薬,リチウムなどさまざまな向精神薬で QT 延長症候群が認められる(表 3-16)[4]. QT 延長から,VPC や torsades de pointes(Tdp)

表 3-16 QT 延長症候群や Tdp との関連を報告された向精神薬

クロルプロマジン	desipramine
ハロペリドール	ノルトリプチリン
ピモジド	citalopram
sertindole	リチウム
ziprasidone	抱水クロラール
クロミプラミン	

(Mackin P：Cardiac side effects of psychiatric drugs. Hum Psychopharmacol 23 Suppl 1：3-14, 2008 より一部抜粋)

表 3-17 QT 延長症候群のリスクファクター

女性
加齢
先天性 QT 延長症候群
電解質異常（低カリウム，低カルシウム，低マグネシウム）
神経性食欲不振症
利尿薬使用
心機能異常（徐脈，左心室機能障害，心不全，僧帽弁逸脱，心筋梗塞）
他の医学的状態（肝機能障害，腎機能障害，低血糖，低血圧，糖尿病，甲状腺機能低下，下垂体機能不全，脳卒中，頭部外傷，脳腫瘍，AIDS，急激な体重増加を含む肥満）

(Beach SR, Celano CM, Noseworthy PA, et al：QTc prolongation, torsades de pointes, and psychotropic medications. Psychosomatics 54：1-13, 2013 より一部抜粋)

などの重症不整脈を引き起こすことがあり，最悪の場合死に至ることがある．機序は明らかではない部分もあるが，抗精神病薬が抗不整脈薬であるキニジン様の伝導障害作用を有すること，心筋のカルシウムチャネルへの影響による心室の脱分極への影響などが考えられている[4]．QT 延長症候群を生じる薬剤として，キニジンやプロカインアミドなどの I 型抗不整脈薬，アミオダロンなどの III 型抗不整脈薬，マクロライド系などの抗菌薬やフルコナゾールなどの抗真菌薬など，向精神薬以外にもさまざまな薬剤がある[6,7]．一方で，QT 延長症候群は必ずしも薬剤性のみでなく，性別や種々の身体疾患などさまざまなリスクが重なる症例で生じやすい（表 3-17）[6]．

3 | せん妄への薬物療法

そもそもわが国では，脳梗塞後遺症に伴うせん妄に対するチアプリド以外にせん妄に対して保険適用のある薬物はなく，抗精神病薬やミアンセリン，ラメルテオンなど一般にせん妄に使われている薬剤はすべて適応外使用である．最も一般的な選択肢である抗精神病薬の種類の選択は，医師および合併身体疾患の有無により異なると思われるが，錐体外路症状など副作用の出現のリスクが低いリスペリドンやクエチアピンなど，第二世代抗精神病薬が選択されることが多いと思われる．しかし，認知症への第二世代抗精神病薬使用による死亡率上昇が米国食品医薬品局（FDA）から警告され

表 3-18　QTc 延長のリスクの抗精神病薬間の層別化

	QTc 延長との関連	Tdp との関連
High risk		
thioridazine	+++	+++
ハロペリドール（静注）	+++	+++
ziprasidone	+++	+
Moderate risk		
フルフェナジン	++	−
ハロペリドール（経口/筋注）	++	++
iloperidone	++	−
パリペリドン	++	−
リスペリドン	+	+
Low risk		
asenapine	+	−
lurasidone	+	−
オランザピン	+	+
クエチアピン	+	+
Minimal risk		
アリピプラゾール	−	−

（Beach SR, Celano CM, Noseworthy PA, et al：QTc prolongation, torsades de pointes, and psychotropic medications. Psychosomatics 54：1-13, 2013 より）

たあと，せん妄などに対する第二世代抗精神病薬の適応外使用に慎重な動きが出た時期もあった．

　症例 1 では，絶飲食で経口投与ができないため，非経口投与を選択する必要があった．経鼻チューブからの薬剤投与やレボメプロマジン筋注などは，痛みなどでせん妄の増悪のリスクがあるため，点滴静注可能なハロペリドールの選択は臨床的には自然であった．しかし結果として，大事には至らなかったものの QT 延長症候群および心拍発作を生じた．

　使用用量や投与速度などにも左右されるが，薬力学的に抗精神病薬間での QT 延長症候群や Tdp の生じやすさには差が存在する（表 3-18）[6]．わが国で使用できる抗精神病薬の種類や剤形には制限があり，ハロペリドール投与を選択せざるを得なかったが，一般的な静注の用量および速度で施行した．ハロペリドールの 1 日最大用量については，明らかなエビデンスはないが，一般的に 5 A（25 mg）ぐらいが上限と臨床的にはされている．

4 服薬指導

　せん妄などに対し適応外で向精神薬を使用する際は，適応外使用の事実そのものとその利益，向精神薬により循環器系副作用などさまざまな副作用を生じる可能性などを本人ないし家族にしっかりと説明し，同意をとり，その旨をカルテなどに記載しておくことが必要である．特に，せん妄や認知症など患者自身の認知機能や理解力に難

がある際は，家族や関係者への説明と同意を要するが，家族間で意見が食い違うこともあるため，家族内の理解を統一して一致した見解を得るなどのアプローチが必要である．

Case 2 ● 下壁梗塞で循環器内科に転院した80歳代男性
既往歴から適切な薬剤を考える

患者データ
- 初診時年齢：84歳．
- 性別：男性．
- 既往歴：胃がんで胃切除後，腸閉塞の既往が十数回，前立腺肥大症にて泌尿器科で加療．

生活歴
- 大学卒業後，60歳まで教師．当科初診時は妻と2人暮らし．機会飲酒．

現病歴
- アルコールの常用や乱用の既往はなかった．X－19年，帯状疱疹に罹患し，X－16年頃より帯状疱疹後神経痛が増悪した．X－13年より麻酔科でカルバマゼピンやアミトリプチリンを処方されていた．また，その頃より目の奥の痛み，光過敏，気分の落ち込みなどを生じて，うつ病，神経症などの診断で精神科クリニックで加療され，ミルナシプランやブロマゼパムなどを処方されていた．X年5月，入浴中の胸痛で他病院に救急搬送され，同日，下壁梗塞の診断で当院循環器内科に転院した．循環器内科入院時点で精神科クリニックおよび他院泌尿器科の薬剤の内服は中止された．中心静脈栄養（IVH）やテンポラリーを挿入され，入院2日目より，「焼酎がたくさん並んでいてすごい」「天井と床が180度回転してすごい」と天井を見て言うなど，夜間不眠，幻視，まとまりのない言動を生じていた．ブロチゾラムやジアゼパムが投与されるも改善せず，せん妄を疑われ，X年5月21日，当科紹介・初診となった．

【治療経過と予後】

初診時，礼節は保たれるも，傾眠傾向，構音障害を認め，応答は若干的外れであった．改訂長谷川式簡易知能評価スケール（HDS-R）20点．ベンゾジアゼピン系薬剤をすべて中止して，クエチアピンを追加・漸増も，夜間中途覚醒時に興奮して，立ち上がり，制止するスタッフに手を上げるなど粗暴行為があり，5月23日，当科に転科した．身体拘束を併用も，クエチアピン60 mg/日の投与を続け，せん妄は数日で改善した．当科転科当初より38℃台の発熱があったが，最終的に尿閉，尿路感染症の診断で，尿バルーン留置，抗菌薬投与で改善した．若干，低血圧傾向のため，循環器内科に依頼して降圧薬を減量していたが，5月31日，お茶を取ろうとして転倒し，左大腿骨頸部骨折を生じた．手術の適応はあるも，急性心筋梗塞（AMI）直後でバイアスピリン投与中のため，本人の希望で手術は施行されなかった．その後，夜間を中

心に,「整形外科の先生が気合いをかけてくれたら足が治った」と起き上がろうとするなどせん妄が増悪し,クエチアピンを 100 mg/日まで増量後に改善した.6 月 13 日,整形外科的治療目的に当科を退院して,その後著変なく,リハビリを終えて,7 月上旬に自宅退院となった.

【本症例のまとめ】

本症例では,胃がん手術・頻回の腸閉塞の既往があり,抗コリン作用の強い薬の投与は避ける必要があり,せん妄に対してクエチアピンを処方した.当科転棟などの環境調節,尿閉の改善などもあり,精神症状は改善したが,経過中,転倒・大腿骨頸部骨折を生じて,一時せん妄が再燃した.その後は,保存的に加療された.

重症身体疾患と精神症状

急性心筋梗塞など ICU や CCU 管理を要する重症身体疾患ではせん妄を合併することが多い[8].せん妄の初期対応は当該科の非精神科医が対応することとなり,精神科受診までに,診断や治療的介入などの面で,必ずしも精神医学的に最適な対応がなされるとは限らない.実際には,当該科の不穏時などの対応で改善して,精神科受診に至らずに済む患者も多いとは思われるが,不穏時や不眠時にジアゼパム筋注やヒドロキシジン筋注など薬理学的にはせん妄を増悪する可能性のある指示がなされていることもある.また,ミダゾラムや α_2 作動性鎮静薬デクスメデトミジンなど,持続投与を要する精神科医が使い慣れない薬剤が使用されている場合もある.環境調節などできる範囲での非薬物療法的治療,投与薬剤の種類やタイミングなど治療にかかわることを,科を越えてお互いに意見を言いやすい環境を作るべく,日常的に円滑なコミュニケーションを図っておくことが大切であるが,現実的には難しいことも多い.

1 抗精神病薬の使い方

筆者らは,せん妄に投与する抗精神病薬として,リスペリドンとクエチアピンを頻用している.症例 2 では前立腺肥大症の既往および夜間不眠への効果を期待して,比較的抗コリン作用が強いリスペリドンでなく,抗ヒスタミン作用の強い第二世代抗精神病薬クエチアピンを選択した.当科介入直後であったが,身体科医師より強い転棟希望があり,身体拘束を続けての身体科入院継続という選択肢もあったものの,当科に転科した.転科直後より生じていた発熱の原因は尿閉,尿路感染症であることが転科数日後に判明し,心筋梗塞前から内服していた前立腺肥大症の治療薬が中止となっていたため,再開した.振り返って考えると,尿閉や尿路感染症はせん妄の促進因子になりうると思われ,泌尿器科治療薬の中止が尿閉を増悪させた可能性も高い.せん妄は精神症状を呈するため,治療を精神科で行うことになるが,あくまで対症療法的治療であり,原因となりうる要因の把握,除去についてどこまで精神科が意見を言う

かは難しいところである．

　また，精神科治療薬のクエチアピンは，多くの受容体の遮断作用をもつため，錐体外路症状以外のさまざまな副作用を生じやすく，低血圧の報告も多い．一方で，心筋梗塞直後であり，心機能の低下やそれに伴う薬物動態の変化が予測されるが，降圧薬の量は心筋梗塞発症前と不変であった．当科転科前は心筋梗塞直後であり，ほぼベッド上安静であったが，当科転科後，せん妄改善，ADLの改善に伴い，めまいなど身体症状を伴う低血圧状態が続いていることが判明した．これが，クエチアピンの副作用なのか，心機能低下そのものによる作用なのか，降圧薬の相対的な用量の増加によるものなのかは不明であったが，1日数回の定時血圧測定のデータをとったうえで，降圧薬を処方している身体科に連絡したところ，降圧薬の減量が行われ改善を得た．結果として転倒・骨折を生じたが，これが動作時の起立性低血圧によるものか，高齢者の臥床（比較的短期であったが）による筋力低下など他の要因によるものかの判断は困難であった．

　精神科病棟に入院する患者の精神症状のみならず，身体症状の管理の責任が精神科医に生じるのは当然のことである．現在，身体医学も臓器別に細分化されており，身体科から転科する際，当該身体科が治療・把握している疾患以外の身体疾患を有している可能性，それが精神症状や行動に影響を及ぼしている可能性を検討して，精神科治療薬以外の投与薬剤の内容や用量，増減など最近の変化への検討を忘れてはならない．

　近年，DSMによる診断が一般化しつつあるが，まず，症状性精神病や中毒性など外因性の精神障害の除外診断を最初に行う必要があることはいうまでもない．「身体科的には異常はない」ということで精神症状を呈した患者が紹介されることはよくあることであるが，あくまで「当該科の診断や検査のなかで明らかな異常はないと思われる」という意味であろうことを忘れてはいけない．

2 ｜ 服薬指導

　精神科治療薬開始後，血圧低下や不整脈など副作用の可能性のある事象が出現した場合，そのような症状を呈しうる合併身体疾患がない場合や，精神科治療薬の薬効が無効ないし乏しい場合は，当該被疑薬の中止ないし減量の判断に迷うことはない．もちろん，使用している精神科治療薬の主な薬理学的プロファイルや出現しうる主要な副作用の知識をもっていることが前提である．しかし，ある程度治療薬が薬効をあげているときや，同様の症状を呈する可能性がある身体合併症や身体科治療薬投与のある患者に対する判断は難しく，実際的には，トライアンドエラーで対応していくしかないと思われる．

　筆者の経験では，降圧薬を内服している統合失調症患者が幻覚妄想，不穏興奮状態で入院してきたため，抗精神病薬の増量をしたところ，ふらつきや活動性低下など過鎮静と思われる状態を呈して，減量など薬剤調節を図るも改善しなかったことがあっ

た．しかし，ときどき測っていた血圧が低めなことを温度板でみつけ，1日数回定時で血圧を測定すると，低血圧傾向が明らかとなった．外来で他科から処方されていた降圧薬を減量したところ，低血圧，ふらつきはすみやかに改善した．外来治療中，精神科治療薬および身体科治療薬ともに服薬アドヒアランスが不良であり，見かけ上の薬効が乏しくなっており，入院したことによる非自発的な服薬アドヒアランスの改善により血圧低下を生じたと推定された．入院前の患者の状況への想像力や入院時点からの定期的な血圧測定があれば，より早期の病態把握と対応が可能であったと思われた．

　ほかにも，心房細動や心不全を合併している大腿骨頸部骨折後のせん妄を生じた高齢女性を治療した際，急性期をリスペリドンで治療したあと，原因不明の食欲低下や活気の乏しさを生じたことがあった．リスペリドン漸減中止後も症状は改善せず，病棟担当医の整形外科医にうつ状態の可能性を示唆されたこともあったが，最終的に，併診していた循環器内科医から処方されていたジゴキシンによる中毒症状であったことが後日判明した．高齢者などは複数の疾患に罹患して，複数科から治療や処方を受けていることが多く，お薬手帳などを利用して服薬内容を把握するなどの注意が必要と思われた．

Case 3 ● 循環器疾患加療中に精神症状が出現した80歳代女性

薬物動態の変化をどう考えるか

患者データ
- 初診時年齢：81歳．
- 性別：女性．
- 既往歴：心房細動，高血圧などで内服加療されていた．

現病歴
- 陳旧性心筋梗塞，心房細動や高血圧などで加療されていたが，X－7年春頃より意欲低下，食欲低下，睡眠障害，易疲労感などを生じて，他院精神科を初診．2度入院も，その後は症状は改善して，娘の援助のもと独居して著変なく生活していた．パロキセチン20 mg/日，クロチアゼパム15 mg/日，フルニトラゼパム2 mg/日を処方されていた．X年3月頃より動作時の胸痛，動悸が出現し，4月末，うっ血性心不全で当院循環器内科に入院した．入院後，精神科治療薬は中止されていたが，X年5月上旬，当科初診となった．

【治療経過と予後】

　循環器内科入院中，「誰かの声が聞こえる」などの夜間の独語，若干の不眠はあるも，日中の疎通性は良好だった．当科紹介時，内科でワルファリン，アスピリン，クロピドグレル，アンジオテンシン変換酵素（ACE）阻害薬，利尿薬などを処方されて

いた．

　当科初診時点で，軽度の夜間せん妄を生じており，せん妄を増悪させる可能性のあるベンゾジアゼピン系抗不安薬と睡眠薬はすべて中止して，パロキセチンのみを10 mg/日より開始し，20 mg/日まで漸増したが，消化器症状などの副作用は生じず，3週間の内科入院中に著変はなく，自宅退院した．

【本症例のまとめ】

　うつ病および陳旧性心筋梗塞などで加療されていた高齢患者が心不全増悪で当科入院となった際，精神科治療を前医より引き継いだ症例である．薬剤調節後，心不全の改善もあってか，せん妄症状，睡眠障害は改善した．心不全時は薬物動態が変わったり，身体科治療薬との相互作用なども考えなければならないケースであったが，前医の薬を引き継ぐ形で処方して，特にトラブルはなかった．

循環器疾患による薬物動態の変化

　心臓など循環器系は各臓器に血液を循環させる役割を担っており，当然，循環器疾患を有している場合，程度の差はともかく，薬物動態が健常者と異なる可能性を考えておく必要がある．循環器疾患がたどる終末の病態である心不全，特に慢性心不全での薬物治療には注意が必要である．心不全は，「心臓のポンプ機能が低下し，末梢主要臓器の酸素需要量に見合うだけの血液量を絶対的にまた相対的に拍出できない状態であり，肺または体静脈系にうっ血をきたし生活機能に障害を生じた病態」[9]と定義され，弁膜症に代表される機械的障害と，虚血性心疾患や拡張型心筋症に代表される心筋障害などの基礎疾患により引き起こされる．慢性心不全では，心拍出量の減少に伴い，消化管，肝や腎の血流量減少や浮腫を生じ，さらに，代償的な交感神経系の機能亢進や静脈系のうっ血により各臓器の血流量の減少が増強される．

　心不全時，経口投与された薬物の吸収は，消化管浮腫と交感神経系の機能亢進による消化管血流量減少により低下する．浮腫などによる血管外組織液の増加や肝におけるアルブミン合成低下に伴う蛋白結合率の低下などからは分布容量の増大が予想されるが，リドカインなどの薬剤で分布容量の低下が報告され，有効循環血液量減少の影響を強く受けることが示唆されている．肝の血流うっ滞や慢性の酸素不足による肝細胞の薬物代謝能低下と肝血流量減少に伴い，リドカイン，プロプラノロール，硝酸イソソルビドなどの肝血流律速型薬物の肝クリアランスは著明に低下する．向精神薬のほとんどは肝代謝律速型か混合型であるため，心不全の影響を受ける．

　心不全の進展により，代償機序として，交感神経や腎局所のレニン・アンジオテンシン系が活性化して，糸球体の輸出および輸入細動脈が収縮する．心不全の初期では，心拍出量と腎血流量は減少するが，輸入細動脈より輸出細動脈のほうがより強く収縮するため，糸球体濾過量は比較的維持されるものの，結果として糸球体高血圧が進展し，糸球体機能を悪化させる．心不全後期では，腎血流量も糸球体濾過量も減少

して，薬物の排泄能が低下するため，腎排泄型の精神科治療薬（スルピリド，ロラゼパムなど），ジゴキシンや一部の抗不整脈薬（ピルシカイニド）などの血漿中濃度は上昇する可能性がある．

また，心筋梗塞直後は，ストレスによる胃内容排出速度の低下により，薬の消化吸収が遅延する場合が多い．心筋梗塞急性期には，心不全の状態になるので，肝血流量が著しく減少する．心筋梗塞後，血漿α_1-AGP（α_1-酸性糖蛋白質）の増加により，ジソピラミドやプロカインアミドなど塩基性薬物の非結合型が減少して，分布容量が減少する．

循環器疾患に肝機能障害や腎機能障害などを合併する患者も多く，精神科治療薬や身体科治療薬の薬物動態の予測はさらに困難となるが，循環器疾患合併の精神疾患患者の薬物療法では上記のことに注意していく必要がある[9,10]．

循環器疾患治療患者における抗うつ薬の選択

循環器疾患を合併した患者における抗うつ薬の選択については，心臓に対する安全性や副作用，薬物相互作用などを考慮に入れた薬物選択が望ましい．前述したように，三環系抗うつ薬は，起立性低血圧やQT延長症候群など心血管系への副作用が強いと考えられている．また，ノルアドレナリンを刺激する薬剤は，末梢のαおよびβアドレナリン受容体に結合して，血圧や心拍数，伝導速度などの上昇をもたらすため，虚血や胸痛，不整脈などを生じる可能性がある．ドパミンは体内でノルアドレナリンに置換されるため，薬理学的にノルアドレナリンと同様の症状を起こす可能性がある．そのため，三環系抗うつ薬やSNRIより，心血管系への影響が少ないと思われるSSRIが，心臓への安全性や副作用の面で選択されるべき薬と考えられる[4,5,11]．また，SSRIのほうが三環系抗うつ薬より抗コリン作用などの副作用が少なく，副作用により必要十分な用量投与ができない可能性も低いと思われる．

心筋梗塞後は，アスピリン，クロピドグレル，ワルファリン，β遮断薬，ACE阻害薬，プロトンポンプ阻害薬（PPI）などさまざまな薬剤が用いられる．当然，抗うつ薬の選択において，身体科治療薬を含めた薬物相互作用への配慮は必要である．SSRIはCYPやP糖骨白質（Pgp）などを通してさまざまな薬剤との相互作用を生じることがある．CYP3A4はフルボキサミン，CYP2C19はフルボキサミンやfluoxetine，CYP2D6はパロキセチンにより強く阻害される[11,12]．これらのCYPにより代謝される身体科治療薬の薬物動態にSSRI投与が影響する可能性は高い．

たとえば，アスピリンやクロピドグレルにより抗血小板療法をされている患者にSSRIが投与された際，血小板活性が低下し，出血イベントの発生リスクを増す可能性がある．また，CYP2C19により活性化されるクロピドグレルは，強力なCYP2C19阻害薬であるフルボキサミンやfluoxetineの投与により有効性が低下する可能性がある．一方で，抗血小板療法を施行されている患者には出血リスク予防にPPIが併用されていることが多いが，CYP2C19の阻害薬であるオメプラゾールが投

与された際は，クロピドグレルの活性に影響する可能性がある[13]．また，強くはないがフルボキサミンは CYP2C9 の阻害薬でもあり，CYP2C9 で代謝されるワルファリンの血中濃度を上昇させる可能性もある[4]．これらの薬物相互作用が，実際にどの程度まで消化管出血や心筋梗塞再発などのリスクイベントに関与するかは不明な点が多いが，SSRI は薬物相互作用に関与しやすいという傾向を覚えておく必要がある．

Case 4 ● ジゴキシン中毒となった 68 歳女性
パロキセチンとの併用は可能？

患者データ
- 初診時年齢：68 歳．
- 性別：女性．
- 既往歴：心房細動，軽度の腎機能障害．

現病歴
- 心房細動のため，ジゴキシン 0.25 mg/日とワルファリン 1 mg/日を内服して，血中濃度は安定していた (PT-INR 1.7)．初めての易疲労感や意欲低下などのうつ症状のため，当科を受診し，当院に入院となった．

【治療経過と予後】

入院 3 日後にパロキセチン 20 mg/日を開始し，入院 5 日目より嘔気，嘔吐，めまい，入院 7 日目より幻視や見当識障害などのせん妄が出現した．入院 10 日目より摂食も歩行も困難となった．入院 11 日目の採血でジゴキシン中毒 (5.2 ng/mL　正常値 0.5〜2.0 ng/mL) が判明した．

入院 12 日目よりすべての薬剤を中止したが，その後，数日間は徐脈を生じた．入院 21 日目よりジゴキシン 0.25 mg/日およびワルファリン 1 mg/日を再開し，せん妄も改善した (図 3-5)[14]．

【本症例のまとめ】

薬物相互作用は，向精神薬どうしのみならず，身体科治療薬と向精神薬，身体科治療薬どうしにおいても生じる可能性がある．これまで，CYP を介したパロキセチンとジゴキシンの薬物相互作用は報告されていないが，ジゴキシンは Pgp の基質であり，パロキセチン投与が腎臓でのジゴキシンの排泄を阻害した可能性はあると思われた．薬物相互作用は CYP 以外の部分にも配慮が必要で，パロキセチンの投与初期には，ジゴキシンの血中濃度測定やジゴキシンにより発生する可能性のある身体症状への配慮が必要であろう[14]．

筆者らは，高度医療を担う大学附属病院という総合病院精神科での診療をしている

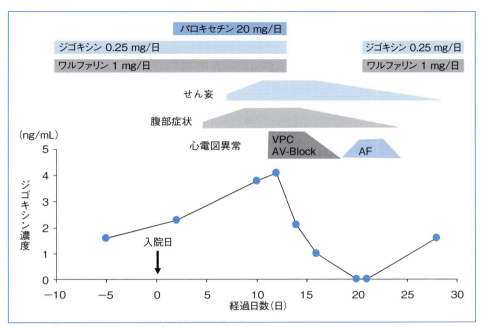

図 3-5　薬物相互作用によるジゴキシン濃度変化
VPC：心室性期外収縮，AV-Block：房室ブロック，AF：心房細動
(Yasui-Furukori N, Kaneko S：Digitalis intoxication induced by paroxetine co-administration. Lancet 367：788, 2006)

ため，単科精神科病院に勤務していた頃と比べて，身体疾患を合併した精神疾患患者や身体疾患に精神疾患を合併した患者などに遭遇することが比較的多い．高齢，合併身体疾患，身体疾患治療薬の内服などさまざまな要素があり，治療前の予測の立てづらい症例が多く，いわゆるリエゾン精神医学的アプローチが必要なことを常に実感している．本章で提示した症例もそれぞれ良好に経過したとはいえないため，提示することに忸怩たる思いがあったが，試行錯誤の思考内容も含めて，忌憚なく記載したつもりである．心と体はつながっているので，精神医学と身体医学とにのみ大別することはできず，総合的なアプローチを要すると思われ，さまざまな知識や引き出しを増やしていく必要があることを自戒している．

●文献

1) Lichtman JH, Froelicher ES, Blumenthal JA, et al：Depression as a risk factor for poor prognosis among patients with acute coronary syndrome：systematic review and recommendations：a scientific statement from the American Heart Association. Circulation 129：1350-1369, 2014
2) Chang SC, Lu ML：Metabolic and Cardiovascular Adverse Effects Associated with Treatment with Antipsychotic Drugs. J Exp Clin Med 4：103-107, 2012
3) Inouye SK：Delirium in older persons. N Engl J Med 354：1157-1165, 2006
4) Mackin P：Cardiac side effects of psychiatric drugs. Hum Psychopharmacol 23 Suppl 1：3-14, 2008
5) 日本循環器学会，ほか：循環器病の診断と治療に関するガイドライン(2005-2006年度合同研究班報告)．失神の診断・治療ガイドライン．Circulation Journal 71 suppl Ⅳ：1054, 2007

6) Beach SR, Celano CM, Noseworthy PA, et al：QTc prolongation, torsades de pointes, and psychotropic medications. Psychosomatics 54：1-13, 2013
7) 大江 透，相澤義房，新 博次，ほか：QT延長症候群（先天性・二次性）とBrugada症候群の診療に関するガイドライン．Circulation Journal 71 Suppl Ⅳ：1205-1253, 2007
8) Uguz F, Kayrak M, Cíçek E, et al：Delirium following acute myocardial infarction：incidence, clinical profiles, and predictors. Perspect Psychiatr Care 46：135-142, 2010
9) 日本臨床薬理学会（編）：臨床薬理学 第3版．pp234-243, 医学書院，2011
10) 加藤隆一：臨床薬物動態学—臨床薬理学・薬物療法の基礎として 改訂第4版．pp276-280, 南江堂，2009
11) Mavrides N, Nemeroff C：Treatment of depression in cardiovascular disease. Depress Anxiety 30：328-341, 2013
12) Chittaranjan A, Chethan KB, Sandarsh S：Cardiovascular mechanisms of SSRI drugs and their benefits and risks in ischemic heart disease and heart failure. Int Clin Psychopharmacol 28：145-155, 2013
13) Andrade C：Drug interactions in the treatment of depression in patients with ischemic heart disease. J Clin Psychiatry 73：e1475-1477, 2012
14) Yasui-Furukori N, Kaneko S：Digitalis intoxication induced by paroxetine co-administration. Lancet 367：788, 2006

（佐藤 靖，古郡規雄）

第9章

緑内障患者

　高齢者では，数種類の薬物を服用していることが多く，向精神薬服用者の割合も高い．向精神薬のなかには，添付文書上緑内障患者への投与が禁忌もしくは慎重投与となっているものがあり，精神科医はこれらのことを十分に踏まえて慎重に薬物選択を行う必要がある．本章では緑内障の基本的事項を踏まえたうえで，緑内障を有する患者に向精神薬を投与するときの注意点・禁忌事項を向精神薬の種類別にまとめた．症例提示では実臨床において遭遇しやすい事例についての検討もきめ細かく行っている．実際に緑内障発作が起きた際の対応などについても言及しており，実臨床にすぐにでも役立つことを目的に論じた．

Case 1 ● 三環系抗うつ薬投与により視界のぼやけなどが出現した70歳代女性

抗コリン作用と緑内障

患者データ
- 年齢：70歳．
- 性別：女性．
- 診断名：うつ病．

現病歴
- 生来健康で清掃業に従事していた女性．X-2年に夫が脳出血で急死した．その後より，「自分が仕事に行っていなければ，こんなことにはならなかった」との発言を認め，毎日泣いて過ごしていた．X-1年より息子家族の家に同居するようになったが，抑うつ気分は持続し，不安・焦燥感を訴え，不眠，食欲低下が出現し，体重減少（-12 kg）も認めた．「体がきつい．肩や頭が痛い．もう私の病気は一生治りません．こんなにきつい思いをするぐらいなら死んでしまいたい」と心気妄想・希死念慮を伴っていた．見かねた家族に伴われ，近医内科を受診し，クロミプラミン50 mg/日の投与が開始された．クロミプラミン投与開始2日後より，頭痛，嘔気，視界のぼやけが出現し，右目の眼痛も伴っていた．A病院精神科紹介となり，三環系抗うつ薬の使用による緑内障発作が疑われ眼科併診となった．右眼圧は64 mmHgまで上昇し，隅角狭窄，視力低下，充血を認めていたことから，急性原発閉塞隅角緑内

【治療経過と予後】

　D-マンニトールの点滴静注，2%ピロカルピンの点眼を行い，レーザーによる虹彩切開術が施行され，症状は軽快した．クロミプラミンは中止し，エスシタロプラム 10 mg/日での加療が開始された．20 mg/日に増量後は，徐々にではあったが希死念慮は消失し，その他の抑うつ症状も改善していった．後日左眼に対し，予防的レーザー虹彩切開術が施行された．

【本症例のまとめ】

　三環系抗うつ薬の抗コリン作用によって，急性原発閉塞隅角緑内障をきたした症例である．原因薬剤の中止を行い，抗コリン作用が少ないとされている選択的セロトニン再取り込み阻害薬(SSRI)を用い，うつ病に対しての治療が行われた．急性原発閉塞隅角緑内障の治療としては，眼圧低下作用の即効性がある高張浸透圧薬の点滴，縮瞳薬が使用され，瞳孔ブロックの解消目的にレーザー虹彩切開術が施行された．健側眼にも 40〜80%の高率で同様の発作をきたす可能性があるので，予防的にレーザー虹彩切開術が施行された症例でもある．

Case 2 ● SSRI 投与により眼痛などを訴えた 50 歳代女性

セロトニンと緑内障

患者データ
- 年齢：55 歳．
- 性別：女性．
- 診断名：うつ病．

現病歴
- 高血圧，変形性膝関節症の既往を有する女性．夫とは X−10 年に死別し，現在 1 人暮らし．会社の事務で働いていたが上司からの叱責が続き，抑うつ気分・不眠・意欲低下・不安焦燥が出現し，退職となる．仕事を辞めたことや生活保護を受給することを息子から責められ，さらに抑うつ状態が悪化し，市の福祉職員の勧めで B 病院初診となる．「夜に全く眠れない．家族は全く理解してくれない．人混みに出るのがつらいです．今は家でじっとしています」との訴えがあり，うつ病の診断で外来加療が開始された．パロキセチン 10 mg/日の投与が開始され，1 週間後に 20 mg/日まで増量された．パロキセチン投与開始 2 週間後より頭痛，左眼痛，霧視が出現したため，B 病院眼科を受診した．左眼圧が 47 mmHg まで上昇し，瞳孔径の拡大，対光反射の消失が認められ，急性原発閉塞隅角緑内障と診断され，精神科主治医にも同日報告された．

【治療経過と予後】

2％ピロカルピンの点眼，パロキセチンの漸減中止によって緑内障の症状は数日で改善した．レーザー虹彩切開術を施行し，眼圧が正常であることを確認したあとに，エスシタロプラム 10 mg/日での加療が開始された．術前と同様の症状は認められず，眼圧も正常範囲内で推移していた．エスシタロプラム 20 mg/日に増量したところ，抑うつ症状に関しても著明な改善を認めた．

【本症例のまとめ】

三環系抗うつ薬に比べ抗コリン作用が少ない SSRI で，急性原発閉塞隅角緑内障をきたした症例である．原因薬剤の中止，縮瞳薬の使用によって症状は改善した．SSRI 投与開始 2 週間後であり，抗コリン作用よりもセロトニン神経系が関与した急性緑内障発作と考えられた．レーザー虹彩切開術が施行されたあとに SSRI が再開されたが，同様の症状は認められなかった．定期的な眼科受診を行い，眼科主治医との良好な連携が，患者の緑内障の再発に対する不安にも有効であった症例である．

Case 3 ● 統合失調症とともに緑内障の既往のあった 50 歳代男性

抗精神病薬，何を選択する？

患者データ
- 年齢：57 歳．
- 性別：男性．
- 診断名：統合失調症．

現病歴
- 24 歳時に，「自分を責める声が聞こえる．黒い服の人が自分をさらいに来る．考えが抜きとられていて逃げられない」との主訴があり，幻聴，思考伝播，まとまりのない行動などを認め，統合失調症と診断された．これまで第一世代抗精神病薬が使用され，症状の増悪を繰り返しながらも自宅での生活をなんとか維持していた．服薬管理をしていた父親が死別したことを契機に服薬アドヒアランスが悪くなり，内服を自己中断した．徐々に「サトラレがある．幻聴ではない．こんなにつらい思いをするなら死んだほうがいい」との訴えが出現し，包丁を持ちだして自分に突き立てようとしたところを警察に保護された．措置入院となり，オランザピン 10 mg/日が投与された．入院当日にはわからなかったが，翌日母親が持ってきた薬剤のなかに縮瞳薬があることに薬剤師が気づき主治医に報告された．再度病歴聴取を行ったところ緑内障の既往があり，近医眼科受診をしていた．すぐにかかりつけ医に連絡したところ閉塞隅角緑内障であり，プラトー虹彩を認めていた．

【治療経過と予後】

　縮瞳薬の使用により眼圧コントロールは良好であったが，オランザピンは禁忌ではないものの比較的抗コリン作用が強いことを考慮して，主剤をオランザピンからアリピプラゾールへと変更した．アリピプラゾールは12 mg/日から開始し，24 mg/日まで増量した．頭痛，眼痛，嘔気などの急性緑内障発作の症状は認めず，精神症状に関しても良好な経過をたどり，措置解除となり退院となった．退院後にかかりつけの眼科医に診療情報提供を行い，眼科医と本人・家族と相談のうえ，今後抗コリン作用のある薬剤を使用する可能性が高いことを考慮してレーザー虹彩切開術が施行された．

【本症例のまとめ】

　閉塞隅角緑内障を有する患者に対し，抗精神病薬の投与において考えさせられた症例である．オランザピンで加療が開始されたが，閉塞隅角緑内障であることが後にわかり，禁忌ではないものの急性緑内障発作の危険性を考慮してアリピプラゾールへと主剤変更を行った．眼科医への情報提供を行うことで，抗コリン作用のある薬剤を今後使用する可能性が高いことも伝えられ，退院後にレーザー虹彩切開術が施行された．

緑内障とは

　日本緑内障学会の「緑内障診療ガイドライン（第3版）」[1]において，「緑内障は，視神経と視野に特徴的変化を有し，通常，眼圧を十分に下降させることにより視神経障害を改善もしくは抑制しうる眼の機能的構造的異常を特徴とする疾患である」と定義されている．2000年9月から2001年10月までの期間に岐阜県多治見市で行われた「日本緑内障学会多治見緑内障疫学調査」において，40歳以上で緑内障の有病率は5％と報告された[2]．高齢化が今後も進むわが国においては，緑内障を有する患者に対して，精神科医が向精神薬を投与する機会は増えると考える．

1 | 緑内障の分類

　緑内障の分類を表3-19[1]に示す．緑内障のなかでは，原発開放隅角緑内障（広義）が最も多くその有病率は3.9％であり，そのうち正常眼圧緑内障が90％以上を占める．原発閉塞隅角緑内障の有病率は0.6％，続発緑内障は0.5％である[2]．

2 | 緑内障の症状と発症速度による分類

　開放隅角緑内障は初期には自覚症状はない．中期以降になり視野狭窄を自覚するが，疼痛や充血は認めない．閉塞隅角緑内障は症状の発症速度により急性原発閉塞隅角緑内障と慢性原発閉塞隅角緑内障に分けられる．急性原発閉塞隅角緑内障では，片

表 3-19　緑内障の分類

Ⅰ．原発緑内障（primary glaucoma）
　1．原発開放隅角緑内障（広義）
　　A．原発開放隅角緑内障
　　B．正常眼圧緑内障
　2．原発閉塞隅角緑内障
　　A．原発閉塞隅角緑内障
　　B．プラトー虹彩緑内障
　3．混合型緑内障
Ⅱ．続発緑内障（secondary glaucoma）
　1．続発開放隅角緑内障
　2．続発閉塞隅角緑内障
Ⅲ．発達緑内障（developmental glaucoma）

〔日本緑内障学会（編）：緑内障診療ガイドライン　第3版．pp12-13，日本緑内障学会，2012 より一部改変〕

側性がほとんどであり両側性はまれである．自覚症状として，急激な眼痛，頭痛，霧視，視野欠損，充血，虹視症，悪心，嘔吐などのさまざまな症状をきたし，急性緑内障発作（acute glaucoma attack）と呼ばれる．

3 ｜ 眼圧

　眼球は，角膜・強膜の眼球壁で構成されている．その眼球形状を保っているのが眼圧である．眼球内には，眼内液である房水，水晶体，硝子体，網膜，ぶどう膜などの組織が存在する．眼圧を主に決定しているのは房水の産生と流出であり，緑内障では房水の流出障害から眼圧が高値になっていることが多い．「多治見スタディ」[3]では40歳以上の健常眼における右眼平均眼圧は 14.6±2.7 mmHg，左眼平均眼圧は 14.5±2.7 mmHg であり，正常眼圧を平均±2標準偏差で定義すると正常上限は 19.9〜20.0 mmHg となる．

4 ｜ 房水の動態

　房水は，毛様体突起部で産生され，後房に入り，虹彩水晶体間隙を経て前房に至る．前房からは虹彩と角膜をつなぐ隅角から流出される．隅角の房水の流出は，主経路である線維柱帯経路と，副経路であるぶどう膜強膜流出路からなる．緑内障における眼圧上昇は，流出路の異常から生じる．開放隅角緑内障では線維柱帯からシュレム管に流出抵抗が生じていると考えられている．閉塞隅角緑内障は隅角が閉塞することによって房水の流出が阻害されることに起因する（図 3-6）．

- 主経路（房水流出の 80〜95％）：線維柱帯→シュレム管→集合管→上強膜静脈
- 副経路（房水流出の 5〜20％）：毛様体→脈絡膜，強膜

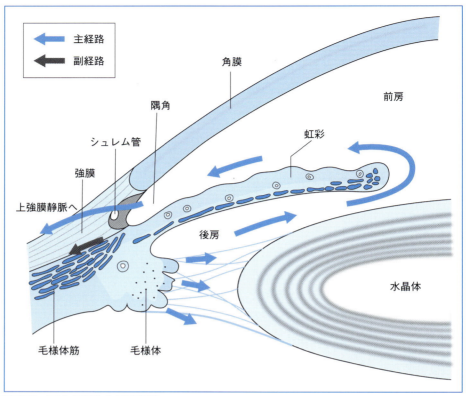

図 3-6　房水の産生と流出経路

5｜向精神薬が緑内障を誘発する作用機序

　開放隅角緑内障では，眼圧上昇は無視しうる．閉塞隅角緑内障では，瞳孔ブロックとプラトー虹彩がある（図 3-7）．瞳孔ブロックでは水晶体の位置異常と浅房水から，水晶体と虹彩の間隙が小さくなり，房水の流出が妨げられる．これにより後房圧が前房圧より高くなることから，虹彩が前方へ弯曲する．瞳孔ブロックが高度になると，虹彩周辺部が隅角方面に圧迫されて，隅角閉塞をきたす．プラトー虹彩は虹彩の形態異常である．前房は深く，虹彩は平坦であり，虹彩根部が弯曲している．散瞳により虹彩と線維柱帯が近接し，隅角閉塞をきたす．

　向精神薬の多くが緑内障に対して使用禁忌・慎重投与となっているが，問題となるのは閉塞隅角緑内障である．もともと閉塞隅角の素因を有している人に向精神薬を使用すると，向精神薬の抗コリン作用や交感神経刺激作用によって散瞳することで隅角がさらに閉塞する．房水の流出障害から眼圧が上昇することによって，急性緑内障発作が誘発される．

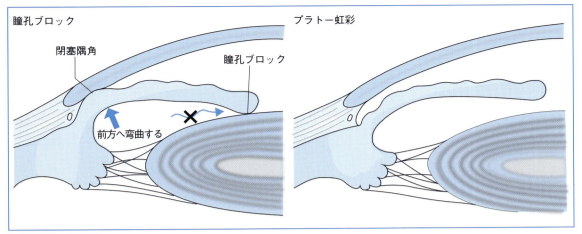

図 3-7　瞳孔ブロックとプラトー虹彩

● 緑内障患者への投薬のポイント

　　　　向精神薬の多くは緑内障に対して禁忌もしくは慎重投与となっている．しかしながら日本人において緑内障の多くは，広義の開放隅角緑内障である正常眼圧緑内障であり，向精神薬の使用は可能である．問題となるのは，閉塞隅角緑内障の患者に向精神薬を投与することで急性緑内障発作が生じることと，長期にわたっての軽度の眼圧上昇により視野障害が進んでいくことである．

　　まず一番大事なのは，投薬する前に緑内障の既往を確認することである．緑内障の既往がなければ薬剤の使用は可能であるが，狭隅角の素因があるならば緑内障発作が起こることがあるため，副作用の出現には注意を払う必要がある．緑内障の既往があるならば，治療状況を確認しなければならない．眼科医にコンサルトを行い，緑内障の分類，治療内容を確認しておく．開放隅角緑内障であれば，基本的には薬剤の使用は可能である．閉塞隅角緑内障であるならば，手術後であれば房水の流出路が確保されているため薬剤の使用は可能であるが，手術されていなければ薬剤の使用は不可である．未手術の閉塞隅角緑内障患者に対してどうしても禁忌薬剤を使用しなければならない場合には，患者や患者家族と相談し，手術後に投与を開始しなければならないであろう．いずれにしても眼科医との連携を十分にとる必要があり，精神科としての治療状況も眼科医に報告のうえ，眼圧や視野の経過を定期的に観察してもらうことが大切である．

　　今回はわかりやすいように，薬剤の種類ごとに緑内障（閉塞隅角緑内障）に対して禁忌もしくは慎重投与であるかどうかをまとめた．そのなかでも代表的な薬剤に関しては，表にまとめて記載している．

表 3-20 抗うつ薬(代表的なもの)と緑内障

一般名	製品名	禁忌	慎重投与	投与可能
三環系				
イミプラミン	トフラニール，イミドール	○		
アミトリプチリン	トリプタノール	○		
クロミプラミン	アナフラニール	○		
アモキサピン	アモキサン	○		
四環系				
マプロチリン	ルジオミール	○		
ミアンセリン	テトラミド		○	
その他				
スルピリド	ドグマチール			○
トラゾドン	レスリン，デジレル		○	
SSRI				
フルボキサミン	ルボックス，デプロメール		○	
パロキセチン	パキシル		○	
セルトラリン	ジェイゾロフト		○	
エスシタロプラム	レクサプロ			○
SNRI				
ミルナシプラン	トレドミン		○	
デュロキセチン	サインバルタ		○[注1]	
NaSSA				
ミルタザピン	レメロン，リフレックス		○	

注1) コントロール不良の閉塞隅角緑内障に対し禁忌

1 | 抗うつ薬(表 3-20)

　三環系抗うつ薬は抗コリン作用が強いため，すべて緑内障に対し禁忌である．四環系抗うつ薬ではマプロチリン(ルジオミール®)は禁忌であり，その他の四環系抗うつ薬は抗コリン作用が弱いため慎重投与となっている．SSRIとSNRI，NaSSAについては，唯一投与可能であるエスシタロプラム(レクサプロ®)以外はすべて慎重投与であり，デュロキセチン(サインバルタ®)はコントロール不良の閉塞隅角緑内障に対しては禁忌となっている．比較的抗コリン作用が弱いとされているSSRIにおいても，急性緑内障発作の報告がなされている[4]．症例2で示したように，パロキセチン(パキシル®)による眼圧上昇の機序として，抗コリン作用だけでなく，セロトニンの直接的作用も示唆されている．Barnettら[5]は，うさぎの虹彩括約筋を用いて，セロトニンの投与によって筋弛緩作用を確認した．5-HT$_{1A}$受容体が虹彩括約筋に存在し，セロトニンによって瞳孔散大することが示唆されている．Ekeら[6]は発症の時期により，眼圧上昇の発現機序が異なると考えた．パロキセチン投与後数日に生じた眼圧上昇は抗コリン作用によるもので，投与後2週間以上経ってから生じる眼圧上昇はセロトニンが関与しているとの見解を示している．一方で，エスシタロプラムも緑内障の症状を悪化させたとの報告がある[7]．しかし，その機序に関しては明確ではない．

表 3-21　抗精神病薬(代表的なもの)と緑内障

一般名	製品名	禁忌	慎重投与	投与可能
第一世代				
ハロペリドール	セレネース			○
フルフェナジンマレイン酸塩	フルメジン			○
クロルプロマジン	コントミン，ウインタミン			○
レボメプロマジン	レボトミン，ヒルナミン			○
ゾテピン	ロドピン			○
第二世代				
リスペリドン	リスパダール			○
ペロスピロン	ルーラン			○
クエチアピン	セロクエル			○
オランザピン	ジプレキサ		○注1)	
クロザピン	クロザリル		○注1)	
アリピプラゾール	エビリファイ			○
ブロナンセリン	ロナセン			○

注1) 閉塞隅角緑内障に慎重投与

2 抗精神病薬(表 3-21)

　抗精神病薬に関しては，第一世代も第二世代も使用禁忌とはなっていない．オランザピン(ジプレキサ®)とクロザピン(クロザリル®)に関しては，比較的抗コリン作用が強いことから，閉塞隅角緑内障に対して慎重投与となっている．第一世代抗精神病薬は抗コリン作用を有するが，緑内障に対し禁忌となっていない理由としては，ドパミン受容体が眼圧上昇に関係[8,9)]しており，ドパミン受容体拮抗作用を有する抗精神病薬は眼圧を低下させると考えられているからである．したがってオランザピン，クロザピン以外の抗精神病薬は抗コリン作用を有していても，禁忌もしくは慎重投与とされていない．

3 睡眠薬・抗不安薬(表 3-22, 23)

　睡眠薬・抗不安薬の多くがベンゾジアゼピン系薬剤である．ベンゾジアゼピン系薬剤の大半は抗コリン作用を有しているため，添付文書上は急性狭隅角緑内障(急性閉塞隅角緑内障)に対して禁忌となっているが，開放隅角緑内障に対しては使用可能である．新しく開発された非ベンゾジアゼピン系薬剤のゾピクロン(アモバン®)，ゾルピデム(マイスリー®)，エスゾピクロン(ルネスタ®)でも同様に急性狭隅角緑内障に禁忌となっている．エスタゾラム(ユーロジン®)は抗コリン作用が弱いことから，ベンゾジアゼピン系薬剤のなかで唯一使用可能である．ラメルテオン(ロゼレム®)は，メラトニン MT_1 および MT_2 受容体に対する高い親和性を有するメラトニン受容体アゴニストであり，緑内障患者に使用可能である．また抗不安薬であるタンドスピロン(セディール®)はセロトニン作動薬であり，使用可能となっている．

表 3-22　睡眠・鎮静薬（代表的なもの）と緑内障

一般名	製品名	禁忌[注1]	慎重投与	投与可能
ベンゾジアゼピン系				
超短期作用型				
トリアゾラム	ハルシオン	○		
短期作用型				
ミダゾラム	ドルミカム	○		
ブロチゾラム	レンドルミン	○		
リルマザホン	リスミー	○		
ロルメタゼパム	エバミール，ロラメット	○		
中期作用型				
フルニトラゼパム	サイレース，ロヒプノール	○		
ニメタゼパム	エリミン	○		
エスタゾラム	ユーロジン			○
ニトラゼパム	ネルボン，ベンザリン	○		
長期作用型				
フルラゼパム	ダルメート，ベノジール	○		
ハロキサゾラム	ソメリン	○		
クアゼパム	ドラール	○		
その他				
ゾピクロン	アモバン	○		
ゾルピデム	マイスリー	○		
エスゾピクロン	ルネスタ	○		
ラメルテオン	ロゼレム			○
スボレキサント	ベルソムラ			○

注1)急性狭隅角緑内障（急性閉塞隅角緑内障）に対し禁忌

表 3-23　抗不安薬（代表的なもの）と緑内障

一般名	製品名	禁忌[注1]	慎重投与	投与可能
ベンゾジアゼピン系				
短期作用型				
エチゾラム	デパス	○		
クロチアゼパム	リーゼ	○		
中期作用型				
ロラゼパム	ワイパックス	○		
アルプラゾラム	コンスタン，ソラナックス	○		
ブロマゼパム	セニラン，レキソタン	○		
長期作用型				
ジアゼパム	セルシン，ホリゾン	○		
クロキサゾラム	セパゾン	○		
ロフラゼプ酸エチル	メイラックス	○		
非ベンゾジアゼピン系				
タンドスピロン	セディール			○
ヒドロキシジン	アタラックス，アタラックスＰ		○	

注1)急性狭隅角緑内障に対し禁忌

表 3-24 気分安定薬・抗てんかん薬(代表的なもの)と緑内障

一般名	製品名	禁忌	慎重投与	投与可能
リチウム	リーマス			○
バルプロ酸	デパケン，セレニカ			○
カルバマゼピン	テグレトール			○
フェニトイン	アレビアチン，ヒダントール			○
クロナゼパム	ランドセン，リボトリール	○注1)		
クロバザム	マイスタン	○注1)		
ニトラゼパム	ベンザリン，ネルボン	○注1)		
ゾニサミド	エクセグラン			○
ラモトリギン	ラミクタール			○
ガバペンチン	ガバペン			○
トピラマート	トピナ		○注2)	
レベチラセタム	イーケプラ			○
アセタゾラミド	ダイアモックス	○注3)		○

注1)急性狭隅角緑内障に対し禁忌
注2)閉塞隅角緑内障に慎重投与
注3)慢性閉塞隅角緑内障患者に対して長期投与禁忌

表 3-25 抗パーキンソン病薬(代表的なもの)と緑内障

一般名	製品名	禁忌	慎重投与	投与可能
トリヘキシフェニジル	アーテン	○		
ビペリデン	アキネトン，タスモリン	○		
プロフェナミン	パーキン	○		
プロメタジン	ピレチア，ヒベルナ	○		

4 | 気分安定薬・抗てんかん薬(表 3-24)

　気分安定薬・抗てんかん薬で急性狭隅角緑内障に禁忌となっているのは，前述のように抗コリン作用を有するベンゾジアゼピン系薬剤である．トピラマート(トピナ®)は慎重投与となっているが，緑内障発作の報告が複数あり[10-12]，機序は不明であるが投与開始から1か月以内に多く緑内障発作が誘発される．トピラマートの初めての使用は緑内障のリスクを上昇させる[13]ともいわれている．アセタゾラミド(ダイアモックス®)は房水の産生を低下させるため，眼圧降下作用があり緑内障の治療薬としても使用される．しかし緑内障の悪化を不顕化するため，慢性閉塞隅角緑内障に対して長期投与禁忌となっている点には注意が必要であろう．

5 | 抗パーキンソン病薬(表 3-25)

　精神科領域で抗パーキンソン病薬は，抗精神病薬の副作用である薬剤性パーキンソニズムに対して使用されている．通常多く選択される抗コリン薬は，すべて緑内障に対して禁忌である．薬剤性パーキンソニズムを起こさないように，抗精神病薬の用量調整をするのが原則である．

表 3-26 その他の薬剤（代表的なもの）と緑内障

一般名	製品名	禁忌	慎重投与	投与可能
中枢神経刺激薬				
メチルフェニデート	リタリン	○		
ペモリン	ベタナミン	○		
モダフィニル	モディオダール			○
ADHD 治療薬				
アトモキセチン	ストラテラ	○[注1]		
メチルフェニデート	コンサータ	○		
アルツハイマー型認知症治療薬				
ドネペジル	アリセプト			○
ガランタミン	レミニール			○
リバスチグミン	イクセロン，リバスタッチ			○
メマンチン	メマリー			○
抗酒薬・アルコール使用障害治療薬				
シアナミド	シアナマイド			○
ジスルフィラム	ノックビン			○
アカンプロサート	レグテクト			○

注1）閉塞隅角緑内障に対し禁忌

6 その他の薬剤（表 3-26）

(1) 中枢神経刺激薬・ADHD 治療薬

ナルコレプシーに対して使用される中枢神経刺激薬のメチルフェニデート〔リタリン®，徐放剤のコンサータ®は注意欠如・多動症（ADHD）に使用〕やペモリン（ベタナミン®）は交感神経刺激作用から散瞳を誘発するため，緑内障に対して禁忌となっている．モダフィニル（モディオダール®）に関しては，中枢性のアドレナリン α_1 受容体刺激薬であり，緑内障に対し使用可能となっている．ADHD 治療薬のアトモキセチン（ストラテラ®）は散瞳を起こす可能性があるため，閉塞隅角緑内障に対して禁忌となっている．

(2) アルツハイマー型認知症治療薬・抗酒薬・アルコール使用障害治療薬

いずれも使用可能である．

向精神薬投与中に緑内障が出現した際の対応

向精神薬を投与中に急性緑内障発作を生じた際には，まずは原因薬剤を中止しなければならない．急性緑内障発作では，急激で著しい眼圧上昇が起こることで，短時間に組織の虚血と壊死により激しい疼痛と神経障害を引き起こす．そのため緊急で眼科受診が必要となってくる．一般的には急性緑内障発作に対しては，高張浸透圧薬（D-マンニトールなど）の点滴や内服，縮瞳薬の点眼，手術療法（レーザー虹彩切開術な

ど)が選択される．高張浸透圧薬の点滴は最も即効性があり，眼圧降下作用が強いが，急激な細胞外液量の増加から循環器系に負担をかけ，心不全・肺うっ血の患者では肺水腫を起こす可能性がある．

また縮瞳薬(1%もしくは2%ピロカルピン)も一般的には使用されるが，高眼圧のため瞳孔括約筋が虚血状態となり対光反射が消失している場合は，縮瞳薬は効果がなく，かえって瞳孔ブロックが増強する．上記からわかるように，急性緑内障発作の状態を判断し，適切な治療を行うためには眼科の診察は必須であり，投薬歴を含む診療情報提供書を作成したうえでの早期の眼科受診が必要である．

● 文献
1) 日本緑内障学会(編)：緑内障診療ガイドライン 第3版．日本緑内障学会，2012
2) Yamamoto T, Iwase A, Araie M, et al：The Tajimi Study report 2：prevalence of primary angle closure and secondary glaucoma in a Japanese population. Ophthalmology 112：1661-1669, 2005
3) Kawase K, Tomidokoro A, Araie M, et al：Ocular and systemic factors related to intraocular pressure in Japanese adults：the Tajimi study. Br J Ophthalmol 92：1175-1179, 2008
4) Costagliola C, Parmeggiani F, Semeraro F, et al：Selective serotonin reuptake inhibitors：a review of its effects on intraocular pressure. Curr Neuropharmacol 6：293-310, 2008
5) Barnett NL, Osborne NN：The effect of serotonin on the rabbit isolated iris sphincter muscle. Curr Eye Res 12：665-673, 1993
6) Eke T, Carr S：Acute glaucoma, chronic glaucoma, and serotoninergic drugs. Br J Ophthalmol 82：976-978, 1998
7) Zelefsky JR, Fine HF, Rubinstein VJ, et al：Escitalopram-induced uveal effusions and bilateral angle closure glaucoma. Am J Ophthalmol 141：1144-1147, 2006
8) Pescosolido N, Parisi F, Russo P, et al：Role of dopaminergic receptors in glaucomatous disease modulation. Biomed Res Int：193048, 2013
9) Virno M, Sampaolesi R, Pecori Giraldi J, et al：Ibopamine：D1-dopaminergic agonist in the diagnosis of glaucoma. J Glaucoma 22：5-9, 2013
10) Kamal S, Yadava U, Kumar S, et al：Topiramate-induced angle-closure glaucoma：cross-sensitivity with other sulphonamide derivatives causing anterior uveitis. Int Ophthalmol 34：345-349, 2014
11) Quagliato LB, Barella K, Abreu Neto JM, et al：Topiramate-associated acute, bilateral, angle-closure glaucoma：case report. Arq Bras Oftalmol 76：48-49, 2013
12) Rodríguez-Blanco M, Piñeiro A, Bande M, et al：Angle-closure glaucoma secondary to topiramate use. Arch Soc Esp Oftalmol 87：122-124, 2012
13) Etminan M, Maberley D, Mikelberg FS：Use of topiramate and risk of glaucoma：a case-control study. Am J Ophthalmol 153：827-830, 2012

● Further reading
・塩田勝利，西嶋康一：緑内障と精神科医が用いる薬剤．精神科治療学 24：787-792, 2009
　緑内障と向精神薬について簡素にまとまっており，非常にわかりやすい文献となっている．
・根木 昭：緑内障．木下 茂，中澤 満，天野史郎(編)：標準眼科学 第12版．pp89-118, 医学書院，2013
　緑内障についての基本的知識が得られ，わかりやすくまとめてある．

〈小西勇輝，吉村玲児〉

第10章 COPD患者

慢性閉塞性肺疾患とは

　慢性閉塞性肺疾患（chronic obstructive pulmonary disease；COPD）は，日本呼吸器学会発行の「COPD（慢性閉塞性肺疾患）診断と治療のためのガイドライン」では，「タバコ煙を主とする有害物質を長期に吸入曝露することで生じた肺の炎症性疾患」と定義されており[1]，肺胞-末梢気道-中枢気道に及ぶすべての病変を包括する概念である．主として喫煙を原因とし，中枢気道から肺胞に及ぶ肺内病変の進行に伴い，慢性の咳嗽や喀痰，労作性呼吸困難といった臨床症状を呈する．重症になると口すぼめ呼吸やビア樽状の胸郭，副呼吸筋の発達や鎖骨上窩・肋骨の吸気時陥没など典型的な身体所見を認める．進行は緩徐であり，未診断のまま長期に経過することも少なくない．

　わが国における COPD の疫学研究から，40歳以上の有病率は8.5％，70歳以上では17.4％で，その約9割は未診断であった[2]．慢性の咳嗽や喀痰，労作性呼吸困難といった症状がある場合や，症状がなくても最大の危険因子である長期間の喫煙歴がある場合には，COPD の可能性を念頭に，スパイロメトリーを用いた呼吸機能の評価を行うべきである．COPD では気流制限の存在が診断上必須であり，気管支拡張薬投与後のスパイロメトリーで FEV_1/FVC（1秒率）が70％未満であれば閉塞性障害，つまり気流制限があると判定され，かつ気管支喘息やびまん性汎細気管支炎などの気流制限をきたしうる他の呼吸器疾患が否定されれば COPD の診断に至る．重症例では運動時の低酸素血症，肺高血圧症や肺性心といった肺循環障害，ガス交換能の低下を呈するため，適宜その評価も必要となる（図3-8, 9）．

　COPD の治療は，禁煙，薬物治療，呼吸リハビリテーション，長期酸素療法（呼吸不全時）を重症度に応じて包括的に行う．薬物療法としては，安定期には自覚症状の軽減や増悪予防を目的に，抗コリン薬，$β_2$刺激薬，メチルキサンチンなどの気管支拡張薬が中心として使用される．気道感染や肺炎などにより急性増悪をきたした場合には，抗菌薬投与とともに気管支拡張薬の増量やステロイドの全身投与が推奨されている．また，呼吸性アシドーシスを伴う呼吸不全の悪化時には非侵襲的陽圧換気（non-invasive positive pressure ventilation；NPPV）や侵襲的陽圧換気（invasive positive pressure ventilation；IPPV）による呼吸補助が必要となることも多い．

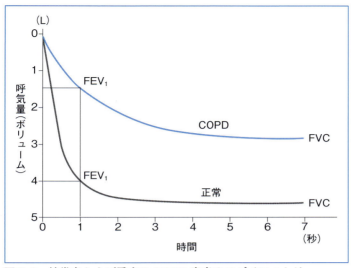

図 3-8　健常者および重症の COPD 患者のスパイロメトリー（ボリュームタイムカーブ）

1 秒率（FEV$_1$%）＝1 秒量（FEV$_1$）／努力性肺活量（FVC）×100%

〔日本呼吸器学会 COPD ガイドライン第 4 版作成委員会（編）：COPD（慢性閉塞性肺疾患）診断と治療のためのガイドライン 第 4 版．p41，メディカルレビュー社，2013〕

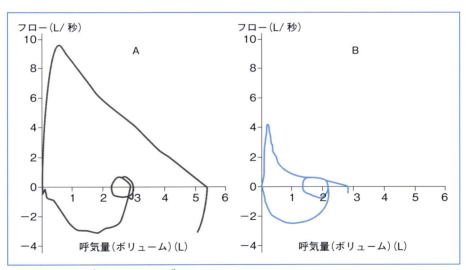

図 3-9　フローボリュームカーブ

A：正常，B：重症 COPD

フローボリュームカーブでは閉塞性障害パターンを示す．

〔日本呼吸器学会 COPD ガイドライン第 2 版作成委員会（編）：COPD（慢性閉塞性肺疾患）診断と治療のためのガイドライン 第 2 版．p39，メディカルレビュー社，2004〕

Case 1 ● COPDの経過中に睡眠障害を認めた60歳代男性

睡眠障害治療の落とし穴

患者データ
- 年齢：67歳．
- 性別：男性．
- 主訴：咳のせいで寝つきが悪い．何回も目が覚める．
- 既往歴：気胸(数回)，胃潰瘍，心筋梗塞．
- 喫煙歴：23歳から65歳まで60本/日．

現病歴
- 47歳時にA病院にてCOPDを指摘された．これまで数回の自然気胸を発症し，ブラ切除術や胸膜癒着術を受けた既往がある．徐々に労作時の呼吸困難が進行し，59歳時に在宅酸素療法(home oxygen therapy；HOT)が導入された．HOT導入当初の必要酸素量は安静時1 L/分，労作時3 L/分であったが，COPDの進行とともに必要酸素量は増加し，66歳時には安静時3 L/分，労作時4 L/分となった．この頃より，「咳のせいで寝つきが悪い」「なぜか夜中に何回も目が覚める」「昼間も眠い」と入眠困難や中途覚醒の訴えが出現した．A病院にてゾルピデム10 mg/日が開始されたが，睡眠障害に改善がみられないためフルニトラゼパム2 mg/日が加薬された．67歳冬，感冒様症状を認め，徐々に咳嗽や労作時呼吸困難が増悪し，食事程度の労作で酸素4 L/分の経鼻投与でも経皮的動脈血酸素飽和度(S_{pO_2})が80％台前半まで低下したため，B病院へ救急受診となった．

【治療経過と予後】

来院時，意識は清明であった．胸部CTにて両側下肺優位にびまん性の浸潤影を認め，肺炎によるCOPDの急性増悪と診断してセフトリアキソン1 g/日に加え，プレドニゾロン30 mg/日の投与を開始した．21時頃，持参のゾルピデム10 mg，フルニトラゼパム2 mgを内服したところ，23時頃から意識レベルの低下を認めた．動脈血ガス測定にて高二酸化炭素血症を伴う呼吸性アシドーシスの悪化を認め，NPPVを導入した．睡眠薬の使用後に意識レベルの低下を認めたため，以後フルニトラゼパムを中止した．感染が収束してからも夜間の二酸化炭素貯留傾向と低酸素は持続したため，退院後も夜間のみNPPVの装着を継続した．ラメルテオン8 mg/日により不眠や日中の眠気は改善を認め，その後睡眠薬は不要となった．

【本症例のまとめ】

本症例は，COPDの経過中に不眠を認め，安定期には非ベンゾジアゼピン系睡眠薬および中時間作用型のベンゾジアゼピン系薬剤の使用で明らかな臨床的問題は認めなかった．しかし急性増悪時にベンゾジアゼピン系薬剤を使用した結果，呼吸性アシドーシスを助長し，低酸素および高二酸化炭素血症のため意識障害を呈したものと考えられた．呼吸機能の悪化時における筋弛緩作用を有する薬剤の使用は，呼吸運動を

さらに低下させ，時には致死的となる．COPD の睡眠障害に対しては，筋弛緩作用の少ない薬物が有用である．

Case 2 ● COPD の経過中に疲労感や食思不振などを認め始めた 60 歳代男性
見逃されがちなうつ病

患者データ
- 年齢：63 歳．
- 性別：男性．
- 主訴：ちょっと動くだけでしんどくて何もできない．一日中横になっている．
- 既往歴：高血圧，白内障．
- 喫煙歴：20 歳から 60 歳まで 30～40 本/日．

現病歴
- 58 歳時に労作時の呼吸苦を主訴に呼吸器内科にて COPD 中等症と診断され，以後気管支拡張薬の定期的な使用を指示されていたが，アドヒアランス不良であり呼吸苦は徐々に悪化していた．数か月前から特に誘因なく，「動くと息が上がってしんどいから，何もする気にならない」と，労作時の呼吸苦を理由に日課の盆栽の手入れをしなくなり，休日も外出しなくなっていた．1 か月ほど前からは，毎日 1 時間ほど目を通していた新聞も見出し程度しか読めなくなり，「一日中しんどい」と疲労感を訴え臥床がちに過ごした．息子に家業をすべて任せ，自宅に籠る生活となった．食思不振から 3 か月間に約 7 kg の体重減少を認め，夜間も「咳がつらい」と一晩に数回の中途覚醒や早朝覚醒も出現した．呼吸器内科への定期受診の際に，心配した家人が内科主治医に相談したところ，COPD の病状や検査所見に大きな変化はなく，うつ病の可能性があると精神科受診を勧められ，翌週精神科受診となった．

【治療経過と予後】

抑うつ気分，意欲・興味の減退，集中力の低下，易疲労感，不眠，体重減少などから，うつ病と診断した．パロキセチン 10 mg/日より内服開始し，忍容性を確認しながら 1 週間に 10 mg のペースで 40 mg/日まで増量した．40 mg/日内服となって 2～3 週間経つ頃から，徐々に臥床時間が減少し，新聞やテレビを見たり盆栽の手入れを再開したりするなど，活動量の増加を認めた．COPD による労作時の呼吸苦は残存するものの，屋外に出て活動する時間も徐々に増え，可能な範囲で家業にも参加するようになった．

【本症例のまとめ】

COPD の経過中にうつ病を合併した症例である．選択的セロトニン再取り込み阻害薬(SSRI)は有効であり，呼吸器内科医による適切なコンサルテーションにより早期に精神科的介入を開始することができ，ADL の低下を最小限に食い止めることが

できた．臨床現場では，COPDの合併症としてのうつ病が見逃されていることが少なくない．これはうつ病の症状がCOPD自体の症状と一部類似しており，また患者自身も社会機能の低下を呼吸苦のせいであると誤認しているためである．COPDでは，うつ病の合併を考慮し診断・治療を行うことが重要である．

COPDと精神疾患の合併

COPDは慢性全身性炎症疾患とされており，その合併症・併存症は，肺高血圧症，心不全，狭心症，心筋梗塞などの心血管疾患のほか，栄養障害，骨粗鬆症，糖尿病，消化性潰瘍，胃食道逆流症（GERD）などの身体疾患だけでなく[3]，精神科領域であるうつ病や不安障害，睡眠時無呼吸症候群など多岐にわたる[4]．うつ病でもサイトカインが増加し，視床下部-下垂体-副腎系が活性化される病態生理が注目されており，共通の基盤が存在するのかもしれない．本章では，COPD患者で合併頻度が高い精神疾患として，睡眠障害およびうつ病をとり上げた（図3-10）[3]．

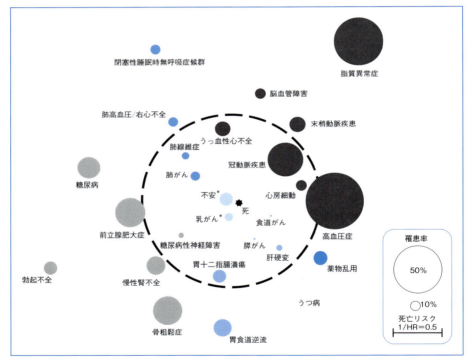

図3-10　COPDの併存症と生命予後への影響の大きさ
10％以上の頻度で併存する疾患を示した．円の面積は，疾患の頻度を示している．中心からの距離は，疾患と死の危険性の関連を示している（1/HR）．死の危険を有意に増加させる疾患は，点線の中に示されている（1/HR <1）．円の色は，器官や類似した疾患でまとめてある．精神疾患は濃い青（●）で示されている．
*女性のみに有意．
（Divo M, Cote C, de Torres JP, et al：Comorbidities and risk of mortality in patients with chronic obstructive pulmonary disease. Am J Respir Crit Care Med 186：155-161, 2012 より一部改変）

1 | 睡眠障害

(1) COPD における睡眠障害

　COPD 患者において睡眠障害の合併率は高い．不眠症が合併する割合は，非 COPD 群が 7.2％であったのに対し，COPD 群では全体の 21.4％にものぼるという報告がある[5]．COPD 患者では，睡眠時に動脈血酸素分圧（P_{aO_2}）の低下が著明となる傾向があり，特にレム睡眠時には低酸素血症の程度が著しい[1]．健常人でも睡眠中は呼吸調整機能が低下し，睡眠中に P_{aO_2} は軽度低下，動脈血二酸化炭素分圧（P_{aCO_2}）は軽度上昇するが，COPD 患者においては呼吸筋の筋力低下から睡眠中（特にレム睡眠時）にさらに換気不全が悪化する傾向にある．

　自覚症状としては入眠困難と中途覚醒が多い．脳波上，総睡眠時間の減少，レム睡眠の減少，徐波睡眠の減少および覚醒反応の増加がみられる[6]．咳嗽や喀痰貯留および呼吸困難による入眠困難や中途覚醒，立位から臥位への姿勢変化による咳嗽や喀痰の増加，横隔膜の運動制限による換気量の低下，換気血流比の不均衡などによる呼吸仕事量の増加，低酸素血症・高二酸化炭素血症の増悪による覚醒反応がその原因である．

　COPD 治療に使用されるステロイド，β_2 刺激薬，抗コリン薬，テオフィリンも不眠に関与することがあるが，気管支拡張薬の使用群と非使用群における不眠症の有病率には有意な差を認めなかったとの報告もある[5]．逆に，十分な気管支拡張薬の投与は COPD の呼吸状態を改善し，レム睡眠時間が増加することが知られており，原疾患の治療が睡眠の改善に対しても有効である．薬物療法以外にも包括的呼吸リハビリテーションや患者教育，栄養管理などの非薬物的介入による呼吸機能や体力の維持もまた睡眠環境の改善につながり，COPD の管理という面で重要な役割を果たす．

(2) overlap 症候群

　COPD に閉塞性睡眠時無呼吸症候群（OSAS）を合併する状態を overlap 症候群と呼び，その割合は COPD 患者の約 10〜15％にものぼる[7]．COPD ではガス交換能の低下や夜間の低呼吸があり，さらに OSAS による無呼吸・低呼吸イベントを合併すると P_{aO_2} の低下はさらに重篤となる．重度の低酸素血症は，心筋梗塞や狭心症といった心血管疾患や心不全の危険因子となる肺高血圧症の原因となり，死亡率の増加を招く．

(3) COPD における不眠の治療

a 夜間の酸素療法

　長期酸素療法は重症の COPD 患者の予後改善に寄与する．在宅酸素療法の適応は S_{pO_2} 85％以下または P_{aO_2} 55 mmHg 以下である場合，または肺高血圧症がある場合である．しかし，適応外でも，COPD の治療薬を十分使用しても夜間の低酸素血症が著明である場合には，夜間の酸素投与を行うことで低酸素血症が緩和され，低酸素

血症による覚醒反応を減少させることができる．また，overlap症候群の場合や，酸素投与でも低呼吸により夜間の著明な低酸素血症および高二酸化炭素血症が確認されている場合には，夜間のNPPVの導入が睡眠の改善に有効である．

b 薬物療法[8]

COPDや併存疾患に対する適切な介入を行っても不眠が残存する場合には，やむを得ず薬剤投与が必要となる場合がある．これは非薬物療法を行ってもなお，不眠のために日中の活動が制限される場合であり，薬物使用は可能な限り短期間，最長でも4週間にとどめるべきである．睡眠薬の使用は，COPDを伴う高齢者では重篤な呼吸器系の副作用の危険を増加させるばかりでなく[9]，時としてせん妄などの意識障害を引き起こす．

睡眠薬は，バルビツール酸系，ベンゾジアゼピン系，非ベンゾジアゼピン系，メラトニン受容体作動薬，オレキシン受容体拮抗薬，鎮静作用の強い抗うつ薬に大別される．

1) バルビツール酸系

バルビツール酸系薬剤は，視床，脳幹網様体にも働き，呼吸抑制作用が強い．安全性が低く耐性や依存を起こしやすいため，使用頻度は低下している．COPDをはじめ呼吸機能低下のある患者には原則禁忌である．

2) ベンゾジアゼピン系

ベンゾジアゼピン系薬剤は，ベンゾジアゼピン受容体のα_1サブユニット（鎮静作用），α_2（抗不安作用），α_3（筋弛緩作用），α_5（耐性作用）に作用する．超短時間作用型から長時間作用型のものまで種々存在するが，いずれも中枢神経に作用し鎮静を得るとともに全身の平滑筋弛緩作用も有する．呼吸機能が低下しているCOPD患者では，さらなる悪化をもたらすため，原則として使用すべきでない．以下の報告がある．

- ロラゼパム1.5～2mg内服によって，軽症のCOPD患者で1回換気量の減少に伴って分時換気量が20％減少し，呼吸筋の働きも10～15％減弱した．
- ジアゼパムにより，中等症～重症のCOPD患者で高二酸化炭素血症や気道閉塞がもたらされ，換気ドライブが低下した．
- トリアゾラム0.25mg内服にて，健常者やOSAS患者で気道閉塞のため覚醒反応が増加した．

overlap症候群の場合には，気道閉塞や低呼吸状態をさらに助長するため，時に致死的となる危険性がある．COPD患者には高齢者が多く，筋弛緩作用に伴う転倒の危険性も増加するため，使用は避けるべきである．

3) 非ベンゾジアゼピン系

わが国ではゾルピデム，ゾピクロン，エスゾピクロンが認可されている．ベンゾジアゼピン系薬剤と同様に睡眠潜時の短縮および睡眠効率の改善効果を有しており，レム睡眠の抑制作用がほとんどなく徐波睡眠を増加させる[10]．ベンゾジアゼピン受容体のα_1以外のαサブユニットへの親和性が相対的に低いという特性から，抗不安，筋弛緩，耐性などの薬理作用は弱い．筋弛緩作用が少ないため，呼吸機能への悪影響も

少なく，ベンゾジアゼピン系薬剤より比較的安全に使用することが可能である．ゾピクロン 7.5～10 mg やゾルピデム 10 mg は，軽症から中等症の COPD 患者に対して，換気ドライブや呼吸中枢に影響を与えない[6]．したがって，単回投与で，常用量を超えない範囲での使用は可能である．ただし，これらの報告は呼吸不全を伴わない症例や，最大でも 1 週間以内の使用成績であるため，呼吸状態の不安定な症例や長期投与での安全性は不明であり，避けるべきである．

4) メラトニン受容体作動薬

メラトニン受容体作動薬であるラメルテオンは，催眠作用を有する MT_1 受容体および睡眠リズムを司る MT_2 受容体へ働き，睡眠潜時の短縮と睡眠効率の改善に有効である．軽症から中等症の COPD 患者への使用の安全性が示されている．夜間の S_{pO_2} レベルや無呼吸低呼吸指数にも影響がないことから，COPD 患者だけでなく OSAS 患者にも安全に使用することができる[11]．メラトニン受容体作動薬は生理的にメラトニンに近い効果を示すために，呼吸に対する影響はほとんどないと考えられる．

5) オレキシン受容体拮抗薬

オレキシン受容体拮抗薬であるスボレキサントが不眠症治療薬として 2014 年 9 月に承認された．覚醒システムに対する亢進作用をもつオレキシン受容体を特異的に阻害し，覚醒システムを抑制することで睡眠作用を得るというものである．

新薬であるため呼吸抑制に関するエビデンスレベルの高い報告はないが，外国人を対象とした臨床薬理試験においては，軽症から中等症の OSAS および COPD の患者では明らかな呼吸抑制は認められなかったとされており，重症例を除いては使用可能であると考えられる．

6) 抗うつ薬

トラゾドンは，不眠に対してもしばしば使用される抗うつ薬である．セロトニン 5-HT_{2A} 受容体の強力な遮断作用からセロトニンレベルが上昇することで間接的に GABA が増加するとされているが，トラゾドンの鎮静効果の発現機序はいまだ明らかではない．トラゾドンが非うつ病性不眠に対して有効であるという報告もあるが，経験的に使用されてきたところも多く，その効果や至適用量はまだ確立されていない[12]．呼吸機能に与える影響や COPD 患者での研究も十分にはなされておらず，使用する場合には症状の悪化がないことを確認しながら投与する必要がある．

(4) COPD に伴う睡眠障害に対して推奨される薬物療法

COPD に合併する睡眠障害に対しては，非薬物療法が最初に行うべき治療であるが，やむを得ず睡眠薬を使用しなければならない場合には，メラトニン受容体作動薬，非ベンゾジアゼピン系薬剤，トラゾドンの順に試みるべきである．ベンゾジアゼピン系薬剤は推奨されず，バルビツール酸系薬剤は禁忌である．

2 | うつ病

(1) COPDにおけるうつ病の疫学と病態

　COPD患者におけるうつ病の危険因子には，社会的サポートの欠如，罹病期間，精神的・身体的既往歴，経済・社会的地位の低さ，疾患の重症度，長期にわたるステロイド投与，低BMIなど多岐にわたる[13]．慢性全身性炎症によりサイトカインが増加するメカニズムとともに，労作時の呼吸困難，それに伴う体調不良，身体活動の制限のために社会的孤立や不安がもたらされ，無力感や興味の喪失といった抑うつ症状が出現し，うつ病によりさらに活動性は低下するという悪循環により，COPD患者はうつ病を合併しやすいと考えられている．

　COPDとうつ病の合併頻度は，報告により差があるが，10～40%程度とされている．この差は，診断に使用されている質問紙の違いやカットオフ値の違いによるものである．わが国においてCES-Dうつ病自己評価尺度（Center for Epidemiologic Studies Depression Scale）を使用したコホート研究では，COPD患者ではコントロール群と比較し，うつ病および睡眠障害の有病率が有意に高く（2.2%対16.5%），相対リスクはうつ病で7.58（95%信頼区間；1.03～55.8）であったと報告されている[14]．うつ病を伴うCOPD患者では，急性増悪や入院に至る割合が睡眠障害合併例やうつ病・睡眠障害を合併していない群と比較し有意に高いことが報告されており，COPD患者に対するうつ病診断および適切な介入が重要となる．さらに，COPD患者でうつ病の合併は死亡率を高めることが知られており，抗うつ薬の投与は死亡率を有意に減少させることが報告されている[15,16]．うつ病はCOPDを悪化させ，COPDはうつ病を併発しやすいという双方向的関係が存在している[17]．

(2) COPDにおけるうつ病の治療

ⓐ 非薬物療法

　非薬物療法として，包括的呼吸リハビリテーションと認知行動療法の2つが用いられる．包括的呼吸リハビリテーションとは，運動療法を中核とし，栄養指導や服薬指導，患者教育，生活支援などを包括的に行うことによって，運動能力の改善だけでなくADLの改善も図り，QOLの向上を目的とするリハビリテーションの概念である．運動耐容能の改善のほかに教育的・心理的サポートを並行して行うことにより，COPD患者の不安とうつ病を有意に低減させたという研究報告がなされている[18]．

　認知行動療法は，うつ病の治療として有効であることが確立されているが，COPD患者においては包括的呼吸リハビリテーションほどの効果はない．これは，COPD患者の多くが60歳以上の高齢者であり，記憶や注意，実行機能といった認知機能の低下を伴うためであることが示唆されている．

ⓑ 薬物療法[19]

　COPD患者を対象とした薬物療法に関しては，小さなサンプルサイズ，副作用による脱落者の多さ，短いフォローアップ期間などの点から，その有用性に関するエビ

デンスは限られている．ベンゾジアゼピン系薬剤や抗精神病薬は低換気や呼吸不全を助長するため使用すべきでない．SSRIや三環系抗うつ薬には呼吸抑制効果は少ないとされている[19]．

1) SSRI

エビデンスレベルは低いものの，一般的に SSRI が COPD 患者のうつ病治療薬の第1選択とされている．パロキセチンによる6週間の無作為化二重盲検試験では有意差が認められなかったが，3か月の盲検なしの治療群では有意にうつ状態が改善し，うつ病の評価尺度以外に QOL や6分間歩行距離も有意な改善を得られたと報告されている[19]．

2) NaSSA（ノルアドレナリン作動性・特異的セロトニン作動性抗うつ薬）

ミルタザピンは，SSRI の無効例や，過去にミルタザピンが有効であった場合に使用すべきである．

3) 三環系抗うつ薬

COPD 患者を対象としたノルトリプチリンの無作為化二重盲検試験では，ノルトリプチリンはプラセボ群に対して優位に抑うつ症状を改善し，かつ呼吸不全に対して影響を与えなかったとされている[19]．COPD 患者の多くは高齢であることから，起立性低血圧，ふらつき，抗コリン作用による口渇，排尿困難，便秘，眼内圧亢進などが出現しやすい傾向があるため，低用量から開始して少しずつ増量する必要がある．高齢者ではイミプラミン 50〜100 mg/日，ノルトリプチリン 25〜75 mg/日が目安であり，十分な副作用のモニタリングを行い，忍容性を確認しながら可能な限り増量することが必要である[20]．

(3) COPD に伴ううつ病に対して推奨される薬物療法

COPD に合併するうつ病に対して，非薬物療法が最初に行うべき治療であるが，やむを得ず抗うつ薬を使用しなければならない場合には，SSRI，NaSSA，三環系抗うつ薬（ノルトリプチリン）の順に試みるべきである．副作用，特に高齢者が多いことから起立性低血圧に注意し，慎重に使用すべきである．

COPD 患者では，多様な身体的・精神的合併症が存在する．その予後や QOL に影響するという点で，睡眠障害とうつ病は精神科的に見逃してはならない疾患である．実臨床では，COPD に精神疾患が合併しやすいとの認識がいまだ十分でなく，適切なスクリーニングや介入方法の周知が必要である．

不用意な薬剤の処方は患者の呼吸状態を悪化させ，予後に悪影響を与える可能性がある．特に COPD では，筋弛緩作用のある薬剤は可能な限り避けるべきである．治療においては，まず非薬物療法によって症状の改善を図り，それでも薬物療法が必要である場合には，有害事象の有無を適切にモニタリングしながら治療にあたるべきであろう．

●文献

1) 日本呼吸器学会COPDガイドライン第4版作成委員会(編):COPD(慢性閉塞性肺疾患)診断と治療のためのガイドライン 第4版.メディカルレビュー社,2013
2) Fukuchi Y, Nishimura M, Ichinose M, et al:COPD in Japan:the Nippon COPD Epidemiology study. Respirology 9:458-465, 2004
3) Divo M, Cote C, de Torres JP, et al:Comorbidities and risk of mortality in patients with chronic obstructive pulmonary disease. Am J Respir Crit Care Med 186:155-161, 2012
4) Amiri HM, Monzer K, Nugent K:The Impact of Anxiety on Chronic Obstructive Pulmonary Disease. Psychology 3:878-882, 2012
5) Budhiraja R, Parthasarathy S, Budhiraja P, et al:Insomnia in patients with COPD. Sleep 35:369-375, 2012
6) Stege G, Vos PJ, van den Elshout FJ, et al:Sleep, hypnotics and chronic obstructive pulmonary disease. Respir Med 102:801-814, 2008
7) Chaouat A, Weitzenblum E, Krieger J, et al:Association of chronic obstructive pulmonary disease and sleep apnea syndrome. Am J Respir Crit Care Med 151:82-86, 1995
8) Roth T:Hypnotic use for insomnia management in chronic obstructive pulmonary disease. Sleep Med 10:19-25, 2009
9) Vozoris NT, Fischer HD, Wang X, et al:Benzodiazepine drug use and adverse respiratory outcomes among older adults with COPD. Eur Respir J 44:332-340:1-9, 2014
10) 三島和夫(編),睡眠薬の適正使用及び減量・中止のための診療ガイドラインに関する研究班:睡眠薬の適正使用・休薬ガイドライン.じほう,2014
11) Kryger M, Wang-Weigand S, Roth T:Safety of ramelteon in individuals with mild to moderate obstructive sleep apnea. Sleep Breath 11:159-164, 2007
12) Mittur A:Trazodone:properties and utility in multiple disorders. Expert Rev Clin Pharmacol 4:181-196, 2011
13) Hill K, Geist R, Goldstein RS, et al:Anxiety and depression in end-stage COPD. Eur Respir J 31:667-677, 2008
14) Ito K, Kawayama T, Shoji Y, et al:Depression, but not sleep disorder, is an independent factor affecting exacerbations and hospitalization in patients with chronic obstructive pulmonary disease. Respirology 17:940-949, 2012
15) Qian J, Simoni-Wastila L, Rattinger GB, et al:Associations of depression diagnosis and antidepressant treatment with mortality among young and disabled Medicare beneficiaries with COPD. Gen Hosp Psychiatry 35:612-618, 2013
16) Qian J, Simoni-Wastila L, Langenberg P, et al:Effects of depression diagnosis and antidepressant treatment on mortality in Medicare beneficiaries with chronic obstructive pulmonary disease. J Am Geriatr Soc 61:754-761, 2013
17) Atlantis E, Fahey P, Cochrane B, et al:Bidirectional associations between clinically relevant depression or anxiety and COPD:a systematic review and meta-analysis. Chest 144:766-777, 2013
18) Coventry PA, Bower P, Keyworth C, et al:The effect of complex interventions on depression and anxiety in chronic obstructive pulmonary disease:systematic review and meta-analysis. PLoS One 8:e60532, 2013
19) Cafarella PA, Effing TW, Usmani ZA, et al:Treatments for anxiety and depression in patients with chronic obstructive pulmonary disease:a literature review. Respirology 17:627-638, 2012
20) Stage KB, Middelboe T, Stage TB, et al:Depression in COPD—management and quality of life considerations. Int J Chron Obstruct Pulmon Dis 1:315-320, 2006

(田村礼華,山田尚登)

第11章

前立腺肥大患者

　向精神薬を使用する際に起こる副作用の1つとして排尿障害がある．これは，下部尿路閉塞や膀胱排尿筋の収縮力低下などの基礎疾患がある患者でそのリスクが高まるが，中高齢の男性で最も頻度の高い基礎疾患として知られているのは前立腺肥大症である．そのため，中高齢の男性に対して向精神薬を投与する際には排尿障害を考慮しなければならない．

　本章では，まず前立腺肥大症をもつ患者に対しての向精神薬使用を考えさせられた2症例を挙げる．その後，前立腺肥大症および薬剤性排尿障害の概説を行い，向精神薬ごとの注意点について解説する．

Case 1 ● 抗うつ薬投与によって排尿障害が出現した60歳代男性

出し切った感じがしなくなった

患者データ
- 年齢：68歳．
- 性別：男性．
- 既往歴：高血圧症があり，アムロジピン5 mg/日を内服していた．
- 家族歴：特記事項なし．

生活歴
- 出生発育時に特に問題はなく，性格は生真面目で約束をきっちりと守る人であった．大学卒業後は高校教師となり，30歳でお見合い結婚，2子をもうける．その後，60歳の定年まで教師として勤め，退職後は妻との2人暮らし．退職後は毎日のウォーキングを趣味としており，妻とともに汗を流すことを楽しみにしていた．

現病歴
- X年7月上旬，微熱を契機に近医受診，感冒の診断を受けた．その後，感冒症状は改善したものの気分の落ち込み，何もやる気が起きないという症状が持続するようになり，自宅で臥床して過ごすことが多くなった．内科からの紹介で，X年7月下旬に精神科病院を受診した．受診時，「食欲が急に落ちてしまった」「どうしてもやる気が出てこない」「気分はずっと曇っている」という訴えがみられた．MMSE (Mini-Mental State Examination) 28点/30点，頭部CTでは脳の萎縮などの器質的異常は明らかでなかった．うつ病と診断され，ミルナシプラン25 mg/日の投与が開始され

た．しかし，内服開始から2週間後，39℃台の発熱，嘔気，背部痛が出現した．総合病院の救急外来を受診したところCTで両腎水腎症，膀胱の拡張を認め腎盂腎炎と診断，同日より入院加療を行うこととなった．「最近，排尿の際に力がいる．また，出し切った感じが全然しなくなった」とのことであった．また，泌尿器科を受診したところ，前立腺肥大症と診断された．

【治療経過と予後】

入院中は尿道カテーテルを挿入し管理された．また，同院精神科医よりミルナシプランは中止され，パロキセチンに変薬された．その後，腎盂腎炎はすみやかに改善，抗うつ薬変更より2週間ほどで排尿障害も軽快したため，自宅退院となった．抑うつ症状もパロキセチン40 mg/日で軽快を認め，趣味であるウォーキングもできるようになった．

【本症例のまとめ】

うつ病患者にSNRI（セロトニン・ノルアドレナリン再取り込み阻害薬）であるミルナシプランを投与したところ排尿障害が出現，腎盂腎炎を発症した症例である．これまで排尿障害を示唆する症状はなかったが，精査にて前立腺肥大症と診断された．他の抗うつ薬に変薬したところ尿閉は軽快していることから，ミルナシプランによる薬剤性排尿障害と考えられた．

Case 2 ● 抗精神病薬投与で排尿障害が出現した50歳代男性

トイレに行く回数が増えた

患者データ
- 年齢：56歳．
- 性別：男性．
- 既往歴：特記事項はなく，内服歴もない．

生活歴
- 出生発育に特に問題はなく，明るい性格で友人は多かった．小中学校の成績は普通であった．高校卒業後，ホームセンターの従業員として勤務するようになった．28歳時に結婚し1子をもうけ，妻，子との3人暮らしをしている．

現病歴
- 45歳時よりホームセンターの店長を任されることとなった．50歳頃，業務上のクレーム対応などに追われ，大きなストレスを感じるようになり「情けない店長で，ほかの社員に申し訳ない」と家族に訴えるようになった．精神科を受診し，うつ病の診断でエスシタロプラムによる治療を開始されたところ，多弁，気分の高揚，不眠を認めた．その後はエスシタロプラム中止，以降は双極性障害の診断でリチウムを継続されていた．リチウムの投与開始後は躁症状のエピソードは明らかでない．
- X年4月，不眠および朝の倦怠感が増悪．徐々にテレビなどを見ても楽しめなく

なった．仕事も休みがちとなってきたため，抑うつ症状が増悪したと考えられた．不眠があることも考慮し，オランザピン 5 mg/日を開始した．夜間は眠れるようになり，抑うつ気分も改善傾向であったため，10 mg/日まで増量した．しかし，内服変更から 2 週間後より頻尿，排尿困難，残尿感の症状が出現したので，外来主治医に相談があった．経過よりオランザピンによる薬剤性排尿障害が疑われ，オランザピンを中止し，ラモトリギンへの変薬を行った．しかし，その後も頻尿，残尿感は持続していたため，泌尿器科の受診を指示したところ，前立腺肥大症と診断された．また，よく問診を行うと以前より 1 日 15 回程度トイレに行くなど，頻尿傾向はあったとのことであった．

【治療経過と予後】

泌尿器科よりコリン作動薬であるタムスロシン 0.2 mg/日が開始されたところ，尿を力まないと出せない，残尿感といった症状は徐々に軽快してきた．抑うつ症状もラモトリギン 100 mg/日で寛解し，仕事は継続できている．

【本症例のまとめ】

双極性障害患者に対してオランザピンを投与したところ排尿障害が出現，前立腺肥大症と診断された症例である．オランザピンは第二世代抗精神病薬のなかでも抗コリン作用が強く，このような排尿困難を引き起こす可能性がある．また，本症例では泌尿器科受診歴はなかったものの頻尿傾向が以前より認められていたとのことで，潜在的に前立腺肥大症があったと考えられる．

前立腺肥大症とは

前立腺肥大症は，排尿障害の原因となる前立腺の良性腫瘍である．組織学的にみると，前立腺肥大症は 60 歳の男性の 50% 以上に，85 歳の男性の約 90% に認められ，その 1/4 に臨床症状が出現するとされており[1]，特に高齢の男性では念頭においておくべき疾患である．

厚生労働省の統計資料によると，わが国での前立腺肥大症の患者数は近年増加傾向にある．1987 年当時，前立腺肥大症の総患者数は 13.5 万人であったが，15 年後の 2002 年には 39.8 万人と約 3 倍に増加，2011 年には 41.8 万人となっている．一方で，排尿の問題は年齢などの理由で「仕方がない」と考えられがちであり，受診，治療に至らないケースも多い．推定患者数は 400 万人に達するといわれている[2]．

1 | 病態

前立腺は膀胱の出口に位置し，その中央を尿道が貫いているが，前立腺肥大症患者では尿道が圧迫されることで尿道抵抗が高まる．その結果として膀胱機能が影響を受ける．

症状に関しては，尿道の閉塞の程度と症状の重症度は一概に関連しているとはいえないとする報告もあり[3,4]，その病像は単純なものではない．しかし典型的には，夜間頻尿の増加，尿勢減弱などの症状に始まり，徐々に残尿が増加し，最終的には尿閉などの症状に至る経過をたどる．残尿が増加してくると細菌感染症を続発するリスクが高まる．また，排尿障害によって膀胱壁の変性が起き，結果として尿が全く出なくなってしまうこともあるため，排尿障害が出現した場合は適切な対処をしなければならない．

2 診断

診断のうえでは腹部の触診などに加え，直腸診が有用である．前立腺の腫大を認めていれば前立腺肥大症が疑われる．また，硬結が触れる場合には前立腺がんを疑わなければならない．

前立腺肥大症を評価するうえで有用な検査としては，まず尿検査，血液検査がある．これらは腎機能障害，尿路感染症の有無などをみるほかに，前立腺がんを除外診断するうえでも重要となっている．超音波検査も前立腺肥大症の診断において重要である．これは前立腺のサイズをみるだけでなく，膀胱内の残尿についても評価することができる．

また，治療方針を決定するためにも，前立腺肥大症の重症度を判断することも重要である．前立腺肥大症に伴う排尿障害の重症度を評価する尺度としては，国際前立腺症状スコア(I-PSS)，およびQOLスコアが代表的である．I-PSSは排尿状況に関する7つの質問に対してそれぞれ0〜5点のスコアをつけ，合計点により軽症(0〜7点)，中等症(8〜19点)，重症(20〜35点)に分類する．QOLスコアは患者自身による現在の排尿状態の満足度を表す指標であり，0点(とても満足)から6点(とてもいやだ)を評価し，軽症(0〜1点)，中等症(2〜4点)，重症(5〜6点)に分類する[5]．この評価は治療方針の決定，治療効果の評価にも利用される．

3 治療

治療は診療ガイドラインに基づいた治療法が推奨されており，前述したI-PSSスコアとQOLスコアの評価も治療法の決定に役立てられる．

症状が軽い早期であれば，まずは薬物療法を行う．薬物療法で最も広く用いられているのがα_1アドレナリン受容体遮断薬である．これは前立腺平滑筋の緊張を低下させる作用がある．

わが国で承認されている薬剤としてはプラゾシン(ミニプレス®)，テラゾシン(バソメット®，ハイトラシン®)，ウラピジル(エブランチル®)，タムスロシン(ハルナール®)，ナフトピジル(フリバス®)，シロドシン(ユリーフ®)がある．副作用としては起立性低血圧などの循環器系の副作用が最も多い．

また，抗アンドロゲン薬は機械的閉塞を改善する目的で用いられる．これはテストステロン取り込み阻害，受容体結合阻害などの作用で前立腺の肥大腺腫の増殖を抑制，収縮させる．しかし一方で，血中テストステロン濃度，および前立腺がんの腫瘍マーカーである PSA（前立腺特異抗原）値を低下させる作用があるため，前立腺がんを発見しにくくしてしまう危険性がある．そのため，抗アンドロゲン薬の長期内服は勧められず，16 週間投与しても期待した効果が得られない場合にはそれ以上継続投与すべきでないとされている．

　総合評価で中等症から重症とされる患者では手術療法も適応となる．最も確立された標準的手術は経尿道的前立腺切除術（transurethral resection of prostate；TUR-P）であり，閉塞された前立腺尿道を内視鏡下で切除する．なお，大きな腺腫に対しては開放手術による前立腺摘出手術が行われることもある．

薬剤と排尿障害

1 排尿のメカニズム

　薬剤性排尿障害について述べる前に，排尿のメカニズム，および排尿にかかわる主な受容体について述べたい．

　排尿にかかわる下部尿路臓器としては膀胱，尿道，前立腺が挙げられる．これら下部尿路臓器の機能の協調，排尿反射の制御を行っているのが橋にある排尿中枢である．さらに排尿中枢は大脳皮質による抑制も受けており，随意的な排尿遅延，排尿開始を可能にしている．

　膀胱，尿道での神経調整は主にアセチルコリン，ノルアドレナリンの神経系を介して行われており，下部尿路臓器にはアセチルコリン受容体，アドレナリン受容体が広く分布している．

　アセチルコリン受容体はニコチン受容体とムスカリン受容体に分類されることが知られているが，膀胱に主に分布するのはムスカリン受容体（M_2，M_3）である．膀胱に存在するムスカリン受容体が賦活されると膀胱平滑筋が収縮し，排尿が促される．

　また，アドレナリン受容体はα受容体，β受容体に分類される．α受容体は主に膀胱底部，尿道に位置しており，賦活されることで尿道平滑筋を収縮させるため，蓄尿作用がある．β受容体は主に膀胱体部に位置しており，賦活されることで排尿筋が弛緩するためこちらも蓄尿に関与している．

　下部尿路臓器と存在する主な受容体を表 3-27 にまとめた．排尿時にはアセチルコリン受容体が賦活，アドレナリン受容体が抑制されることで膀胱の排尿筋が収縮し，尿道平滑筋が弛緩する．逆に，蓄尿時にはアセチルコリン受容体が抑制，アドレナリン受容体が賦活されることで膀胱の排尿筋が弛緩，尿道平滑筋が収縮する（図 3-11）．

　また，一定の見解は得られていないものの，セロトニン神経系が排尿行動に関与していることを示唆する報告もある．動物実験ではセロトニン 5-HT_{1A} 受容体刺激薬を

表 3-27 膀胱に分布する受容体

部位	アセチルコリン性	アドレナリン性
膀胱体部	M_2, M_3（収縮作用）	β（弛緩作用）
膀胱底部	M_2, M_3（収縮作用）	α（収縮作用）
尿道		α（収縮作用） β（弛緩作用）

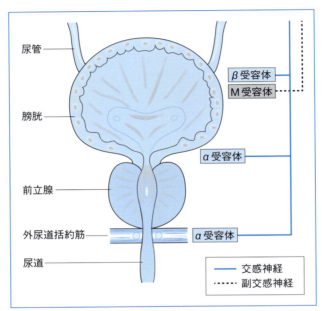

図 3-11　下部尿路臓器と主な受容体
膀胱，尿道，前立腺と，排尿にかかわる主な受容体の分布を示した．これら受容体は交感神経，副交感神経の支配を受け，排尿，蓄尿の調整を行っている．

投与すると膀胱の活動性が低下し，尿道平滑筋の収縮が亢進することが報告されている[6]．また，抗うつ薬のSSRI（選択的セロトニン再取り込み阻害薬）に分類されるセルトラリンにて排尿困難が生じたとの症例報告もある[7]．

2 | 薬剤による排尿障害

　薬剤投与による尿閉・排尿困難の病態は，膀胱収縮力の低下あるいは尿道抵抗の増大である．これは主にアセチルコリン受容体の抑制，もしくはアドレナリン受容体の賦活でみられるため，この作用をもつ薬物であれば排尿障害の原因になりうる．可能性がある薬物としては抗パーキンソン病薬や中枢性筋弛緩薬，起立性低血圧治療薬のほか，抗うつ薬や抗精神病薬，抗不安薬などの向精神薬で排尿障害が出現することが知られている．

向精神薬を投与するうえでの注意点

1 | 投与前の問診と説明

　向精神薬投与の前に，排尿についての詳細な問診が行われるべきである．これは単にリスクを評価するためだけでない．投与後より新たに出現してきた症状であるかどうかを検討し，排尿障害を早期発見するためにも重要である．投与前に泌尿器疾患がないかを確認するとともに，尿勢低下，排尿遅延，腹圧排尿（排尿時に力まないと排尿できない）といった症状の有無を確認する．なお，患者のなかで「年を取ったから普通のこと」などの考えがあり大きな問題とは認識されていない尿失禁の増加などは，恥ずかしくて医師に伝えにくいなどの理由で簡単に聴取できないかもしれないことを念頭におく．

　症状の聴取より排尿障害の存在が疑われる場合は，泌尿器科受診についても勧める．

2 | 薬剤選択時の注意点

　前立腺肥大症などの基礎疾患をもつ患者では薬剤性排尿障害が起きるリスクが高いため，薬剤を選択する際にはなるべくリスクの低い薬物から検討していくべきである．なお，前述のとおり中高齢男性では潜在的に前立腺肥大症を有していることが多いため，原則として中高齢男性では排尿障害のリスクが高い薬物を避けたほうがよく，高齢者であれば投与量はなるべく少ない量で開始したほうがよい．

　また，向精神薬の多剤併用も排尿障害のリスクを高める．排尿障害出現時に原因薬剤が特定しにくくなるという理由からも，多剤併用はなるべく避ける．

3 | 投与後の注意点

　前述のとおり，排尿障害は患者にとって大きな問題として認識されていないために自発的な訴えがなされにくいかもしれない．また，精神疾患の症状で残尿感や頻尿といった症状を訴えにくくなっている可能性も考慮すべきである．投与後に経過をみていくとき，医師は積極的に排尿の問題がないかを尋ねなければならない．

　問診では，尿勢低下や尿意切迫感，排尿困難感に変化がないかを患者本人に尋ねる．また，日中・夜間の排尿回数に変化がないか，トイレに入っている時間が長くなっていないかなどの問題は家族にもみてもらうことができる．前もって意識して観察してもらうようにしておくとよい．

　投与後に排尿障害と疑われる症状が出現してきた場合，原因として考えうる向精神薬は減量中止を検討する．中止したあとですみやかに症状が軽快することもあるが，数週間経過しても改善してこないこともある．この場合は泌尿器科への受診を勧めた

ほうがよい．

また，尿閉などの症状が出ている場合は尿路感染症，腎後性腎不全といった重篤な合併症を引き起こすリスクがあるため，導尿などの処置の検討も必要となる．この場合はすぐに泌尿器科の専門医に紹介すべきである．

向精神薬ごとのポイント

1 | 抗うつ薬

排尿障害が出現するリスクの高い薬剤として知られているのは，三環系抗うつ薬，四環系抗うつ薬である．これらの薬剤は抗コリン作用が強いことが知られている．前述のとおりアセチルコリン受容体が賦活されると膀胱平滑筋が収縮するが，抗コリン作用のある薬物は膀胱平滑筋の収縮を抑制し，結果として排尿障害が出現する．また，三環系抗うつ薬の多くはノルアドレナリン再取り込み阻害作用を有している．そのため，尿道平滑筋の緊張が高まるとともに排尿筋のβ受容体を刺激し，排尿筋を弛緩する．抗コリン作用，ノルアドレナリン再取り込み阻害作用の両方を有する三環系抗うつ薬は特に排尿障害が出現するリスクが高いため，尿閉で禁忌とされている．

SNRIに分類されるミルナシプランも排尿障害が出現するリスクが高く，尿閉（前立腺疾患など）がある患者では禁忌とされている．これは，ミルナシプランは抗コリン作用を有していないもののノルアドレナリン再取り込み阻害作用を有しており，尿道筋を収縮させ排尿障害を起こす可能性があるためである．排尿困難はミルナシプラン投与患者の約2%，特に男性では約7%に出現するとの報告もあるため[8]，投与開始後の注意深い観察も必要である．

次にSSRIであるが，パロキセチンはSSRIのなかでも比較的抗コリン作用が強いことが知られているため，前立腺肥大症患者では積極的な使用は避けるべきである．しかし，他のSSRIは三環系抗うつ薬などに比べると抗コリン作用が弱いことが知られており，前立腺肥大症を有する患者では第1選択薬として考慮してよいだろう．ただし，症例報告レベルではあるが，SSRIであるセルトラリンにて排尿障害が出現したとする報告はあり[7]，決して排尿障害が出現しないとはいいきれない．投与後に排尿障害が認められた場合は，減量や中止を検討しなければならない．

また，NaSSA（ノルアドレナリン作動性・特異的セロトニン作動性抗うつ薬）であるミルタザピンは，排尿困難のある患者では慎重投与となっている．これは，ミルタザピンがアドレナリン受容体を賦活する作用を有しており排尿障害が増悪するリスクがあるためである．中高齢男性では，第1選択薬としての使用は避けたほうがよいであろう．

表3-28に尿閉（前立腺疾患など）を有する患者に対して投与禁忌となっている抗うつ薬を示した．中高齢男性は潜在的に前立腺肥大症などの基礎疾患を有している可能性が高いため，たとえ排尿障害の訴えがなくても使用を避けたほうがよい．また，や

表 3-28　尿閉を有する患者に対して投与禁忌となっている抗うつ薬

抗うつ薬	分類
アミトリプチリン	三環系抗うつ薬
クロミプラミン	
ドスレピン	
イミプラミン	
ノルトリプチリン	
マプロチリン	四環系抗うつ薬
ミルナシプラン	SNRI

むなく中高齢男性にこれらの薬剤を使用する場合には，積極的に排尿問題がないかを尋ねながら排尿状況を観察しなければならない．

2 | 抗精神病薬

　抗精神病薬では，フェノチアジン系薬物であるクロルプロマジン，レボメプロマジンなどが強い抗コリン作用を有しており，排尿障害を引き起こすリスクが高い．一方，ハロペリドールやスルピリドなどは抗コリン作用が少ないといわれている．

　なお，第一世代抗精神病薬で併せて注意しなければならないこととしては，錐体外路症状のリスクが高いため，抗パーキンソン病薬を併用せざるを得ない場合があることである．後述するが抗パーキンソン病薬は排尿困難を招くリスクが高く，中高齢男性では使用が憚られる．

　第二世代抗精神病薬では高用量でなければ錐体外路症状のリスクは高くはないため，抗パーキンソン病薬を併用しなければならない症例は少ない．また，抗コリン作用についても弱いものが多いため，前立腺肥大症患者や排尿障害を有する患者では第二世代抗精神病薬が勧められる．ただし，MARTA（multi-acting receptor targeted antipsychotics）に分類されるオランザピンは抗コリン作用が強いことが知られており，尿閉患者では慎重投与となっている．また，クロザピンも抗コリン作用を有しており，前立腺肥大では慎重投与となっている．

3 | 抗不安薬・睡眠薬

　抗不安薬，睡眠薬の多くがベンゾジアゼピン系薬物であるが，これは弱い抗コリン作用を有しており，特に緑内障ではほとんどが禁忌ともされている．前立腺肥大症患者でも排尿障害の増悪をきたす可能性があるため，前立腺肥大症を有する患者に投与する場合は注意深い観察が必要となる．

　なお，機序は不明であるがベンゾジアゼピン系薬物で頻尿や尿道弛緩による尿失禁が起こりうるとされている．

4 | 抗パーキンソン病薬

　精神科領域において，抗パーキンソン病薬は抗精神病薬による副作用に対して使用されることが多い．しかし，抗パーキンソン病薬は抗コリン作用を有していることから，尿閉などの排尿障害を起こしうることに留意しておく必要がある．プロフェナミンは前立腺肥大などで尿路に閉塞性疾患のある患者に禁忌とされている．また，ビペリデンやトリヘキシフェニジルも排尿障害のリスクがあり，慎重投与とされている．

　なお，ドロキシドパ，レボドパ，ペルゴリド，セレギリンといった薬物はアドレナリン受容体を賦活する作用を有しているため，排尿障害をきたす可能性がある．これらの薬剤を使用する際に排尿障害への注意が必要であるのはいうまでもないが，加えて，このような副作用を減らすためにも抗パーキンソン病薬の漫然とした長期処方はすべきではない．

　本章では，前立腺肥大症を有する患者に対する向精神薬使用における注意点について述べた．潜在している患者も含めると前立腺肥大症を有する患者は多く，精神科医は中高齢の男性に対する適切な向精神薬使用について知っておく必要がある．投与前には十分な問診，説明を行うこと，リスクの低い薬剤を選択しなるべく多剤併用を避けるように心がけること，投与後も本人，家族への積極的な問診を行うことなどが重要なポイントとなるであろう．

● 文献

1) Berry SJ, Coffey DS, Walsh PC, et al：The development of human benign prostatic hyperplasia with age. J Urol 132：474-479, 1984
2) 大園誠一郎，栗田 豊，小林利彦：医療経済的側面から探る前立腺肥大症の治療と管理．Progress in Medicine 28：1419-1423, 2008
3) Rosier PF, de la Rosette JJ：Is there a correlation between prostate size and bladder-outlet obstruction? World J Urol 13：9-13, 1995
4) el Din KE, Kiemeney LA, de Wildt MJ, et al：The correlation between bladder outlet obstruction and lower urinary tract symptoms as measured by the international prostate symptom score. J Urol 156：1020-1025, 1996
5) 日本排尿機能学会 男性下部尿路症状診療ガイドライン作成委員会（編）：男性下部尿路症状診療ガイドライン．p40, ブラックウェルパブリッシング，2008
6) Thor KB, Katofiasc MA, Danuser H, et al：The role of 5-HT (1A) receptors in control of lower urinary tract function in cats. Brain Res 946：290-297, 2002
7) Lowenstein L, Mueller ER, Sharma S, et al：Urinary hesitancy and retention during treatment with sertraline. Int Urogynecol J Pelvic Floor Dysfunct 18：827-829, 2007
8) 柿原慎吾，上田展久，中村 純：SNRI の臨床的な位置づけ．臨床精神薬理 5：1703-1707, 2002

（井形亮平）

第12章

てんかん患者

Case 1 ● てんかん発作に加えて幻覚妄想を呈した20歳代女性

どちらの治療も両立させる適切な薬物療法は？

患者データ
- 初診時年齢：24歳.
- 性別：女性.
- 既往歴：特記すべきことなし.
- 家族歴：てんかんおよび精神疾患の家族歴なし.

現病歴
- 16歳時より，月に数回の頻度で意識が減損する(ボーッとする)発作が出現．その後，17歳時に全身けいれん発作が生じ，近医脳神経外科を受診．脳波検査で左側頭部に棘波を認め，側頭葉てんかんの診断にて抗てんかん薬(カルバマゼピン800 mg/日)による治療が開始された．服薬にて上記の発作はしばらく抑制されていたが，21歳時に全身発作が再発．以後，頻回に意識減損発作をみるようになり，全身発作も月単位で生じるようになった．さらには23歳頃より「インターネットで自身の個人情報が広まっている」といった妄想や，自身を罵る声が聞こえる幻聴が出現．これら病的体験は，当初は断続的な出現であったが，やがて持続性となり，情緒的にも混乱した状態となったため，24歳時に当精神科を受診した．

検査結果
- 脳波検査：左側頭部に棘波あり．
- 頭部MRI検査：特記すべき所見なし．
- 血液検査：特記すべき所見なし．

服薬歴
- カルバマゼピン 800 mg/日 (血中濃度 7.8 μg/mL)

【治療経過と予後】

リスペリドン2 mg/日(1日2回　朝・夕)より投与を開始．幻聴に軽減をみたが妄想観念は残存したため，投与開始から2週間後，4 mg/日に増量した．すると，幻聴がわずかに残存するものの，病的体験は大幅に軽減し情緒的にも安定した．一方，てんかん発作については，意識減損発作が週単位でみられ，月単位で全身けいれん(2次性全般化)発作も続いていたため，精神症状が安定化したのちに抗てんかん薬

(AED)の調整に着手した．ラモトリギンを50 mg/日より開始し，2週間後に100 mg/日に増量．その後皮膚障害がないことを確認したうえで，従来のカルバマゼピンは400 mg/日に減量した．その結果，月単位で意識減損発作がみられるものの，全身発作は抑制された．

【本症例のまとめ】

　てんかんの既往を有し，その後経過中に幻覚・妄想といった精神症状（統合失調症様症状）が持続して出現した症例である．本症例では，精神症状とてんかん発作症状の双方に対して薬物治療を行った．精神症状に対してはリスペリドンの投与を行い，発作症状に対しては従来のカルバマゼピンに加えてラモトリギンを併用し，どちらの症状にも軽快をみている．

　本症例について検討すると，まず，患者の精神症状は，てんかんの発作症状との間に時間的な関連性をもっておらず，慢性・持続性に出現している．したがって，患者は慢性のてんかん精神病の状態にあるといえる．さらには，患者に投与中のカルバマゼピンは一般に精神症状を惹起しにくいうえ，今回みられた精神症状の出現から6年前に投与が開始され，この間に投与量の変更もなされていない．したがって，薬剤因性の精神症状も否定的である．このことから，抗精神病薬による治療を行うことになった．

　抗精神病薬の選択にあたっては，けいれん閾値への影響が少ないセロトニン・ドパミン拮抗薬（SDA）のなかからリスペリドンを選択し，低用量（2 mg/日）から開始している．本症例では幸いリスペリドンが著効したが，もし無効であった場合には，同じくSDAに属するブロナンセリンか，ブチロフェノン系のハロペリドール，もしくはドパミン・システム・スタビライザー（DSS）のアリピプラゾールに変更し，やはり低用量から使用するのがよいだろう．その後緩やかに増量するが，てんかん患者に生じた統合失調症様症状に対しては，比較的低用量で効果をみることが多い．一方，オランザピン，クエチアピンなどの多受容体標的抗精神病薬（MARTA）は，これらの薬剤に優先して選択すべきではない．

　本症例では，比較的すみやかに精神症状の改善をみたものの，てんかん発作自体のコントロールが不良なため，AEDの調整を要した．その際，精神症状を再燃させにくいAEDを選択する必要があり，付加薬としてラモトリギンが選択された．なお，バルプロ酸も精神面への悪影響が少ないAEDだが，本症例のてんかん発作は部分発作および2次性全般化発作で構成されており，基本的にバルプロ酸の治療適応はない．なお，今回選択したラモトリギンは，卵巣機能への悪影響や妊娠時の催奇形性が少ない薬剤でもあり，本症例のような若年女性のケースでは，卵巣機能を温存し将来の挙児に備える意味でもその選択は適切といえる．

Case 2 ● 就労上のストレスで抑うつ的となった30歳代男性

抗うつ薬がてんかん発作に与える影響は？

患者データ
- 初診時年齢：34歳．
- 性別：男性．
- 既往歴：特記すべきことなし．
- 家族歴：母親にてんかんの既往あり．

現病歴
- 13歳時より，起床後に上肢のピクつきが散発するようになり，15歳時に授業中に全身けいれん発作が出現したため近医小児科を受診．抗てんかん薬（バルプロ酸800 mg/日）の投与が開始された．その後，今回の受診までに計4回の全身発作が生じ，これらはいずれも怠薬時や寝不足時に生じた．大学卒業後，広告会社に就職し，営業職として多忙な毎日を過ごしていた折，33歳時に新たなプロジェクトのリーダーに抜擢された．しかしプロジェクトの進捗が思わしくなく，そのことを上司に指摘されたのを機に，徐々に抑うつ的となった．連日残業して深夜に帰宅し，明け方に就床するもなかなか入眠できず，寝不足のまま出社するため，業務に集中できず些細なミスが相次いだ．やがて遅刻や欠勤が散見されるようになり，周囲に「死にたい」と漏らすようになったため，心配した同僚に勧められ，34歳時に当精神科を受診した．

検査結果
- 脳波検査：全般性に多棘徐波が出現．
- 頭部MRI検査：特記すべき所見なし．
- 血液検査：特記すべき所見なし．

服薬歴
- バルプロ酸800 mg/日（血中濃度68 μg/mL）

【治療経過と予後】

　まずは休職のうえ，家族の見守りのもとで自宅療養させることにした．従来のバルプロ酸に加えて，セルトラリン25 mg/日（1日1回　夕）およびエスゾピクロン2 mg/日（1日1回　眠前）の投与を開始．2週間後には希死念慮が消失したものの，発動性の低下が目立ち，何事にも億劫であるとのことで，セルトラリンを増量し50 mg/日とした．すると，その2週間後には徐々に意欲が生まれ，自宅近くのコンビニへの外出は可能となった．その後，睡眠状態が安定したためエスゾピクロンは中止し，セルトラリン50 mg/日のみ継続しつつ，試験出社を経て休職から3か月後に復職となった．なお，この間てんかん発作の再燃は認めなかった．

【本症例のまとめ】

　てんかんの既往を有し，その後就労上のストレスを背景にうつ病を発病した症例である．本症例では，自宅療養のうえ，選択的セロトニン再取り込み阻害薬（SSRI）および睡眠導入薬の投与による薬物治療を行い，効果をみた．なお，この治療によって

も，てんかん発作のコントロールに悪影響はなかった．

本症例でみられたうつ病エピソードは，発病の背景に労務上のストレスがあり，てんかん病態との直接的な関連を示す根拠は見当たらない．また，長期に服用しているバルプロ酸は精神症状を惹起しにくく，薬剤因性も考えにくい．そのため，一般のうつ病治療に準じて対応している．本症例では希死念慮の表出がみられることもあり，抗うつ薬による薬物療法の適応とした．

けいれん閾値への影響を考慮すると，抗うつ薬として選択すべきはSSRIもしくはセロトニン・ノルアドレナリン再取り込み阻害薬（SNRI）であり，本症例ではSSRIであるセルトラリンを選択している．ただし，患者は行動化には至らないものの希死念慮を有しているため，その使用にあたっては，賦活症候群（アクチベーション・シンドローム）に注意し，低用量からの慎重な投与が求められる．なお，ノルアドレナリン作動性・特異的セロトニン作動性抗うつ薬（NaSSA）に分類されるミルタザピンは，賦活症候群をきたしにくいとされるが，本剤のもつ抗ヒスタミンH_1作用によるけいれん誘発リスクを孕んでいる可能性があり，筆者はSSRIやSNRIに優先して使用するものではないとの立場をとる．ただし，SSRIやSNRIが無効であった場合には，次の選択肢として挙がるであろう．他方，三環系および四環系抗うつ薬の使用は，けいれん誘発リスクを高めるため禁じ手と心得たい．

また，第二世代抗精神病薬の併用による抗うつ効果増強療法については，その是非に議論があり，アリピプラゾールを除いてうつ病には保険適用外でもあるため安易な導入は避けたい．しかしやむなく導入する場合には，少なくともけいれん閾値への影響が少ない抗精神病薬を選択する必要がある．増強療法での一定の有効性が示され，かつけいれん閾値に影響しにくい薬剤としては，リスペリドン，アリピプラゾールがある．

そして，これら薬物療法の有効性が乏しい場合は，通常のうつ病治療と同様に電気けいれん療法（electroconvulsive therapy；ECT）の導入が考慮されるべきであり，てんかん患者に対しても禁忌ではない．ただし，日本うつ病学会によるうつ病治療ガイドライン[1]を参照すると，脳腫瘍，頭蓋内血腫，頭蓋内圧亢進症，最近発症した脳出血，脳動脈瘤・血管奇形といった脳疾患に対するECTは相対禁忌とされており，これらに起因する症候性てんかんの患者に施行する際は慎重を要する．

てんかん患者にみられる精神症状の評価のポイント

てんかんに併存して精神症状を認めた場合，下記に示す手順に従って症状を評価し，対応していく（図3-12）．

1｜患者の精神症状と発作の関連性を見極める

まずはその精神症状が，てんかんの発作症状と時間的に関連しているか否かを見極

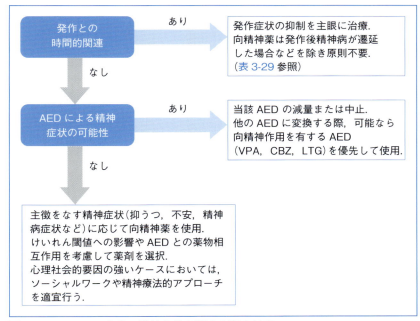

図 3-12　てんかん患者に精神症状を認めた際の対応
AED：抗てんかん薬, VPA：バルプロ酸, CBZ：カルバマゼピン, LTG：ラモトリギン

め，そのうえで向精神薬による治療の必要性について判断する．

　表 3-29 に，てんかん発作と時間的に関連して生じる精神症状についてまとめた．発作との関連を見極めるためのポイントをいくつか挙げたので参考にされたい．発作に関連して生じる精神症状としては，①発作の前駆症状として生じるもの，②発作症状そのもの（精神発作や非けいれん性てんかん重積）として生じるもの，③発作後の症状（発作後もうろう状態や発作後精神病）として生じるもの，の 3 つに大別される．

　このうち，たとえば①のケースであれば，発作の収束とともに自ずと精神症状は消失するのだから，治療は必要ないであろう．②のケースでは，精神症状に対してよりも，むしろ発作に対する治療を行うことで改善が見込める．また，③のケースは，発作後もうろう状態であれば通常は数分，長くても数時間で回復が見込める．発作後精神病においては，その症状は多くが数日間（長くても 1 か月程度）で収束するので，必要に応じて鎮静などの対症療法を行うが，その程度如何では必ずしも治療を必要としないだろう．

　上記①〜③のようなケースに対し，こうした見極めをしないまま向精神薬の投与を行った場合，本来発作が生じていない限り無症状な患者に対し，無用な服薬を強いることになる．

表 3-29 てんかん発作と時間的に関連してみられる精神症状の鑑別と対処のポイント

症状の発現形式		特徴	対処
1) 前駆症状		● 発作発現の数分ないし数時間前から生じることが多い. ● 発作の消失につれ消退.	発作の抑制が主眼となり, 前駆症状そのものは治療しない.
2) 発作症状	精神発作	● 言語, 記憶, 感情, 認識などの高次脳機能の障害や, 錯覚および複雑な幻覚などの精神症状を主徴とする. ● 側頭葉, 辺縁系焦点に多くみられ, 脳波上での発作波(突発波)が診断の決め手となる.	発作自体の治療(抗てんかん薬治療あるいは外科治療).
	非けいれん性てんかん重積	● 意識が減損し, 外的刺激への反応性が低下した状態. ● 数時間から数日間持続. ● ジアゼパム静注により消失. ● 脳波上, 発作波が持続的に出現.	
3) 発作後の症状	発作後もうろう状態	● 発作に引き続いて出現. ● 通常数分から数時間で回復. ● 時に睡眠へ移行.	転倒などによる事故防止のため安全を確保し見守る. 治療は原則として不要.
	発作後精神病	● 比較的大きな発作や群発する発作のあと, 数時間〜数日の意識清明期を経て発現. ● 情動が亢進しやすく, 活発な幻覚妄想を呈しやすい. ● 通常は数日で回復するが, 時に数週間に及ぶ.	自然回復までの間, 必要に応じて向精神薬による対症療法を行う.

2 | 抗てんかん薬の副作用による精神症状の可能性を考慮する

次に, 服用中の AED の副作用によって精神症状が発現している可能性を考慮する. 精神症状を生じさせやすい AED としては, 従来薬ではフェノバルビタール, フェニトイン, エトスクシミド, ゾニサミドがある. また, 新規 AED のなかでは, 特にトピラマート, レベチラセタムによる精神症状の出現の報告が多い.

したがって, これら AED を服用中の患者に精神症状を認めた場合, その発現に関して, AED の開始時期や用量調節との因果関係を検討すべきである. そして, 検討の結果, AED による有害作用が疑われた場合, その AED を減量ないし中止することで精神症状の軽快が期待できるわけであるが, その際には発作が再燃する危険を孕んでいることを忘れてはならない. 実際に, AED の減量や中止により発作が再燃してしまった場合には, 新たな AED への代替を考慮する必要が生じる. その際, バルプロ酸, カルバマゼピン, ラモトリギンは向精神作用を有する AED であり, 代替薬としては有力な選択肢となる.

また, まれではあるが, AED によりてんかん発作が抑制された際, これに取って代わるように精神病症状が現れることがあり, この状態を「交代性精神病」と呼ぶ. この場合, AED のもたらす脳内での薬理作用が, 発作放電を抑制する反面, ドパミン系の神経伝達異常を引き起こしているものと推測されるが, 詳しい病態基盤は不明である. 交代性精神病の治療においては, 発作抑制と精神病治療の両面の兼ね合いがよ

てんかん患者に対する向精神薬選択のポイント

先述の手順で患者の病態を検討した結果，その精神症状が発作との時間的関連をもたず，かつ AED による有害事象でもない場合には，向精神薬を用いた薬物治療が必要となる．ただし，その薬剤選択にあたっては，以下の点に注意する必要がある．

1 | 向精神薬によるけいれん誘発の可能性に注意する

まず第1に，使用する向精神薬がもたらすけいれん誘発作用により，発作が増悪しないよう注意する必要がある．

(1) 抗精神病薬

表 3-30 に，主な向精神薬によるけいれん発作の誘発危険度を挙げる[2]．抗精神病薬についてみると，第一世代抗精神病薬のなかでは，ハロペリドールに代表されるブチロフェノン系抗精神病薬はけいれん惹起性が低いことで知られる．

一方で，クロルプロマジンに代表されるフェノチアジン系抗精神病薬によるけいれん誘発リスクは相対的に高く，これらの薬剤を治療の初期段階で用いることは推奨されない．ただし，そのリスクは用量依存的であり，低用量での投与（クロルプロマジン換算にて 1,000 mg/日未満）にあっては，けいれん発作の発現率は 0.5% との報告[3]があり，他の抗精神病薬に比較してもさほど高率ではない．したがって，やむを得ず使用する場合には，初期用量を低めに設定し，慎重に観察しつつ緩やかに増量するのがよいだろう．

では第二世代抗精神病薬についてはどうだろうか．一般に，第二世代抗精神病薬は第一世代抗精神病薬に比較し，その効果に優れ，有害事象が少ない薬剤とされるが，少なくともけいれん誘発リスクに関してはあてはまらない．むしろ第一世代抗精神病薬に比較して 2～3 倍のけいれん誘発リスクを有するとの報告[12]もある．

リスペリドンのほか，パリペリドンやブロナンセリンなど，一般に SDA と称される薬剤は，そのけいれん誘発リスクが低いことで知られる．また，DSS であるアリピプラゾールも，SDA と同様にけいれん誘発リスクが低く，てんかん患者への投与に適した薬剤といえる．

一方，MARTA であるオランザピンは，そのけいれん誘発リスクの高さが特筆される．全米での市販前調査[4]では，2,500 例の投与中，23 例 (0.9%) にけいれん発作がみられており，リスペリドンのそれ (0.3%) に比較し高率である．また，オランザピンと同じく MARTA に分類されるクロザピンは，その投与時におけるけいれん発作や脳波異常の発現の報告がきわめて多く，その危険度は突出している．そもそも本剤は使用できる施設が限られており，日常の精神科臨床で選択肢に挙がることは少ない

表 3-30 各種向精神薬によるけいれん発作の誘発危険度

薬剤名	けいれん発現頻度	引用データ（文献）
抗精神病薬		
クロルプロマジン	0.5%（1,000 mg/日未満） 9.0%（1,000 mg/日以上）	3)
クロザピン	3.5%	4)
	1.3%	5)
	1.0%（300 mg/日未満） 4.4%（600 mg/日以上）	6)
オランザピン	0.9%	4)
クエチアピン	0.8%	
アリピプラゾール	0.4%	
リスペリドン	0.3%	
抗うつ薬		
イミプラミン	0.1%（200 mg/日未満） 0.6%（200 mg/日以上）	7)
アミトリプチリン	0.0%（200 mg/日未満） 0.06%（200 mg/日以上）	
	0.1%	8)
クロミプラミン	0.5%	9)
マプロチリン	0.4%	10)
フルボキサミン	0.2%（100 mg/日未満）	11)
パロキセチン	0.07%	4)
ミルタザピン	0.04%	
エスシタロプラム	0.0%	
デュロキセチン	0.0%	
セルトラリン	0.0%	
抗不安薬		
アルプラゾラム	0.4%	4)

（岩崎 弘, 中山和彦：向精神薬によるけいれん・脳波異常のモニタリング. 臨床精神薬理 17：47-55, 2014 より）

であろうが，このリスクは知っておくべきである．なお，クエチアピンについても，オランザピンと同等のけいれん誘発リスク（0.8%）を有しているため，積極的な使用は推奨されない．

(2) 抗うつ薬

　SSRI や SNRI によるけいれん誘発リスクは，三環系抗うつ薬など従来型の抗うつ薬に比較して少ない．これらの薬剤の投与の仕方は，てんかんの既往をもたない通常のうつ病患者の治療に準ずるが，抗精神病薬の投与と同様に，少量から開始し緩やかに増量するのが安全である．

一方で，従来型の抗うつ薬，特にクロミプラミン，イミプラミン，マプロチリンは，そのけいれん惹起性の高さが指摘されており，他の三環系・四環系抗うつ薬も含め，使用を避けるのが望ましい．

向精神薬によるけいれん惹起作用について，その薬理学的機序は不明である．しかしながら，脳内ヒスタミン神経系が，その H_1 受容体を介し，発作放電の拡散を抑制する役割を担っていることが知られており[13]，向精神薬のもつ脳内ヒスタミン H_1 受容体への拮抗作用（抗 H_1 作用）が，逆に発作放電の拡散を増長させている可能性がある．実際に，先に挙げたクロミプラミン，マプロチリンは抗 H_1 作用が強い薬剤であり，抗精神病薬においても，クロザピン，オランザピンなど，けいれん惹起性の高い薬剤は同様に抗 H_1 作用が強い．

(3) 気分安定薬

AEDのうち，バルプロ酸，カルバマゼピン，ラモトリギンの3剤は，気分安定薬としても用いられ，発作抑制と気分安定の両面において効果が期待できる．そのため，てんかん患者に生じる特有な不機嫌状態（interictal dysphoric disorder；IDD）をはじめ，気分障害がみられた場合に有用である．

一方，上記薬剤と並んでしばしば用いられるリチウムは，治療濃度域の投与であっても脳波異常が出現する場合があり，添付文書上では，てんかんなどの脳波異常を呈する患者への投与は禁忌とされている．リチウムの投与によるけいれん発作は，通常は中毒域での投与の際にみられることがほとんどであるが，てんかん患者のケースにおいては，潜在的にけいれん発作閾値が低いこともあり，治療域での投与であってもそのリスクを念頭におくべきである．

また，抗精神病薬や抗うつ薬に併用して睡眠薬，抗不安薬を処方する必要がしばしば生じるが，基本的にはこれらの薬剤によるけいれん誘発リスクは低いものと考えられる．ただし，投与後に急激に減薬したり中止した場合に，その離脱症状としてのけいれん発作が発現するリスクはあり，非てんかん患者に比べて高リスクである点を心得たい．

2 向精神薬と抗てんかん薬の薬物相互作用に注意する

AEDを内服中の患者に向精神薬を投与する際には，薬物相互作用により使用中のAEDの血中濃度が上昇し，思わぬ有害事象を招いたり，逆に血中濃度の低下を招いた結果，てんかん発作の再燃をみる危険もある．そのため，各々の薬剤の代謝特性を鑑みて，その組み合わせには十分注意し，多剤併用を避けるなどの配慮が必要である．

以下に，代表的なAEDを挙げ，その添付文書を参考に，各々の薬剤の投与時における向精神薬との薬物相互作用のリスクについて述べる．

(1) バルプロ酸

いずれの向精神薬との併用においても特筆すべき薬物相互作用はないが，ベンゾジアゼピン系薬剤の併用時には，遊離型のベンゾジアゼピン系薬剤の血中濃度を上昇させ，その作用が増強する場合がある．また，アミトリプチリンやノルトリプチリンなど三環系抗うつ薬のクリアランスを低下させ，これらの薬剤の作用が増強することがある．

(2) カルバマゼピン

ハロペリドールやクエチアピン，パロキセチンの併用時に，カルバマゼピンの代謝酵素(CYP3A4)誘導作用によりこれらの薬剤の代謝が促進され，血中濃度が低下することがある．また，クエチアピン，フルボキサミンが本剤あるいはその代謝物の代謝を阻害し，血中濃度を上昇させることがある．

上記以外にも，本剤の代謝酵素誘導作用によりさまざまな向精神薬の代謝が促進され，血中濃度が低下した結果として，その作用が減弱する可能性があることを念頭におく必要がある．

(3) フェニトイン

本剤の代謝酵素(CYP3A4)誘導により，同じくCYP3A4で代謝されるクエチアピンは，その血中濃度が低下することがある．また，機序は不明だが，三環系・四環系抗うつ薬，トラゾドンの併用にて，フェニトインの血中濃度上昇を招くことがある．

(4) フェノバルビタール

フェニトインと同様の理由で，クエチアピンの投与時には血中濃度が低下し，クエチアピンの作用が減弱する可能性がある．

(5) ラモトリギン

リスペリドンの併用時に，それぞれの単独投与時に比較して，傾眠がちとなることが多いとの指摘があるが，機序は不明である．

(6) レベチラセタム

体内摂取後，そのほとんどが未変化体のまま尿中排泄されるため，薬物相互作用の報告はない．ガバペンチンも同様の理由で薬物相互作用をもたない．

(7) トピラマート

リスペリドンの併用により，リスペリドンのクリアランスが上昇し，その効果を減弱させる可能性がある．

向精神薬治療を安全かつ効果的に行うための注意点

1 | 投与前におけるけいれん準備性の評価およびインフォームド・コンセント

　てんかん患者への向精神薬の投与に際しては，事前に患者が備えるけいれん準備性（けいれん発作の生じやすさ）について把握しておく必要がある．けいれん準備性を高める要因としては，高い発作頻度，脳波異常（てんかん性異常波）の存在，脳器質的異常（頭部外傷，脳血管障害，脳腫瘍，脳炎など）の存在などが挙げられる．さらには，アレルギー性疾患や呼吸器疾患など他の併存疾患により，けいれん閾値を低下させる薬物（抗ヒスタミン薬，テオフィリンなど）をすでに服用中の場合も，潜在的にけいれん準備性の高い状態にあるといえる．そのため，事前の詳細な問診に加え，直近の脳波所見，頭部画像所見を確認しておく必要があり，特に脳波検査については，長らく発作が抑制されている例であっても，少なくとも遡って半年以内の脳波所見は参照しておくべきである．

　また，患者に対しても，向精神薬によるけいれん発現のリスクがおよそ1％弱存在することを伝え，殊にてんかん患者においては，それ以上の確率で発作が増悪する可能性があることを事前に説明し，了解を得ておくべきであろう．ただし，てんかん患者においても，先述の事項に倣って適切に薬剤を選択すれば，発作の増悪リスクはせいぜい数％程度上積みされるだけであろう点を伝え，患者に過度な不安を抱かせないよう配慮したい．

2 | 患者の個体的特性を踏まえた緊密なモニタリング

　向精神薬によるけいれん誘発リスクは，おおむねその投与量ないし血中濃度に相関しているため，低用量から開始し，用量調節も漸増・漸減を心がけることでリスクを低減できる．しかし，たとえ低用量での投与であったとしても，患者の個体的要因の変化や併用薬剤による影響から血中濃度が上昇し，期せずしてけいれん発作を引き起こす場合があるので注意すべきである．具体的には，肝・腎機能障害を併発した際に生じる薬物の代謝・排泄の遅延や，加齢，妊娠などによる生理的変化，あるいは当該薬剤の代謝を阻害する他剤の併用による薬物相互作用の問題などがある．このような状況下においては，併存疾患の治療内容を随時確認したり，頻回の血液検査により身体状況の把握を怠らないなど，特に緊密なモニタリングが要求される．

3 | けいれん発作が生じた場合の対応

　向精神薬の投与中にけいれん発作が生じた際には，まずその原因検索を行い，従来の発作間隔と照合して，その発作がもともとのてんかん病態そのものによって生じた可能性を除外すべきである．また，使用中の薬剤以外の要因（急性の脳疾患，電解質

異常，アルコール離脱など）も除外する必要がある．そのうえで向精神薬による影響が疑われた場合には，原因薬剤を中止するのが原則である．

けいれん発作の出現により向精神薬を中止した場合，通常，けいれん誘発リスクの少ない他剤への切り替えを検討することになる．しかし，投与中の向精神薬が著効している場合など，代替薬への変更が困難な状況では，原因薬剤を減量しつつ継続し，既存の AED を増量するなどして調整する方法もとりうる．

● 文献
1) 日本うつ病学会 気分障害の治療ガイドライン作成委員会：日本うつ病学会治療ガイドライン II．大うつ病性障害 2012 Ver.1（http://www.secretariat.ne.jp/jsmd/mood_disorder/img/120726.pdf）
2) 岩崎 弘，中山和彦：向精神薬によるけいれん・脳波異常のモニタリング．臨床精神薬理 17：47-55, 2014
3) Logothetis J：Spontaneous epileptic seizures and electroencephalographic changes in the course of phenothiazine therapy. Neurology 17：869-877, 1967
4) Alper K, Schwartz KA, Kolts RL, et al：Seizure incidence in psychopharmacological clinical trials：an analysis of Food and Drug Administration（FDA）summary basis of approval reports. Biol Psychiatry 62：345-354, 2007
5) Pacia SV, Devinsky O：Clozapine-related seizures：experience with 5,629 patients. Neurology 44：2247-2249, 1994
6) Devinsky O, Honigfeld G, Patin J：Clozapine-related seizures. Neurology 41：369-371, 1991
7) Peck AW, Stern WC, Watkinson C：Incidence of seizures during treatment with tricyclic antidepressant drugs and bupropion. J Clin Psychiatry 44：197-201, 1983
8) Jick H, Dinan BJ, Hunter JR, et al：Tricyclic antidepressants and convulsions. J Clin Psychopharmacol 3：182-185, 1983
9) Rosenstein DL, Nelson JC, Jacobs SC：Seizures associated with antidepressants：a review. J Clin Psychiatry 54：289-299, 1993
10) Dessain EC, Schatzberg AF, Woods BT, et al：Maprotiline treatment in depression. A perspective on seizures. Arch Gen Psychiatry 43：86-90, 1986
11) Edwards JG, Inman WH, Wilton L, et al：Prescription-event monitoring of 10,401 patients treated with fluvoxamine. Br J Psychiatry 164：387-395, 1994
12) Lertxundi U, Hernandez R, Medrano J, et al：Antipsychotics and seizures：higher risk with atypicals? Seizure 22：141-143, 2013
13) Yokoyama H：The role of central histaminergic neuron system as an anticonvulsive mechanism in developing brain. Brain Dev 23：542-547, 2001

（岩崎　弘）

第13章

脳血管障害患者

Case 1 ● 体感幻覚や不安・不眠が長年続いていた60歳代男性

体にどんどん液体が溜まっている？

患者データ
- 年齢：64歳．
- 性別：男性．
- 主訴：体に液体のようなものが溜まり，体を埋め尽くしてしまう．
- 既往歴：脳梗塞，くも膜下出血，僧帽弁閉鎖不全症．

生活歴
- 退職後は妻と2人暮らし．

現病歴
- X−21年に左中大脳動脈領域の脳梗塞の既往がある．以来，右半身の不全麻痺を認めていた．X−8年には脳動脈瘤破裂に伴うくも膜下出血にて開頭手術が施行された．翌X−7年には僧帽弁閉鎖不全症に対して僧帽弁置換術が施行された．その後はリハビリテーションも順調に進み，同居する妻とともに自宅で生活していた．
- X−2年頃より，耳鳴を自覚するようになった．また時期を同じくして，「体の中に液体のようなものが，どんどん溜まって，頭のほうまで上がって，やがて体を満たしてしまう」と訴えるようになった．本人の訴えにまともにとり合わない家人に対して，攻撃性や激しい興奮がみられるようになった．不眠傾向もみられ，症状は次第に増悪したため精神科を含むいくつかの医療機関を受診するも，症状に改善なく，X年に当院の神経内科を経由して，当科初診となった．なお，当科受診直前に他院で施行された頭部単純MRI検査において，特記すべき新出病変は認めず，同院で施行された血液検査でも特記すべき異常はなかった．さらに，当科初診時に施行した改訂長谷川式簡易知能評価スケール (HDS-R)，Mini-Mental State Examination (MMSE) は両検査ともに全く失点はなかった．

服薬歴
- フロセミド20 mg (1日量，以下すべて同)，スピロノラクトン25 mg，ロサルタン25 mg，メチルジゴキシン0.1 mg，ラベプラゾール10 mg，ワルファリン6 mg，イコサペント酸エチル1,800 mg，ロフラゼプ酸エチル2 mg (ベンゾジアゼピン系抗不安薬であるロフラゼプ酸エチルは直近で受診した総合病院精神科で処方されたものであり，初診時は内服開始から数日しか経過していなかった)．

【治療経過と予後】

　経過より器質性精神障害(器質性幻覚症)を疑い，これまでの治療でも体感幻覚やそれが持続することによる不安・焦燥・イライラなどに自覚的な改善はなく，睡眠に関しても目立った改善はないため，前医にて処方されていたロフラゼプ酸エチルの漸減中止を指示した．さらにチアプリド(50 mg/日　1日2回)を開始するとともに，リスペリドン内用液を不穏時・興奮時の頓服として処方した．2週間後に評価し，症状改善を認めないためチアプリドを100 mg/日まで増量した．さらに2週間おいて再度評価するも症状に目立った改善はなく，流涎，飲水時のむせ，軽度の構音障害を認めた．そこで，パリペリドンを最小量(3 mg/日　1日1回)で開始し，チアプリドは漸減中止とする方針とした．パリペリドンの開始後，体感幻覚に基づく訴えはすみやかに消退し，興奮や攻撃性にも改善がみられ，それに伴って家族関係も改善した．チアプリドの中止後は，流涎や飲水時のむせといった錐体外路症状も改善した．幻覚症状はすみやかに消退し寛解を維持していたため，投与開始後およそ1年でパリペリドンを中止した．しかし，その後症状の再燃，増悪を認め，パリペリドンを再開し，現在も継続して使用している．

【本症例のまとめ】

　数年来持続していた体感幻覚やそれに伴う情動の不安定性に対してチアプリドは無効であり，かつ薬剤性の錐体外路症状を惹起したが，抗精神病薬であるパリペリドンの少量投与が奏効し，かつ目立った副作用もみられなかった一例である．

脳血管障害と幻覚・妄想

　症例1の患者は当科初診時より，数年来持続する体感幻覚があり，それに苦痛を感じて情動が不安定化し，睡眠障害をきたしていた．本人は症状を幻覚であるとは認めず，「実際に体にどんどんと液体が溜まっている」と執拗に訴え続け，病識もなかった．脳梗塞，くも膜下出血の既往があり，上記症状はその後数年経って出現していること，画像検査，血液検査で症状と関連する新出した異常所見はないこと，これまで精神科通院歴がないこと，明確な精神科家族負因もないことなどから器質性幻覚症による幻覚妄想状態，不安焦燥状態にあると考えた．

　脳梗塞や脳出血といった脳血管性のイベントのあとに続発する精神症状の好発年齢である初老期や高齢期においては，症例1のように合併症を伴い，その治療のために数多くの内科薬の投与を受けていることが多い．したがって精神科治療薬の合併症への影響や，合併症治療薬との薬物相互作用についても十分な注意を払う必要がある．さらに脳梗塞後の患者においては，パーキンソニズムが起きやすい素地があり，ドパミン受容体遮断作用のある薬剤使用下では薬剤性のパーキンソニズムが惹起されやすい状態にあることにも注意しなければならない．筆者はこの症例のように，脳梗塞後に起きた興奮や易刺激性といった情動面での変化や幻覚・妄想などの精神病症状が持

続する場合，その症状の程度によって以下のごとく薬剤の選択を検討している．

　まず，症状の程度が比較的軽微で問題となる行動を伴わず，日常生活上切迫した問題が生じていない場合は，抑肝散やチアプリドを使用し経過を追ってみる．チアプリドは脳梗塞後遺症に伴う興奮やせん妄に保険適用がある．弱いドパミン D_2 受容体遮断作用を有し，抗幻覚妄想作用が期待できる．薬剤性の錐体外路症状の出現も少なく，鎮静も弱いとされるが，個人的には軽度の鎮静をかけることを目的としての使用が多い．また錐体外路症状の出現もそれなりの頻度で起こる印象がある．錐体外路症状の発現や過鎮静に注意しながら漸次増量（筆者の場合 100 mg/日未満の使用量で効果を判定）し，効果が乏しいと判断した場合はすみやかに中止する．一見，家族から非常に効果的であったかのような報告があっても，実際は鎮静が強く，そのため発動性が著しく低下し，単に動かなくなっただけといったことをしばしば経験するので注意されたい．症例 1 でも 100 mg/日まで増量したが，効果が乏しいため中止した．

　次に，比較的症状が強く行動化を伴う場合や，睡眠や食事などの日常生活上の問題も顕在化している場合においては，抗精神病薬の使用を考慮する．睡眠障害が顕著である場合や食事量が減少している場合が多く，また前述したように脳血管障害を有する患者では薬剤性の錐体外路症状が出現しやすい素地があることから，オランザピンやクエチアピンといった薬剤が使用しやすいが，一方で脳血管障害を合併する高齢者では，これらの薬剤が禁忌とされている糖尿病の合併頻度も高いため使用できないことが多い．わが国ではほかにリスペリドン，ペロスピロン，アリピプラゾール，ブロナンセリン，パリペリドンといった第二世代抗精神病薬があり，それぞれの症例ごとに適したプロファイルをもつ薬剤を選択することになる．抗コリン作用を有する薬剤を選択する場合はせん妄の誘発因子となりうることに注意しなければならない．症例 1 においては，不穏・興奮時頓用として処方したリスペリドン内用液の使用後に比較的情動面で安定化するようだとの家族の報告があったため，リスペリドンの使用を考えた．しかし本人に病識はなく，当科での処方薬を内服することへの抵抗も強かった．したがって 1 日数回の内服の必要性がある薬剤では服薬アドヒアランスが不良化する可能性が高く，管理する家族の負担も増えると考えた．そこでリスペリドンの活性代謝物であり，特殊コーティングにより 1 日 1 回の内服で持続効果を得られるパリペリドンを使用した．最小用量である 3 mg/日で開始し，すみやかな効果発現を認めたため同量で維持とした．

　症例 1 では病識が乏しく，体感幻覚に関しても「脳外科手術に問題があったからこのようになった．再手術が症状改善のためには欠かせない」と本人は解釈していた．したがって服薬指導においては薬剤の抗幻覚作用などにはあまり触れず，イライラ感などの情動面での症状への効果に焦点を当てた説明を行った．しかし同剤の保険適用病名はあくまで統合失調症であり，適応外使用である．このことを本人と家族に明確に伝えるとともに，むせ込みなどの症状がみられたときは，早めに受診するよう指導を行った．このように抗精神病薬の使用においては，適応外使用である場合は極力，本人と家族に説明を行うことが望ましいと考える．また使用開始後の副作用のモニタ

リングも欠かせない．

Case 2 ● 過活動型せん妄と診断された 80 歳代男性
せん妄に対する抗精神病薬治療をどう考えるか

患者データ
- 年齢：80 歳．
- 性別：男性．
- 既往歴：高血圧症，胆石症（胆嚢摘出術）．

生活歴
- 妻，息子夫婦，孫 2 人との 6 人暮らし．長期にわたる飲酒歴があったようであるが，60 歳代で胆石症の治療のために入院したあとは飲酒はしていない．

現病歴
- 突然自宅で倒れているところを家族に発見され，救急要請となり，当院救急科を受診した．左上下肢の不全麻痺，失調を認め，著明な構音障害を認めた．緊急で施行された頭部単純 MRI 検査拡散強調像にて右小脳に高信号領域を認め，急性期小脳梗塞の診断にて ICU に入院となった．ICU 入室後も全身状態は比較的安定しており，エダラボン 60 mg/日の点滴静注が継続されていたが，入院翌日には一般病棟へ転棟となった．一般病棟へ転棟した翌日の晩より不眠傾向がみられ，夜間ベッド上に立ち上がり大声をあげたり，介助者に対する攻撃性や興奮，点滴ラインや尿道バルーンカテーテルの自己抜去などがみられるようになった．入院科にてブロチゾラム 0.25 mg/日が処方され，さらに不穏時の対処としてリスペリドン内用液 1 mg の頓用，さらに効果が不十分なときにはハロペリドール 5 mg の点滴静注の指示がされていた．また転倒，転落の危険防止目的にて体幹拘束も行われていた．不穏時にはリスペリドンやハロペリドールの使用により一時的な鎮静を図ることができたが，朝方になると興奮や攻撃性がみられることが続き，内科病棟への転棟後 5 日目に当科にコンサルトとなった．

検査所見
- 血液検査にて軽度の腎機能障害を認めたほかは特記事項なし．

服薬歴
- アムロジピン 10 mg/日．

【治療経過と予後】

過活動型せん妄の診断にて，糖尿病の既往がないことを確認したうえでクエチアピン（50 mg/日　1 日 1 回　眠前）を開始した．リスペリドン内用液の不穏時頓用やハロペリドールの不穏時点滴静注は当面は継続指示として，適宜併用の方針とした．またブロチゾラムは就寝前の定時内服から，不眠時の頓用に変更するよう伝えた．数日の経過で夜間の不穏は改善し，不穏時や不眠時の対応をしなくても十分な睡眠が確保できるようになったが，午前中の傾眠があり，クエチアピンの持ち越しが疑われたため，クエチアピンを 25 mg/日に減量した．その結果，傾眠も改善を認め，リハビリテーションも比較的順調に進み，当院退院とともにクエチアピンは中止とした．

【本症例のまとめ】
　典型的な経過の過活動型せん妄に対して，不穏時のみの抗精神病薬使用では効果が不十分であり，症状が遷延した．これに対してクエチアピンの定時投与に効果を認めた症例である．

脳血管障害とせん妄

　症例2では，初診時，著しい構音障害を認め，会話は不可能であった．問いかけに対して頷きや首振りで返答することは可能であり，視線も合い，診察中はいたって穏やかであった．一部筆談などで意思疎通を図るが，状況検討能力は保たれている印象を受けた．左上下肢に不全麻痺を認めた．不穏や興奮を呈するのはもっぱら夜間や早朝であり，日中は穏やかに過ごすことができていた．リスペリドン内用液やハロペリドールの点滴静注がたびたび使用されていたが，明らかな薬剤性の有害事象は認めなかった．脳梗塞を直接因子とし，入院，転棟などの環境変化や身体拘束による被拘束感，言語的な意思疎通ができないストレス，不眠などを誘発因子とした過活動型せん妄症状が遷延していると診断した．

　総合病院での他科からのコンサルテーションの内容としてはせん妄の対応に関するものがかなり多い．また，せん妄の直接因子として脳血管障害が関与するケースはしばしばみかける．報告によってばらつきがあるが，急性期脳血管障害のおよそ10〜30％がせん妄を合併するとされる．ここでは脳血管障害に随伴したせん妄における薬物治療について述べる．

　脳血管障害を基盤としたせん妄は，急性期もしくは回復期に生じることが多い．そうした段階ではアルテプラーゼやアルガトロバン，エダラボンなどの脳血管障害治療薬の投与下にあることも少なくないが，これらの薬剤は向精神薬との薬物相互作用は少ないとされ，あまり意識しなくてもよいと考える．

　せん妄治療においては，原因を検索し除去・低減することが治療の原則ではあるが，環境調整によっても症状が改善しない場合や，すみやかに症状の鎮静化を図る必要がある場合に薬物治療を考慮する．症例2ではすでにリスペリドンやハロペリドールが使用されており，一定の効果は認めていたが，早朝を中心にせん妄症状が動揺性に遷延していたため，当科にコンサルトとなった．睡眠-覚醒リズムの確立を目的とした環境調整や，せん妄誘発因子の早期解除が前提ではあるが，実臨床においてコンサルトを受けた精神科医師がそれらについて改めて指示・助言をするだけで病棟を去るというわけにはいかない．現場で精神科として何を求められているかによって，正論について言及しながらも積極的な薬物治療介入を検討せざるを得ない場面には多々遭遇すると思われる．症例2の課題は夜間の十分な睡眠の確保と睡眠-覚醒リズムの是正，不穏・興奮の改善であった．そこでヒスタミンH_1受容体拮抗作用による催眠，鎮静が期待でき，かつ半減期が比較的短く，翌日日中への持ち越しの心配が少ないクエチアピンを使用した．クエチアピンはオランザピンとともに糖尿病患者，また

は糖尿病の既往がある患者では使用禁忌であるため確認を要する．

また症例1でも述べたが，現在日常診療でせん妄治療に多く使われている第二世代抗精神病薬の適応症はあくまで統合失調症であり，せん妄に対しては適応外使用であるため，その旨を本人または家族に説明することが必要である．余談であるが，2005年に米国食品医薬品局（FDA）から，「認知症高齢者の行動異常に対する抗精神病薬の使用は死亡率を高める」との注意勧告が発表されてからは，せん妄治療薬として抗精神病薬は気持ちのうえでますます使いづらくなった感がある．しかしながら八田らが行った多施設追跡研究[1]では，2,453例の追跡症例のうち重篤な副作用の報告があったのはわずか22件であり，かつ副作用による死亡例はなかった．またFDAが注意勧告のもとにした15の研究はいずれも入院患者を対象としたものではなく，外来患者およびナーシングホーム入所者を対象としたものであり，十分な副作用のモニタリングができる環境ではなかったことを指摘している．このように第二世代抗精神病薬は適応外使用ではあるものの，今後もせん妄薬物治療の中心的役割を担っていくと考える．各薬剤のプロファイルを理解したうえでの適切な処方，用量設定，副作用のモニタリング，副作用出現時のすみやかな対応が重要である．

特に嚥下機能障害を有する患者では薬物治療の導入により，誤嚥性肺炎などのリスクを増大させてしまうおそれもある．したがってせん妄治療に対する抗精神病薬使用はあくまで一時的なものであるとの認識のもと，症状改善後はすみやかに減量中止することが望ましい．

Case 3 ● がん治療中に抑うつ症状を呈した70歳代男性

「なきにしもあらずといった感じです」

患者データ
- 年齢：73歳．
- 性別：男性．
- 既往歴：冠攣縮性狭心症，慢性閉塞性肺疾患，脂質異常症．

現病歴
- X年6月，著しい体重減少を認め，他院にて精査の結果，左肺腺がんの診断を受け，さらなる精査目的にて同月当院内科に転入院となった．肺動脈浸潤のほか，多発骨転移，脳転移を認めた．化学療法，放射線療法が開始されるとともに，神経障害性疼痛と考えられる前胸部から上肢にかけての疼痛の訴えが強まったため，緩和医療チームによる疼痛コントロールも行われた．在宅への移行を目指していたが，7月中旬頃より食欲低下，不眠，意欲低下が顕在化し，理由を言語化することなく食事摂取を拒否するようになった．自発語も極端に減り，表情変化も乏しくなった．リハビリテーションへの参加意欲も減退し，拒否するようになった．抑うつ状態が疑われ，7月末に当科にコンサルトとなった．初診時，自発的な訴えはなく，質問に

対しては，さして考える様子もなく，「それもなきにしもあらずといった感じです」と曖昧な返答を繰り返した．表情も変化に乏しく，促しがなければ終日臥床していた．初診時点では症状の持続期間はうつ病エピソードの基準を満たすには至らなかったが，抑うつ状態にあると判断した．脳転移が認められているため，がんの中枢神経系への直接浸潤などの器質的問題の関与も予想され，頭部画像検査の再評価も依頼した．後日施行された頭部単純CT検査にて，左前頭葉内側の亜急性期梗塞の所見を認めた．

服薬歴
- トラマドール100 mg（1日量，以下すべて同），アセトアミノフェン1,200 mg，一硝酸イソソルビド40 mg，酸化マグネシウム750 mg．

【治療経過と予後】

　ミルタザピン（15 mg/日　1日1回　眠前）を開始した．また内科主治医に対して，数日内服しても眠気や倦怠感が強くみられるようであれば，半錠投与（7.5 mg/日　1日1回　眠前）にするよう伝えた．薬物治療を開始直後に右半身の不全麻痺が明らかとなったため，日常生活機能は低下した．また疼痛コントロールが主体の終末期医療へ移行しつつあったが，食事摂取量は増加し，不眠も改善した．

【本症例のまとめ】

　肺がんに対する精査加療中に食事摂取量の極端な低下，睡眠障害が問題となり当科にコンサルテーションがあった症例である．亜急性の症状経過があり，背景に器質的原因の存在が疑われた．精査を依頼するとともにミルタザピンを使用し，夜間の睡眠の確保と食欲に関して一定の効果があった．

脳血管障害と抑うつ

　症例3では，初診時，患者は覇気のない表情でベッドに臥床し動作は非常に緩慢であった．問いかけに対して，考える様子もなく，「なきにしもあらずです」と小声で繰り返した．食事摂取量は著しく減少し，不眠の訴えもみられた．意欲，発動性および周囲への関心が低下し，抑うつ状態を呈していると考えた．しかし上記症状は2週間に満たない比較的短い期間で増悪しており，背景に器質的要因の関与も疑われた．結果的にはその後施行された頭部単純CT検査にて左前頭葉内側部の亜急性期梗塞の存在が明らかとなり，最終的には器質性うつ病と診断した症例である．

　筆者は総合病院の精神科に勤務しているが，一般的に総合病院精神科では，この症例のように他科における入院加療中に出現した気分エピソードに関してコンサルテーションを受けるケースが比較的多い．件数としては，せん妄への対応に関するものに次いで多い印象がある．身体疾患治療中に起こる気分エピソードの大部分を老年期の症例が占める．一般論として老年期に認められた精神症状の場合，抑うつ気分や意欲低下，思考制止，不眠，食欲低下といった抑うつ症状の原因を調べることに加え，身

体疾患の関与や合併症治療薬の影響についての除外診断が重要となる．また甲状腺機能異常やビタミン欠乏症などの有無，肝機能異常や腎機能異常の有無，栄養状態などに関する情報も欠かせない．特に脳血管障害を基盤として起きた抑うつ状態においては，その症状の評価において判断に悩むことが多い．特に意欲低下と，抑うつ症状を伴わない意欲障害（いわゆるアパシー）との鑑別は難しく，病歴をよく吟味する必要がある．抑うつ症状や不安症状であると考えられる場合，または身体的な問題があったにせよ，それが良好なコントロールを得られているにもかかわらず抑うつ症状が遷延する場合，抗うつ薬を中心とした薬物治療が検討される．

身体合併症治療中の老年期症例の一般的な特徴として，肝機能や腎機能の低下により，薬剤の有害事象や毒性に対する忍容性が低下しているうえ，服薬が不規則となることが多く，過剰反応や有害事象が起きやすい．したがって抗うつ薬の使用においても少量から開始し，効果が不十分な場合の増量も緩やかに行い，多剤併用は極力回避し，頻回の観察によりアドヒアランスの確認を行うことが必要となる．実際上，通常のうつ病治療に用いられる最高用量まで増量できないことも少なくない．また抗うつ薬の効果が認められない場合，漫然と使用を継続するのではなく，診断の再考も含めた方針の再検討を行うべきである．さらに治療中の身体疾患に対する治療薬との薬物相互作用についても検討する必要がある．例として，抗うつ薬としてよく使用されるSSRIはシトクロムP450（CYP）により代謝されるが，そのいくつかのサブタイプのCYPに対して阻害作用を有している．このために併用薬剤の代謝に影響を及ぼす可能性もあるので注意が必要である．

以上，一般論を述べたが，症例3においては食事摂取量の極端な低下と不眠が問題となっていた．したがって食欲と不眠の改善を期待してミルタザピンを使用した．ノルアドレナリン作動性・特異的セロトニン作動性抗うつ薬（NaSSA）であるミルタザピンは三環系抗うつ薬と同等の抗うつ効果をもち，SSRIよりも効果発現が早いとされる．ミルタザピンは既存の抗うつ薬に比較して副作用が少ないことが知られているが，主な副作用としてヒスタミンH_1受容体阻害作用に起因する眠気，過食，体重増加などがある．この副作用である眠気を利用した睡眠の確保は，臨床上有用である場面が多い．眠気の出現頻度は高いとされるが，これは一般的な第二世代抗ヒスタミン薬と類似の作用で出現するもので，比較的慣れやすく，高齢者での出現頻度は低いとの報告もある．通常の半量から開始するなどの工夫で対処可能なことも多い．本症例でも15 mg/日から開始するよう指示したが，眠気が強く出るようであれば7.5 mg/日に減量するよう事前に伝えた．薬物相互作用の観点からも，ミルタザピンは比較的安全性は高いと考えられる．ミルタザピンの代謝にもCYPは関与しているが，ミルタザピンにはCYPの阻害作用はないというのがその理由である．

ここで若干話題が逸れるが，脳血管障害を基盤として起こる意欲，発動性の低下といった症状に対して，脳循環代謝改善薬が有効な場合がある．ニセルゴリンは脳梗塞後遺症に伴う慢性脳循環障害による意欲低下に対して保険適用がある．またアマンタジンは脳梗塞後遺症に伴う意欲・自発性低下に対して保険適用があり，ケースによっ

てはこれらの薬剤の使用が検討される．

　症例3では抑うつ状態を疑い，原因の検索と並行してミルタザピンの薬剤プロファイルを利用した対症療法的な薬物導入を行い，最終的には左前頭葉梗塞に随伴した器質性うつ病との診断に至ったが，結果として食欲低下，不眠といった問題に対して一定の効果を得た．脳血管障害の診断がついている患者において，それに関連すると思われる気分エピソードへの薬物治療を例に挙げて解説することが一般的だが，ここでは本書の主旨に沿って，敢えて原因の検索と並行しての対症療法的な薬物治療の例を挙げた．

● 文献
1) Hatta K, Kishi Y, Wada K, et al：Antipsychotics for delirium in the general hospital setting in consecutive 2453 inpatients：a prospective observational study. Int J Geriatr Psychiatry 29：253-262, 2014

（鈴木正利，白山幸彦）

索引

和文

● あ

アクチベーション・シンドローム　65, 218
アドヒアランス　11
アトモキセチン　114
アパシー，SSRI による　31
アリセプト　71
アリピプラゾール　21
アルコールとの併用，BZD 系薬物と　62
アルツハイマー型認知症
　——に対する抗認知症薬の使い分け　74
　——への使い方と副作用，ドネペジルの　72
アロステリックモジュレーター　73
悪性カタトニア　68

● い

イクセロン　73
インスリン抵抗性　135
インフォームド・アセント　115
維持療法，双極性障害の　7, 49

● う

うつ病
　——, COPD における　202
　——, 児童・思春期の　108
　——, てんかん患者の　217
　——と心血管性疾患との関連　166
　——の治療，妊娠中・授乳期の　85
うつ病エピソードに対する薬物療法　48
うつ病エピソードの治療　6

● お

オランザピン　18

オレキシン受容体拮抗薬，COPD における不眠への　201

● か

カタトニア　68
カルバマゼピン
　——, 妊娠中の　88
　——と向精神薬の相互作用　224
　——の副作用　52
ガランタミン　73
肝機能障害患者に対する薬物療法　142
感覚過敏に対する薬物療法，ASD の　127
緩和医療と抗うつ薬　40
眼圧　185

● き

気分安定薬
　——, 腎機能障害患者への　158
　——, 妊娠中の　88
　——と緑内障　191
　——によるけいれん発作　223
　——による治療の原則　6
　——の種類と効果　45
　——の使い方　50
気分エピソードに対する治療　46
器質性うつ病　233
器質性幻覚症　228
急性中毒，リチウムによる　51
急性緑内障発作　185
強迫症の併存，ASD と　128
緊張亢進に対する薬物療法，ASD の　127
緊張病　68

● く

クエチアピン　19
クロザピン　23
クロミプラミンの効果　39

● け

けいれん準備性　225
健忘，睡眠薬による　61
幻覚，脳血管障害と　228
減量
　——, 抗精神病薬の　2
　——, 抗不安薬の　67
　——, 睡眠薬の　62

● こ

コリンエステラーゼ阻害薬　71
　——と抗精神病薬の併用　104
こだわりに対する薬物療法，ASD の　127
誤嚥性肺炎，向精神薬と　98
向精神薬
　——によるけいれん発作　221
　——による心血管性の副作用　168
　——の作用機序, 緑内障を誘発する　186
　——のリスク, 腎機能障害患者に対する　162
交代性精神病　220
抗うつ薬
　——, COPD における不眠への　201
　——, 緩和医療と　40
　——, 腎機能障害患者への　154
　——, 妊娠中の　85
　——と緑内障　188
　——によるけいれん発作　222
　——による治療の原則　4
　——による排尿障害　212
　——の効果　30
　——の選択，循環器疾患治療患者における　177
抗精神病薬
　——, DLB・夜間せん妄への　101
　——, 腎機能障害患者への　153
　——, せん妄治療薬としての　232
　——, 躁病エピソードに対する　47

抗精神病薬
　——と誤嚥性肺炎　98
　——と転倒・骨折　98
　——と緑内障　189
　——による高血糖　139
　——による体重増加　133
　——による治療の原則　2
　——による治療の効果と問題　10
　——による排尿障害　213
　——の胎盤移行率　90
　——の使い方，重症身体疾患患者への　173
　——の併用，コリンエステラーゼ阻害薬と　104
　——の有効性，高齢者への　103
抗躁薬，腎機能障害患者への　159
抗てんかん薬
　——，腎機能障害患者への　158
　——，妊娠中の　88
　——と緑内障　191
　——の副作用　220
抗認知症薬　70
　——，腎機能障害患者への　159
　——の使い分け，アルツハイマー型認知症に対する　74
抗パーキンソン病薬
　——と緑内障　191
　——による排尿障害　214
抗不安薬　64
　——，腎機能障害患者への　157
　——と転倒・骨折　98
　——と緑内障　190
　——による治療の原則　5
　——による排尿障害　213
　——の使用の注意点　67
　——の相互作用　62
攻撃性に対する薬物療法，ASDの　127
高血糖の予防と早期発見　139
高浸透圧高血糖症候群の治療　141
高齢の患者に対する薬物療法　94
国際前立腺症状スコア　208
骨折，向精神薬と　98

● さ

再発予防，双極性障害の　49
三環系抗うつ薬　4
　——，COPDにおけるうつ病への　203
　——，緩和医療と　43
　——，腎機能障害患者への　154
　——の効果　39
産褥期の精神症状　83
酸素療法，夜間の　199

● し

思春期うつ病　109
思春期の患者に対する薬物療法　108
自閉スペクトラム症
　——と強迫症の併存　128
　——に対する薬物治療　126
児童期うつ病　109
児童期の患者に対する薬物療法　108
持続性肺高血圧症　86
授乳期
　——のうつ病の治療　86
　——の双極性障害の治療　89
　——の統合失調症の治療　90
　——の薬物の影響　84
周産期の精神症状　83
重症身体疾患と精神症状　173
重篤気分調節症　113
出産後の精神症状　83
循環器疾患患者に対する薬物療法　166
循環器疾患による薬物動態の変化　176
常同行為に対する薬物療法，ASDの　127
心筋炎/心筋症，クロザピンの副作用　24
心室性期外収縮　167
心不全　176
身体的特性，高齢者の　94
神経症性不眠　59
神経発達症との併存，双極性障害と　113
慎重投与，身体疾患患者への　96
新規抗てんかん薬，腎機能障害患者への　158
新生児不適応症候群　84
腎機能障害患者に対する薬物療法　151

● す

ステロイド誘発性気分障害　155
スパイロメトリー　195
睡眠衛生，不適切な　58
睡眠障害，COPDにおける　199
睡眠・鎮静薬と緑内障　190
睡眠薬　58
　——，腎機能障害患者への　157
　——，妊娠中の　86
　——と転倒・骨折　98
　——による治療の原則　5
　——による排尿障害　213

● せ

セロトニン・ノルアドレナリン再取り込み阻害薬　4
　——，緩和医療と　40
　——，腎機能障害患者への　156
　——と疼痛　34
　——の効果　31
せん妄
　——，脳血管障害と　231
　——に対する薬物療法　170
精神症状
　——，周産期/出産後の　83
　——，重症身体疾患と　173
　——の評価，てんかん患者にみられる　218
精神生理性不眠　59
選択的セロトニン再取り込み阻害薬　4
　——，COPDにおけるうつ病への　203
　——，緩和医療と　40
　——，腎機能障害患者への　155
　——と転倒・骨折　98
　——によるアパシー　31
　——の効果　30
　——の使用，不安に対する　65
前立腺肥大症　207
前立腺肥大症患者に対する薬物療法　205

● そ

双極性うつ病の治療薬　48
双極性障害
　——，児童・思春期の　112
　——，うつ病エピソード　6
　——と神経発達症との併存　113
　——と注意欠如・多動症との鑑別　112
　——に対する薬物療法　45
　——の維持療法（再発予防）　7, 49
　——の治療，妊娠中・授乳期の　87
相互作用
　——，抗精神病薬の　13
　——，向精神薬と抗てんかん薬の　223
　——，抗不安薬の　62
　——，身体疾患の治療薬と向精神薬との　95
　——，ベンゾジアゼピン系薬物の　62
躁病エピソード
　——に対する薬物療法　46
　——の治療　6

● た

多治見スタディ　185
体重増加，抗精神病薬による　133
耐糖能異常，クロザピンの副作用
　　　24
代理ミュンヒハウゼン症候群　116
第一世代抗精神病薬　14
　──，腎機能障害患者への　153
　──によるけいれん発作　221
第二世代抗精神病薬　16
　──，腎機能障害患者への　154
　──によるけいれん発作　221
　──の変更　3
単剤投与　2

● ち

チエピン誘導体系抗精神病薬　15
治療抵抗性うつ病　4
中枢神経刺激薬と緑内障　192
中毒症状，新生児の　88
注意欠如・多動症
　──との鑑別，双極性障害と
　　　112
　──に対する薬物治療　128
　──の治療　114

● て

デュロキセチンと疼痛　34
てんかん患者に対する薬物療法
　　　215
てんかん精神病　216
転倒，向精神薬と　98
電気けいれん療法
　──，妊娠中の　89
　──の有効性　101

● と

トピラマートと向精神薬の相互作用
　　　224
ドネペジル　71
疼痛，SNRIと　34
統合失調症
　──と心血管性疾患との関連
　　　166
　──の治療，妊娠中・授乳期の
　　　89
糖尿病，クロザピンの副作用　24
糖尿病患者に対する薬物療法　132
糖尿病ケトアシドーシスの治療
　　　141
瞳孔ブロック　186

● に

乳児相対摂取量　86
妊娠中・授乳期
　──のうつ病の治療　85
　──の双極性障害の治療　87
　──の統合失調症の治療　89
妊娠中の患者に対する薬物療法　80
妊娠中の薬物の影響　84
認知行動療法，COPDにおけるう
　つ病への　202

● ね

ネグレクト　116
ネットワークメタ解析　11

● の

ノルアドレナリン作動性・特異的セ
　ロトニン作動性抗うつ薬
　──，COPDにおけるうつ病への
　　　203
　──，緩和医療と　42
　──，腎機能障害患者への　157
　──の効果　36
脳血管障害
　──と幻覚　228
　──とせん妄　231
　──と妄想　228
脳血管障害患者に対する薬物療法
　　　227

● は

バルビツール酸系薬物，COPDに
　おける不眠への　200
バルプロ酸
　──，妊娠中の　88
　──と向精神薬の相互作用　224
　──の副作用　51
パリペリドン　16
排尿障害，向精神薬による　205
排尿のメカニズム　209
発達障害のある患者に対する薬物療
　法　121
反応性，ASD患者への薬物療法の
　　　129

● ひ

非ステロイド性抗炎症薬
　──，腎機能障害患者への　152
　──の併用，リチウムと　51
非ベンゾジアゼピン系薬物，COPD
　における不眠への　200

非薬物療法，COPDにおけるうつ
　病への　202

● ふ

フェニトインと向精神薬の相互作用
　　　224
フェノチアジン誘導体系抗精神病薬
　　　14
フェノバルビタールと向精神薬の相
　互作用　224
フローボリュームカーブ　195
ブチロフェノン誘導体系抗精神病薬
　　　14
ブロナンセリン　22
ブラトー虹彩　186
不安症の治療，急性期の　65
不適応行動に対する薬物療法，ASD
　の　127
不眠症，COPDにおける　199
不眠対策　57
賦活症候群　65，218
服薬指導
　──，ASD患者・家族への　129
　──，重症身体疾患患者への　174
　──，妊娠中・授乳期の　90
副作用
　──，ASD患者への薬物療法の
　　　129
　──，アリピプラゾールの　22
　──，オランザピンの　18
　──，ガランタミンの　73
　──，カルバマゼピンの　52
　──，肝機能障害患者への向精神薬
　　投与による　143
　──，クエチアピンの　19
　──，クロザピンの　23
　──，抗うつ薬の　40
　──，抗精神病薬の　12
　──，向精神薬による心血管性の
　　　168
　──，抗てんかん薬の　220
　──，第一世代抗精神病薬の　15
　──，ドネペジルの　72
　──，バルプロ酸の　51
　──，ブロナンセリンの　22
　──，ペロスピロンの　21
　──，メマンチンの　74
　──，ラモトリギンの　52
　──，リスペリドンの　17
　──，リチウムの　50
　──，リバスチグミンの　73

● へ

ヘルシンキ宣言　115
ベンザミド誘導体系抗精神病薬　15

ベンゾジアゼピン系薬物　5, 57
　――, COPD における不眠への　200
　――, 腎機能障害患者への　157
　――, 妊娠中の　86
　―― とアルコールとの併用　62
　―― と誤嚥性肺炎　98
　―― と緑内障　189
　―― による排尿障害　213
　―― の相互作用　62
ペットボトル症候群　139
ペロスピロン　20

● ほ

包括的呼吸リハビリテーション, COPD におけるうつ病への　202
房水　185

● ま

慢性腎臓病　151
慢性心不全　176
慢性中毒, リチウムによる　51
慢性閉塞性肺疾患　194
　―― と精神疾患の合併　198

● み・む

ミルタザピン　48, 234
ミルナシプランと疼痛　35

無顆粒球症, クロザピンの副作用　24

● め・も

メタボリックシンドロームの診断基準　138
メチルフェニデート　114
メマリー　73
メマンチン　73
メラトニン受容体作動薬, COPD における不眠への　201

妄想, 脳血管障害と　228

● や

薬剤による排尿障害　210
薬物血中濃度-時間曲線下面積　142
薬物性肝障害　146
薬物療法
　――, ASD に対する　126
　――, COPD におけるうつ病に対する　202
　――, COPD における不眠に対する　200
　――, うつ病エピソードに対する　48
　――, 肝機能障害患者に対する　142
　――, 高齢の患者に対する　94
　――, 児童・思春期の患者に対する　108
　――, 児童・思春期の双極性障害に対する　112
　――, 循環器疾患患者に対する　166
　――, 腎機能障害患者に対する　151
　――, せん妄に対する　170
　――, 前立腺肥大症患者に対する　205
　――, 双極性障害に対する　45
　――, 躁病エピソードに対する　46
　――, 注意欠如・多動症に対する　128
　――, てんかん患者に対する　215
　――, 糖尿病患者に対する　132
　――, 妊娠中の患者に対する　80
　――, 脳血管障害患者に対する　227
　――, 発達障害のある患者に対する　121
　――, 緑内障患者に対する　181
　―― への反応性, 児童・思春期のうつ病の　110

● よ

抑うつ
　――, 脳血管障害と　233
　――, 老年期の　100
抑肝散, 腎機能障害患者への　162
四環系抗うつ薬, 腎機能障害患者への　154

● ら

ラモトリギン　48
　――, 妊娠中の　89
　―― と向精神薬の相互作用　224
　―― の副作用　52

● り

リスペリドン　16
リチウム
　――, 腎機能障害患者への　159
　――, 妊娠中の　87
　―― によるけいれん発作　223
　―― の使い方　50
リバスタッチ　73
リバスチグミン　73
緑内障患者に対する薬物療法　181
緑内障の症状　184

● れ・ろ

レビー小体型認知症
　――, 抗精神病薬と　102
　―― への使い方と副作用, ドネペジルの　72
レベチラセタムと向精神薬の相互作用　224
レミニール　73

老年期の抑うつ　100

● わ

ワルファリン　100

欧文

● ギリシャ

α_1 アドレナリン受容体遮断薬　208

● A

activation syndrome　65, 218
acute glaucoma attack　185
ADHD 治療薬
　──, 腎機能障害患者への　160
　──と緑内障　192
allosteric potentiating ligand（APL）
　作用　73
Alzheimer's disease（AD）
　──に対する抗認知症薬の使い分
　　け　74
　──への使い方と副作用, ドネペ
　　ジルの　72
area under the blood concentration
　time curve（AUC）　142
attention-deficit/hyperactivity
　disorder（ADHD）
　──との鑑別, 双極性障害と
　　　　112
　──に対する薬物治療　128
　──の治療　114
autism spectrum disorder（ASD）
　──と強迫症の併存　128
　──に対する薬物治療　126

● B

BALANCE study　49
benzodiazepine（BZD）系薬物　5, 57
　──, COPD における不眠への
　　　　200
　──, 腎機能障害患者への　157
　──, 妊娠中の　86
　──とアルコールとの併用　62
　──と誤嚥性肺炎　98
　──と緑内障　189
　──による排尿障害　213
　──の相互作用　62

● C

catatonia　68
Child-Pugh スコア　142
chronic kidney disease（CKD）　151
chronic obstructive pulmonary dis-
　ease（COPD）　194
　──と精神疾患の合併　198

● D・E

dementia with Lewy bodies（DLB）
　──, 抗精神病薬と　102
　──への使い方と副作用, ドネペ
　　ジルの　72
disruptive mood dysregulation dis-
　order（DMDD）　113
DSM-5 における抑うつ障害と双極
　性障害　113
ECT
　──, 妊娠中の　89
　──の有効性　101

● F・I

first generation antipsychotics
　（FGA）　14
　──, 腎機能障害患者への　153
　──によるけいれん発作　221
floppy infant syndrome　86

I-PSS　208

● N・O

NaSSA
　──, COPD におけるうつ病への
　　　　203
　──, 緩和医療と　42
　──, 腎機能障害患者への　157
　──の効果　36
NMDA 受容体拮抗薬　73
non-steroidal anti-inflammatory
　drugs（NSAIDs）
　──, 腎機能障害患者への　152
　──の併用, リチウムと　51

overlap 症候群　199

● Q

QOL スコア　208
QT 延長　96, 169

● R

REAP Study　2
relative infant dose（RID）　86

● S

second generation antipsychotics
　（SGA）　16
　──, 腎機能障害患者への　154
　──によるけいれん発作　221
　──の変更　3
severe mood dysregulation（SMD）
　　　　113
shared decision making（SDM）　25
SNRI　4
　──, 緩和医療と　40
　──, 腎機能障害患者への　156
　──と疼痛　34
　──の効果　31
SSRI　4
　──, COPD におけるうつ病への
　　　　203
　──, 緩和医療と　40
　──, 腎機能障害患者への　155
　──と転倒・骨折　98
　──によるアパシー　31
　──の効果　30
　──の使用, 不安に対する　65
STAR*D 試験　37

● T

torsades de pointes（Tdp）　169
tricyclic antidepressant（TCA）
　──, COPD におけるうつ病への
　　　　203
　──, 緩和医療と　43
　──, 腎機能障害患者への　154
　──の効果　39